为什么没人告诉我

这样吃不生病？

U0242895

Eat, Drink,
and Be Healthy
The Harvard Medical School Guide to Healthy Eating

〔美〕沃尔特·威利特　〔美〕帕特里克·J.斯科瑞特 —————— 著

冯 玲　都 萍 —————— 译

北京科学技术出版社

Eat, Drink, and Be Healthy: The Harvard Medical School Guide to Healthy Eating

Original English Language edition Copyright © 2001, 2005, 2017 by Walter Willett M.D. with P.J. Skerrett

All Rights Reserved.

Published by arrangement with the original publisher, Free Press, a Division of Simon & Schuster, Inc.

Simplified Chinese Translation Copyright © 2023 by Beijing Science and Technology Publishing Co., Ltd.

著作权合同登记号　图字：01-2023-2482

图书在版编目（CIP）数据

　　为什么没人告诉我这样吃不生病？ /（美）沃尔特·威利特，（美）帕特里克·J.斯科瑞特著；冯玲，都萍译. —北京：北京科学技术出版社，2023.8

　　书名原文：EAT,DRINK,AND BE HEALTHY

　　ISBN 978-7-5714-3062-7

　　Ⅰ.①为⋯　Ⅱ.①沃⋯　②帕⋯　③冯⋯　④都⋯　Ⅲ.①食物疗法 – 基本知识　Ⅳ.① R247.1

　　中国国家版本馆 CIP 数据核字（2023）第 092683 号

策划编辑：崔晓燕	电　　话：0086-10-66135495（总编室）
责任编辑：张　芳	0086-10-66113227（发行部）
责任校对：贾　荣	网　　址：www.bkydw.cn
图文制作：天露霖文化	印　　刷：三河市华骏印务包装有限公司
责任印制：李　茗	开　　本：710 mm × 1000 mm　1/16
出 版 人：曾庆宇	字　　数：266千字
出版发行：北京科学技术出版社	印　　张：19.25
社　　址：北京西直门南大街16号	版　　次：2023年8月第1版
邮政编码：100035	印　　次：2023年8月第1次印刷
ISBN 978-7-5714-3062-7	

定　　价：79.00元

目　录

6 **第六章 碳水化合物的好与坏** 112

第一章

健康的饮食

知己知彼，百战不殆。

——孙子

吃是为了活着

你需要食物来维持身体的基本活动（如血液流动、肌肉运动、大脑思考等），这是一个简单明了的事实。健康的饮食可以让我们生活得更好、寿命更长。健康的饮食可以使我们避免一些衰老导致的疾病。合理饮食、保持健康体重、经常锻炼、不吸烟等良好的生活方式不仅可以预防80%的心血管疾病、90%的2型糖尿病和70%的结直肠癌，[1]而且可以预防脑卒中、骨质疏松症、消化系统疾病（如便秘）、白内障，以及与衰老相关的遗忘和痴呆。健康的饮食不仅让你精力充沛，而且还让你心情愉悦。吃垃圾食品太多、吃健康食品太少或暴饮暴食等不良饮食方式都会增大我们患一种或多种慢性疾病以及过早死亡的概率。女性在怀孕期间不健康的饮食可能导致胎儿出现一些先天缺陷，影响孩子的健康，这种影响甚至会贯穿他们一生。

要想知道什么是健康的饮食，什么是不健康的饮食，并不那么容易。美国食品行业每年耗资数十亿美元以左右美国人对食品的选择，许多人都因此选择了不健康的食品。美食博主会推荐最近流行的食品，但其中许多食品都是不健康的；媒体几乎每天都在宣传一些不健康的食品，发表一些关于营养健康的自相矛盾的文章，就连超市和快餐店也提供了相互矛盾的建议；一些食品的包装袋和成千上万的网站都向我们传递着错误的营养学知识。美国政府试图通过"膳食金字塔"和"我的餐盘"纠正人们的错误认知，但最终还是给出了具有误导性且不利于健康的建议（见第二章），这些建议对美国的农业和食品公司的好处远远大于对美国人的好处。

尽管营养学知识真假难辨，但在过去的10年中，美国人的饮食质量还是得到了很大的提高。然而，普通美国人的饮食还远未达到健康的水平。我和我的几位同事对在1999～2012年参加美国国家健康与营养调查研究的近3.4万名美国人的饮食进行了研究。美国国家健康与营养调查研究每年进行一次，旨在调查美国成年人和儿童的饮食、健康和营养状况。我们使用我们自己开发的软件对每名参与者的饮食进行评分，该软件对饮食中的健康成分，比如全谷物食品与不饱和脂肪打高分；对不健康成分，比如红肉和含糖饮料打低分。得最高分（110分）的可能是最健康的饮食。令人欣慰的是，美国人的饮食质量在1999～2012年得到了改善。[2]对人体动脉有害的反式脂肪的摄入量减少了90%，含糖饮料的摄入量减少了约25%。平均而言，美国人摄入的水果、全谷物食品和健康的不饱和脂肪增多了。

我们发现，饮食方面一些小小的改变对美国人的健康状况产生了惊人的影响。我们估计，这些改变在1999～2012年使110万人避免因心脏病、脑卒中、癌症和其他原因而过早死亡，并且使300万人免于患2型糖尿病。本书介绍的饮食方法将帮你养成良好的饮食习惯，使你获得更多的益处。

本书内容概述

2001年，我撰写了本书的第一版，旨在纠正人们在饮食方面的错误认知。基于当时最可靠的科学依据，我提出了健康饮食的建议。20多年过去了，有数千篇与营养相关的学术论文发表，本书的一些细节也进行了更新，但本书的核心内容并没有变，饮食建议得到了更多的证据支持。我备受鼓舞，因为这意味着通过深入的、多样化的研究，我们得到的关于健康饮食的结论是经得起时间考验和科学验证的。然而，因为太多人仍然困惑于什么是健康的饮食，并且一直在寻求更好的生活方式，所以本书的内容仍需要更新。更令我高兴的是，《美国居民膳食指南》中的健康饮食建议已经逐渐接近我在2001年和现在提出的建议。[3]

本书提供的饮食建议无法与美食作家迈克尔·波伦提出的"不要吃太多，以植物性食物为主"这一简明扼要的饮食原则相提并论。[4]当然，波伦提出的饮食原则可以说是关于健康饮食方式的概述，他并没有提供太多具体的建议，而这正是本书所做的。

以下是我总结的健康饮食的要点，我将在后文中进行详细阐述。

- 多吃蔬菜和水果，但要少喝果汁，少吃土豆。

- 多摄入有益的脂肪（来自植物性食物），少摄入有害的脂肪（来自肉类和乳制品）。

- 多吃全谷物食品，少吃富含精制碳水化合物的食品。

- 选择来源健康的蛋白质，少吃红肉，不吃肉制品。

- 多喝水，可以喝咖啡和茶，尽量少喝含糖饮料。

- 可适量饮酒。

- 如果从食物中不能获得足够的维生素和矿物质，就要服用营养补充剂；

确保每天至少摄入 1000 国际单位维生素 D。

在本书的上一版出版后，许多研究也都证明以植物性食物为主的饮食对健康有好处。但这并不意味着你必须成为纯素食主义者或蛋奶素食主义者。如果做不到完全不吃肉，不妨尝试一下《纽约时报》美食专栏作家马克·比特曼推荐的"6点前吃素"计划，或者参与广受欢迎的"无肉星期一"运动，即每周选择一天完全不吃肉。之所以选择星期一，是因为这一天很容易被记住，但你可以选择在一周内的任何一天不吃肉。

虽然许多营养专家（包括波伦、比特曼和我在内）都赞同以植物性食物为主的饮食原则，但美国农业部并没有完全接受这一观点。你可以在"我的餐盘"图片中看到相关建议，它是由美国农业部制作的、不太健康的、总结了《美国居民膳食指南（2010）》相关饮食建议的图片（见第二章）。

为了纠正这些错误的信息，我和哈佛大学陈曾熙公共卫生学院的几位同事与《哈佛健康杂志》合作，将有关健康饮食的建议制作成"哈佛健康饮食餐盘"图片。这份直观的、基于实证的指南将指导你选择最健康的食物。它也扭转了美国农业部"我的餐盘"所造成的误解（见第二章）。

就像"膳食金字塔"一样，"哈佛健康饮食餐盘"也关注饮食的质量，内容具体如下。

- 多吃蔬菜和水果。它们占据餐盘一半的空间。请注意蔬菜和水果的颜色及其种类的多样性。但请记住，少吃土豆（见第181页"没用的土豆"）。

- 选择全谷物食品（约占餐盘的1/4）。完整谷粒（比如大麦、小麦、藜麦、燕麦、糙米）及其制品对血糖和胰岛素的不良影响比白面包、白米和其他精制谷物食品的小（见第六章）。

- 选择优质蛋白质食物（约占餐盘的1/4）。鱼、禽肉、豆类、坚果都是健康、优质的蛋白质来源。少吃红肉，远离腌肉和香肠等肉制品（见第七章）。

- 适量摄入健康的植物油，如橄榄油、芥花籽油、大豆油、玉米油、葵花子油和花生油。远离含有部分氢化油的食品，这些油含有不健康的人造反式脂肪（见第83页"反式脂肪——应特别关注"）。如果你喜欢黄油或椰子油的味道，可以用这些油调味，但不要将它们作为主要的膳食脂肪来源。你一定要知道，并非脂肪含量越低的食物就越健康（见第五章）。

- 你可以喝水、茶、咖啡，也可以喝适量的奶、乳制品和纯果汁，但不要喝其他含糖饮料。你如果喜欢喝牛奶，一天不要喝两杯以上（见第九章）。你如果喜欢喝酒，那就要适量——男性一天喝酒不超过两杯，女性不超过一杯。

- 运动——有利于整体健康和控制体重。

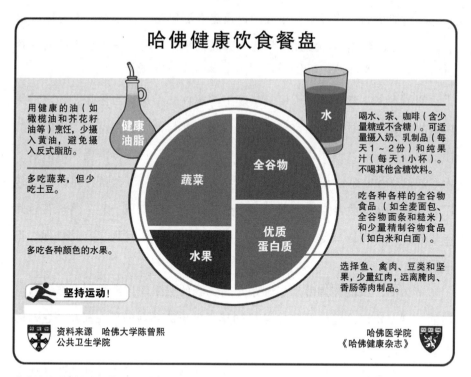

哈佛健康饮食餐盘

用健康的油（如橄榄油和芥花籽油等）烹饪，少摄入黄油，避免摄入反式脂肪。

多吃蔬菜，但少吃土豆。

多吃各种颜色的水果。

坚持运动！

健康油脂　水　蔬菜　全谷物　水果　优质蛋白质

喝水、茶、咖啡（含少量糖或不含糖）。可适量摄入奶、乳制品（每天1~2份）和纯果汁（每天1小杯）。不喝其他含糖饮料。

吃各种各样的全谷物食品（如全麦面包、全谷物面条和糙米）和少量精制谷物食品（如白米和白面）。

选择鱼、禽肉、豆类和坚果，少量红肉，远离腌肉、香肠等肉制品。

资料来源　哈佛大学陈曾熙公共卫生学院

哈佛医学院《哈佛健康杂志》

"哈佛健康饮食餐盘"弥补了美国农业部"我的餐盘"的不足。它提供了简单、全面的饮食指导，以便人们做出最佳的饮食选择。

将"哈佛健康饮食餐盘"作为饮食指南是改善饮食的一个好方法，我希望你们看到它的制订过程，所以在第四章至第十一章都对此进行了详细的介绍。在这些章节中，我介绍了一些经典和前沿的研究，这些研究有助于你了解健康的饮食模式。这些章节主要介绍了缓释型碳水化合物的最新知识，饮食包含哪些水果和蔬菜最重要，蛋白质能为我们提供什么，如何将鱼和一些植物性食物中的ω-3脂肪转化为对身体有益的物质，摄入过多的牛奶和乳制品有哪些潜在危害，以及为什么每天服用多种维生素是有用的等。

本书可以帮助你把这些问题的答案与你每天的饮食结合起来，并提供一些实用的建议，告诉你如何选择健康的食物，如何在充斥着各种美食的环境中抵制诱惑，以免过早地结束生命。本书还为有特殊营养需求的人群，包括孕妇、体弱的老年人，以及患有心脏病、糖尿病、高胆固醇血症、高血压、乳糜泻等慢性疾病的人群和高风险人群，提供了更多的饮食建议。

阅读本书不意味着你不用听从医生的建议。相反，当你需要针对特殊疾病的饮食建议时，我建议你向医生咨询，并与他分享你从本书中学到的知识以确保你们在健康饮食方面的理念是一致的。这里你需要知道的是，大多数医学生在医学院很少学习营养学方面的知识。现代医疗系统的工作压力使得临床医生难以抽出时间学习营养学领域的知识，更不用说花时间与患者讨论如何选择健康的食物了。所以，你可能会发现，有时是你在指导医生。

不久前，我的胆固醇水平开始升高。我的医生建议我进行低脂饮食。然而，这一建议是医学界在20世纪80年代提出的，我们现在都知道它对降低胆固醇水平是无效的。

本书将帮助你重拾或保持健康，并在你需要的时候指导你如何和医生交流。

/ 第二章 /

"膳食金字塔""我的餐盘"和饮食指南

面对疾病，要习惯于两件事——救人，或者至少是不伤害。

——希波克拉底

纵观历史，我们人类的寿命还比较短（在罗马帝国时期，人类的平均预期寿命还不到30岁），这似乎意味着我们只需摄入足够的热量来维持生存就可以了，至于吃什么能够保持健康并不重要。罗马帝国时期的大多数人的寿命都不长，没有活到会患心脏病、2型糖尿病或癌症等与饮食相关的疾病的年龄。

但是现在，这种情况改变了。如今，人的平均寿命接近80岁，所以饮食的质与量同样重要。

我们并非生来就知道如何选择健康的食物。我们大多数人都需要一些帮助，尤其是在这个食品广告和饮食建议无处不在的时代。把本书当作你的个人饮食指南，让它引导你在充斥着大量错误和虚假信息的海洋中航行吧！

"膳食金字塔"的出现

"膳食金字塔"被认为简明而直观地体现了《美国居民膳食指南》的内容，但因指南本身就有缺陷，"膳食金字塔"更是凸显了这些缺陷。"膳食金字塔"推荐的饮食原则如下。

- 多吃富含碳水化合物的食物，其中大部分是富含精制碳水化合物的食物，如白面包和白米。

- 吃一些水果和蔬菜，包括土豆（富含淀粉）。

- 将肉类、牛奶和奶酪作为蛋白质来源。

- 不吃任何种类的（包括健康的）油脂。

"膳食金字塔"的饮食建议被作为重要的营销手段：金字塔底层的所谓"好的"食物，就应该大量食用；金字塔顶端的所谓"坏的"食物，就应该少量食用；金字塔中部的其他食物适量使用。"膳食金字塔"还向人们传递了一个隐含的信息，即它坚如磐石、长期不变，且凌驾于那些错误的信息和相互矛盾的意见之上。其实，"膳食金字塔"没有向大众提供真正准确的、有科学依据的饮食建议。

市面上的一些关于饮食和营养的建议因为没有充分或完整的证据支持而被认为是错误的。但美国农业部的"膳食金字塔"并非如此。它的建议之所以是错误的，是因为它的制订者想要取悦各个游说团体而忽视了有关健康饮食的可靠证据。

"膳食金字塔"中的错误如下。

- **它表示所有的脂肪都是有害的**。其实有些脂肪对你是有益的，甚至对维持生命至关重要（见第五章）。"膳食金字塔"建议谨慎摄入脂肪，

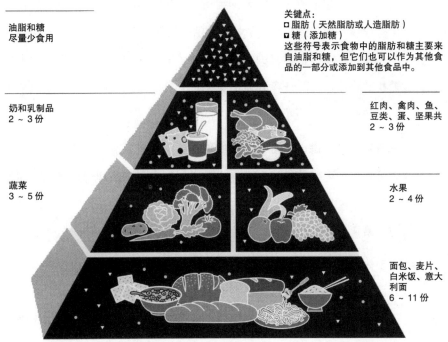

膳食金字塔（1992 ~ 2005）

油脂和糖
尽量少食用

关键点：
□ 脂肪（天然脂肪或人造脂肪）
■ 糖（添加糖）
这些符号表示食物中的脂肪和糖主要来自油脂和糖，但它们也可以作为其他食品的一部分或添加到其他食品中。

奶和乳制品
2 ~ 3 份

红肉、禽肉、鱼、豆类、蛋、坚果共
2 ~ 3 份

蔬菜
3 ~ 5 份

水果
2 ~ 4 份

面包、麦片、白米饭、意大利面
6 ~ 11 份

资料来源　美国农业部 / 美国卫生与公共服务部

"膳食金字塔"有助于你每天吃得更健康。膳食指南所提供的饮食建议是：每天大量食用面包、麦片、白米饭或意大利面；每天大量食用蔬菜和水果；每天食用 2 ~ 3 份奶制品；每天食用 2 ~ 3 份肉。

每种食物都能为你提供部分而非全部的营养素。不是说哪种食物更重要，而是说为了身体健康，你需要摄入身体所需的全部营养素。但油脂和糖都在金字塔的顶端，所以还是要少食用。

美国农业部"膳食金字塔"（1992 ~ 2005）。尽管相关的科学研究已经发生了巨大的变化，但这个最初有缺陷的"金字塔"在 13 年内都没有改变。

这无疑加剧了人们的恐惧，因为对美国人而言，不吃脂肪就如同将婴儿和洗澡水一起倒掉了一样。

- **它表示所有的复合碳水化合物都是好的。**"膳食金字塔"忽略了一个事实，即某些碳水化合物并不健康（见第六章）。摄入过多不健康的碳水化合物、摄入过少健康的碳水化合物都会导致体重增加，以及患 2 型糖尿病和心脏病。

- **它表示所有来源的蛋白质都一样好。** 虽然牛排和三文鱼中的蛋白质很相似，但是它们的结构却大不相同（见第七章）。一些高蛋白质食物含有很多不健康的成分，比如饱和脂肪、胆固醇和盐。而另一些高蛋白质食物可以提供健康的脂肪和额外的营养物质，如膳食纤维、维生素和矿物质，以及许多有益的植物化学物质（顾名思义，就是植物中的化学物质）。

- **它表示乳制品是必不可少的。** 但你需要的是钙，而不是奶。乳制品虽然是钙这种矿物质的良好来源，但也含有大量热量和饱和脂肪。你如果需要额外补充钙，其实可以选择比摄入奶和乳制品更便宜、更简单和更健康的方式（见第十一章）。

- **关于体重、运动、酒精和维生素的内容它却未提及。** 就像沉默的狮身人面像一样，"膳食金字塔"没有提及你需要知道的4件事：控制体重的重要性、每天运动的必要性、饮酒对健康的一些益处、每天服用复合维生素对健康的益处。

地中海式饮食

在20世纪80年代，希腊男性的寿命比美国男性的长4年。而且，尽管他们只享有相对基础的医疗保障服务，但心脏病的发病率非常低。人们认为，这可能与他们的饮食有关。（注：广义上，"心脏病"涵盖了从胸痛到心脏的电生理异常以及泵衰竭的一系列疾病。在本书中，"心脏病"指冠状动脉疾病，它是由向心脏供血的一条或多条动脉发生堵塞引起的。）

我和我的同事开始与其他对希腊传统美食有深入了解的科学家以及非营利营养组织——"老式生活"——的专家合作。该组织致力于生产更健康的传统食物来替代美国农业部"膳食金字塔"里的食物。1993年，我们共同创建了一个代表传统地中海式饮食的"金字塔"。[1]它以健康的全谷物食品、水果、蔬菜、豆类和健康脂肪为基础。当时，它受到了营养界的广泛批评，因为它极力推崇的橄榄油会导致膳食脂肪含量太高。但是从那时起，各种各样的证据开始证实橄榄油是一种健康的脂肪来源（见第五章）。

我来自希腊的同事兼朋友安东尼娅·特里科普洛和她的丈夫迪米特里奥斯·特里科普洛帮助我们创建了地中海式饮食金字塔。他们设计了一个简单的评分系统来评估希腊的传统饮食，开展了一项更正式的研究，对希腊的传统饮食（含较多的橄榄油、蔬菜、豆类、水果、坚果、谷物和鱼，较少的红肉、禽肉和乳制品）和适量饮酒行为进行评分。特里科普洛夫妇对2.2万名希腊男性和女性在1994~1999年的饮食和健康状况进行了追踪调查。调查结果显示，那些最坚持希腊式传统饮食的人过早死亡的风险也较低，死于心脏病和癌症的风险较低。[2]随后，他们对世界各地采用地中海式饮食法的人进行了调查，结果证实地中海式饮食减缓了许多慢性疾病的发展并降低了死亡风险。

后来，我们的西班牙同事在一项名为地中海式饮食预防医学研究的随机试验中对实行地中海式饮食法的人群进行了测试。[3]他们将约7500名男性和女性随机分为两组，让其中一组采用添加坚果或特级初榨橄榄油的地中海式饮食法，另一组采用低脂饮食法。5年后，地中海式饮食组的受试者与低脂饮食组的受试者相比，前者心血管疾病的发病率低30%。进一步的分析表明，地中海式饮食组的受试者患糖尿病和乳腺癌的概率也更小，且他们的认知能力评分更高。

全新的健康饮食金字塔

美国人应该获得更准确、更有帮助和更中立的信息。为了纠正美国农业部的"膳食金字塔"中的错误，我和我的同事利用我们在希腊工作时获得的数据，在2000年创建了"哈佛健康饮食金字塔"（见第13页）。我们建议，在日常运动和控制体重的基础上进行健康饮食，我们的饮食方式得到了世界各地最可靠的科学研究成果的支持。"哈佛健康饮食金字塔"的内容如下。

- 植物油，如橄榄油和芥花籽油应是膳食脂肪的主要来源；

- 多吃全谷物食品；

- 吃大量蔬菜和水果，但少吃土豆；

- 选择优质的蛋白质来源，如豆类、坚果、种子、鱼、禽肉和蛋；

- 每日摄入 1 ～ 2 次乳制品或钙补充剂；

- 每日补充复合维生素；

- 可适量饮酒；

- 偶尔食用红肉、白面包、甜食，少喝碳酸饮料。

　　与美国农业部的"膳食金字塔"不同，"哈佛健康饮食金字塔"并没有规定你每天应该吃多少特定的食物，因为这取决于你的体形和体力活动。它也没有列出饮食中脂肪、碳水化合物或蛋白质的生热比，因为没有科学依据支持具体的数字。而且事实上，任何人都很难知道他们的饮食是否超过了一个特定的标准。所以，这些不同之处使得"哈佛健康饮食金字塔"比美国农业部的"膳食金字塔"更实用。

　　只有一个关键的指导原则你需要记住，即多选择"金字塔"底层的食物，少选择其顶端的食物。如果选择的食物大多是"金字塔"底层的天然食物，你可以在获得个人所需的营养的前提下，少量食用不利于健康的食物。

　　我们对"哈佛健康饮食金字塔"进行了测试，这一测试与美国农业部对"膳食金字塔"所做的测试相同。首先，我们根据"哈佛健康饮食金

哈佛健康饮食金字塔

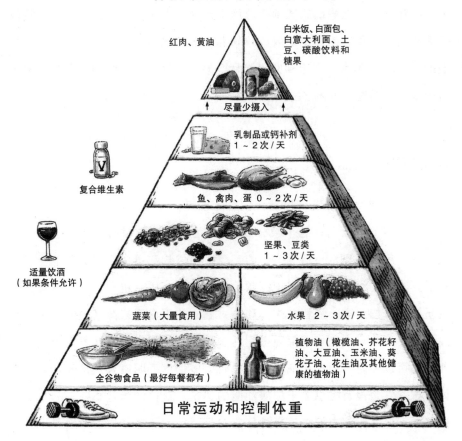

红肉、黄油

白米饭、白面包、白意大利面、土豆、碳酸饮料和糖果

尽量少摄入

乳制品或钙补剂 1~2次/天

复合维生素

鱼、禽肉、蛋 0~2次/天

坚果、豆类 1~3次/天

适量饮酒（如果条件允许）

蔬菜（大量食用）

水果 2~3次/天

全谷物食品（最好每餐都有）

植物油（橄榄油、芥花籽油、大豆油、玉米油、葵花子油、花生油及其他健康的植物油）

日常运动和控制体重

"哈佛健康饮食金字塔"。这座"金字塔"以可靠的科学研究成果为基础，比美国农业部的"膳食金字塔"更健康。

字塔"设计了一个替代健康饮食指数来对人们的饮食进行评分。评分项包括蔬菜、水果、坚果、谷物、反式脂肪和酒精的摄入量，复合维生素的服用剂量，以及白肉与红肉、不饱和脂肪与饱和脂肪的比例。根据前文提及的13.5万名男性和女性的问卷中有关他们饮食的信息，我们计算了每个人的健康饮食得分。结果显示，得分高的人（那些遵循"哈佛健康饮食金字塔"的饮食建议的人）比得分低的人患重大慢性疾病（尤其是心脏病和脑卒中)的概率明显小。

我和同事对这些结果感到十分满意,而且并不感到惊讶,因为"哈佛健康饮食金字塔"的每个组成部分都有世界各地研究人员提供的最可靠证据的支持。17年后,"哈佛健康饮食金字塔"经受住了时间的考验,因为有很多新证据进一步为它提供了支持。[4]

从金字塔到餐盘

迫于"膳食金字塔"被批评内容不清楚,美国农业部于2011年将其替换为"我的餐盘"。这个被分成4份且色彩斑斓的餐盘,体现了一个重要原则:用蔬菜和水果填满一半的餐盘,用谷物和蛋白质填满剩下一半的餐盘。"我的餐盘"并没有提到碳水化合物的品质,也没有区分健康的蛋白质来源(如豆类、鱼和禽肉)和不太健康的蛋白质来源(如红肉和肉制品)。它仍建议人们每餐都要搭配乳制品,尽管很少有证据表明摄入大量乳制品可以预防骨质疏松症,但也没有太多证据表明摄入大量乳制品对人体有害。它也没有提供关于健康油脂的建议,这些油脂对心脏、动脉和身体其他部分其实都有好处。另外,它对提供了大量热量的含糖饮料也只字未提。

正如我们对"膳食金字塔"所做的那样,我和同事也根据最新的研究制作了"哈佛健康饮食餐盘"以代替"我的餐盘"。它提供了具体的指导,是"哈佛健康饮食金字塔"的补充,并将其转化为每一餐的具体食物。正如后面章节所述,它可以帮助你提高饮食质量。具体来说,"哈佛健康饮食餐盘"建议食用全谷物食品而非精制谷物食品,推荐的优质蛋白质来源不包括红肉,从蔬菜中剔除了土豆,提供了关于健康脂肪来源的指导,并建议每餐都喝水或健康饮料,而非牛奶。

我的餐盘

美国农业部 2011 年发布的"我的餐盘"。

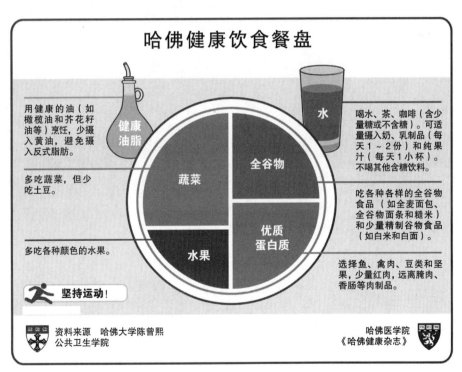

"哈佛健康饮食餐盘"弥补了美国农业部"我的餐盘"的不足。它提供了简单、全面的饮食指导，以便人们做出最佳的饮食选择。

把"哈佛健康饮食餐盘"看作可以帮助你保持健康、平衡膳食的简单指南，无论你的食物是装在餐盘里还是装在餐盒里。"哈佛健康饮食餐盘"是"哈佛健康饮食金字塔"的补充，你也可以把它看作食品购买指南。你可以用蔬菜、水果、全谷物食品、健康的食用油和富含优质蛋白质的食物（如坚果、豆类、鱼和鸡肉）把你的购物车装满。少吃那些处于"金字塔"顶端的食物，比如红肉、白面包和其他富含碳水化合物的食物，以及含糖饮料和其他甜食。每天下班回家后，你可以从"哈佛健康饮食餐盘"的饮食建议中汲取灵感，准备一顿可口的大餐。

/ 第三章 /

你怎么看待自己的饮食？

只有认识到才会做出改变。

——埃克哈特·托勒

关于饮食和营养的研究似乎经常得到自相矛盾的结论。你停止食用动物黄油，开始在吐司上涂抹人造黄油，后来才知道人造黄油对健康同样有害，之后又被告知动物黄油并不像以前认为的那样一无是处。你早餐改吃麸皮松饼是因为听说高纤维饮食可以预防结肠癌，但你又听说一项大型研究表明摄入膳食纤维并不能预防结肠癌。一项早期研究显示，喝咖啡似乎会使患胰腺癌的风险升高，而后来又有研究表明，喝咖啡是无害的，甚至还可能有一些好处。一些研究发现吃鱼可以预防心脏病，而其他的研究并没有发现吃鱼有这样的好处。这些反复改变的观点和结论是如此混乱和普遍，以至于一篇关于维生素E和β-胡萝卜素的负面报道曾使得《波士顿环球报》的专栏作家艾伦·古德曼感叹："现在看来医学新闻似乎已经过时了，今天的药物就是明天的毒丸。最新研究的保质期比麦片的保质期还短。"[1]

大量信息其实也无济于事。50年前，营养学研究是一潭死水。例如，美国历史最悠久的健康研究——具有传奇色彩且仍在进行的弗雷明翰心脏研究，在1949年开始时就几乎没有收集任何关于饮食的数据。然而，多年来，关于饮食和健康的信息已从涓涓细流汇合成一股快速涌动的洪流。

不管人们是为了寻找调整饮食的方法，还是为了寻找那把能打开通往最长寿、最健康的生活大门的万能钥匙——寻找适合自己的食物或补充剂，人们都想知道最新的（常常被误认为是最好的）营养学研究成果。而媒体正迎合了人们的这一心理，源源不断地提供与营养学相关的报道。

问题在于报纸、电视、广播、网络往往会用一些吸引人眼球的字眼，比如"重大突破""可能的治疗方法"夸大仍处于研究初级阶段的成果，当一项研究的成果与之前研究的成果相矛盾时，又特意强调"这一矛盾令人困惑"。这使得阅读相关的新闻就像阅读从书中随意撕下来的页面，更糟的是，就像阅读那些印刷错误的页面。

用科学证据代替"有根据的猜测"

早期关于饮食的建议往往是基于不确凿的证据提出的，这也导致很多结论相互矛盾。一些人提出这些建议的出发点是，既然无论如何都要吃东西，因此根据猜测制订的指南比完全没有指南要好。当没有足够的证据时，这么做实际上可以看作是一种合理的做法。但不幸的是，他们提出这些建议并没有说明它们是"有根据的猜测，随时可能调整"，并且这些"有根据的猜测"往往会被重复上千次。

例如，研究人员开始了解饱和脂肪的潜在危险时，建议人们避免吃饱和脂肪含量高的动物黄油，转而吃饱和脂肪含量较低的人造黄油。尽管没有研究表明食用人造黄油的人患心脏病的概率更小，但这个建议一开始还是有意义的。只是后来有研究显示，食用人造黄油的人患心脏病的概率更大。有短期研究显示，许多人造黄油中含有大量反式脂肪，它对血液胆固醇水平的影响远大于饱和脂肪。

对科学家来说，这是科学进步的必经途径——有根据的猜测被科学证据证实或推翻。但对普通人来说，前后矛盾的观点让他们无所适从。

在过去的30年里，有关饮食和健康的可靠信息的数量呈爆发式增长，可信度也大幅提升。与30年前的建议相比，今天这些循证建议确定性更强，不太可能在短期内发生重大变化。当然，随着人们在饮食和健康方面的不断探索，即使是最新的循证建议也可能需要进行微调。

矛盾是不可避免的

随着营养学研究的深入，研究人员似乎得出了更多相互矛盾的结论，部分是因为公众对营养学的兴趣导致媒体特别关注营养学，而无机化学、地质学和许多其他学科却没有受到这种日常的关注。

另外，营养学研究有它独特的节奏，这与媒体希望发布既引人注目又简单的新闻的需求不符。那些通过引用相反观点来吸引人眼球的新闻使事情变得更加复杂。

对营养学研究来说，它内在的节奏更像是前进两步、后退一步的恰恰舞，而不是直线前进。如果你仔细阅读不断更新的营养学研究结果，就会发现这些结果更像是体育比赛的分数，而不是科学研究的成果。你很容易就会想，为什么研究人员不能在第一时间得到正确的结果呢？

他们不能，因为这些冲突和矛盾正是科学研究的运作方式。从考古学到动物学，从核物理学到营养学，每个领域都是如此。研究人员进行研究并报告结果，不断积累证据，就像把石头扔到一架老式天平上一样，证据的重量逐渐使天平向一侧而非另一侧倾斜。只有当这种情况发生时，科学研究才能得到明确的结论。

石头的大小显然有区别。正如我们在后文所介绍的那样，大多数证据就好比沙粒或小鹅卵石，很少有像巨石一样的。

进行人体试验是一项特殊的挑战

营养学家通常不能像化学家和动物学家一样对研究对象施加控制。他们面对的是行为不可预测的、独立的且大多不受控制的研究对象：人。

以下是研究人员面临的一些挑战。

- **人们不会每餐都吃同样的食物**。一个人的饮食每天、每周、每季都在变化。你现在经常吃的东西可能和你两年前吃的或两年后要吃的东西有一点儿（或很大的）不同。这些变化是由个人口味、文化变迁、农业和技术的新发展以及工作和家庭生活的变化所导致的。疾病和衰老也会改变一个人的饮食习惯。

- **许多研究需要人们准确地汇报他们的饮食**。这是一项具有挑战性的任务：准确记住上周某一天吃了什么。尽管这项任务完成起来有一定的难度，但人们还是能相对准确地汇报他们的饮食。但正是因为这种汇报只是相对准确，并不完全精确，所以当把饮食和疾病联系起来时，研究结果几乎总是有些不精确的地方。

- **一个人每天吃的食物含有成千上万种不同的天然化学物质，有些是已知的并经过了充分研究，有些是已知的但未经研究，也有许多是完全未知的、目前无法检测的**。到目前为止，我们无法完全弄清楚它们在人体内的作用。除此之外，还有人工合成的防腐剂、稳定剂、增味剂等。这使得我们很难从饮食和疾病的研究中得出关于特定维生素、矿物质或其他营养素的有力结论。准确了解不同食物的成分、食物中的成分如何相互作用以及它们在人体内的作用都是未来研究的重要工作。

- 计算一个人从食物中获得的营养素（饱和脂肪、膳食纤维、维生素 E 等）是很困难的事，因为这依靠有关食物成分的不完整的信息。

- 每个人几乎都会从食物中摄入脂肪、膳食纤维、糖、淀粉、维生素等。这意味着研究人员面临着一项艰巨的任务，即估计人们吃了多少食物，而不仅仅是调查人们吃了什么。

- 心脏病、癌症、糖尿病、骨质疏松症、白内障和其他慢性疾病的病理几乎都有好几年甚至几十年。这些疾病除了受到饮食的影响，还受到其他因素，包括基因、体力活动、吸烟、压力等的影响。

针对不同问题的不同方法

为了解决上述这些问题，营养学家使用了多种研究方法。[2]

随机试验

这种研究方法通常被认为是评判其他研究的金标准。在严格控制的随机试验研究中，一半的参与者被随机分配到实验饮食组（实验组或治疗组），另一半的参与者被分配到对照饮食组（对照组或非治疗组）。经过较长的时间后，研究人员将实验组与对照组的参与者进行比较，统计死亡人数和发生心脏病、髋部骨折等的人数。

例如，如果想知道维生素C能否防止与年龄相关的记忆丧失，就可以召集一大批志愿者，随机分配其中一些人每天服用一片维生素C（维生素C组），并让剩下的人服用一片口味与维生素C片类似但没有活性成分的药片（安慰剂组）。10年或20年后，研究人员可以比较维生素C组和安慰剂组中记忆力下降的人的比例。

随机试验有很多优点。这种研究如果样本量足够大，则可以确保实验组参与者的年龄、健康状况、锻炼习惯以及其他可能重要的因素与对照组人士的非常相似。也就是说，可以确保两组参与者之间唯一不同的是饮食或治疗方式。

遗憾的是，当涉及营养学时，随机试验通常是不可能实现的。因为让人们长期都吃某种食物是很难的。当然，让人们服用维生素片或安慰剂长达10年或更长时间也很难。考虑到需要大量志愿者，进行随机试验的成本可能是天文数字。妇女健康倡议研究在20世纪90年代对近6万名女性进行调查，让她们的膳食脂肪摄入量减少为全天热量的20%，并增加水果和蔬菜的摄入量，以观察这种饮食模式对乳腺癌、心脏病和其他慢性疾病的影响。该研究最终花费20多亿美元，但仍没有得到明确的结论。部分原因是，遵循低脂饮食法的女性和遵循所谓"日常饮食法"的女性的膳食脂肪摄入量实际上差别很小。

维生素补充剂和其他营养补充剂的随机试验存在一个重要局限是大多数参与者可能已经通过他们的正常饮食摄入了足够的维生素及其他营养素。这可能意味着对摄入不足的人群的结果有影响。

随机试验没有发现戒烟的好处，这说明随机试验会得到误导性的结果，然而戒烟可能是一个人为保持健康所能做的最重要的一件事。[3]有一项研究戒烟益处的经典试验叫作多重危险因素干预试验。这项试验之所以没有发现戒烟的好处，应该是因为很多参与者戒烟一段时间后又开始吸烟了，而7年的时间并不足以看到永久戒烟的全部好处。

队列研究

一个有效的研究方法是长期追踪大量"自由生活的人"——像你这样的普通人。队列研究的对象通常是一群有共同点的人，比如有相同的职业或居住地的人。他们被问及饮食情况、吸烟和饮酒习惯、受教育程度、职业以及其他可能相关的情况。然后，对这些人进行一段时间，最好是10年或更长时间的追踪调查。这种研究一般通过偶尔检查和邮寄问卷的方式直接进行，或者通过统计死亡人数的方式间接进行。一旦研究持续了足够长的时间，研究人员就可以分析所收集到的信息以验证各种假设。举例来说，将摄入膳食纤维最多的人群与摄入膳食纤维最少的人群相比，以确定结肠癌的发病率是否与膳食纤维的摄入量有关；或者确定摄入叶酸（维生素B$_9$）最多的人群是否比摄入叶酸最少的人患心脏病的风险更低。到目前为止，这些长期研究已经很好地解释了饮食和健康之间的联系。

因为在特定疾病发生之前就开始收集信息，队列研究有效地避免了那些患有特定疾病的人的记忆偏差导致的研究结果不准确，这些人还希望探寻自己患病的原因。由我的研究小组进行的护士健康研究和健康专业人员随访研究之所以与众不同，是因为参与者在整个研究过程中多次填写饮食调查问卷。这在长期的随访研究中很重要，因为随着时间的推移，再加上个人喜好和食物供应的变化，人们的饮食往往会发生很大的变化。

虽然随机试验的结论有时被视为"最佳"证据。但是，队列研究可以用来研究随机试验难以研究的问题，比如饮食的长期影响。随机试验不能用来评估人在儿童时期或青少年时期的饮食和体重对成年时期健康状况的影响，也无法检测一些潜在的有害物质，比如反式脂肪对健康的影响——让一半受试者的饮食含有高水平的反式脂肪是不道德的。

关键队列研究

数十项关于饮食与健康的队列研究正在进行中，它们已经为我们提供了饮食与疾病的关系的重要信息，在未来还将产生大量数据。它们包括如下研究。

- **美国癌症协会的研究**。1992年，美国癌症协会发起了癌症预防研究Ⅱ–

营养队列研究。该研究对 13.2 万名男性和女性的健康状况进行了追踪调查，以探索饮酒、运动、饮食和其他因素与癌症的联系。2006 年开始的癌症预防研究 III 又增加了 30 万名其他种族的参与者。

- **欧洲癌症与营养前瞻性调查**。这项研究始于 1993 年，是由欧洲 9 个国家共同开展的合作性研究，共有 44 万名男性和女性参加。

- **健康专业人员随访研究**。这项研究始于 1986 年，由 51529 名 40 ～ 75 岁的男性健康专业人员（牙医、药剂师、验光师、骨科医生等）参与。与护士健康研究的参与者一样，他们每隔一年都会填写一次有关健康状况、饮食和生活方式的问卷。

- **艾奥瓦州妇女健康研究**。这项研究始于 1986 年，由艾奥瓦州 41836 名年龄在 55 ～ 69 岁的绝经后妇女参与。该研究旨在探讨饮食和其他生活方式对癌症发展的影响。

- **墨西哥教师队列研究**。这项研究于 2008 ～ 2011 年开展，对在墨西哥居住的 11.5 万名女性教师进行了追踪调查，旨在调查社会经济状况、生育史、生活方式和饮食因素对慢性疾病和精神疾病的影响。

- **饮食和癌症的多种族队列研究**。这是一项大胆的研究，它始于 1993 年，研究对象包括 21.5 万名男性和女性，他们来自 5 个不同的种族：白人、非洲裔美国人、日裔美国人、拉丁裔美国人、夏威夷原住民。

- **美国国立卫生研究院-美国退休人士协会饮食与健康研究**。这是美国国家癌症研究所（隶属于美国国立卫生研究院）和美国退休人士协会的一项联合研究，于 1995 年开始，研究饮食、生活方式和癌症之间的关系。

- **护士健康研究 / 护士健康研究 II**。自 1976 年以来，这项研究一直在追踪调查 20 多万名女护士的身心健康状况（见第 26 页"对护士和健康专业人员的赞扬"）。

- **上海女性和男性研究。** 这项研究开展于 1986 ~ 1989 年，研究对象包括
  13 万名生活在中国上海的 40 ~ 75 岁的男性和女性，研究内容为可能
  导致癌症的饮食、环境和遗传因素。

在美国，针对种族多样化的研究将提供重要信息。亚洲国家和墨西哥
正在进行的研究将基于更广泛的饮食模式提供有价值的信息。但由于大规
模的队列研究在非洲和南美洲还没有启动，这些地区和国家在饮食和健康
方面的信息仍然是空白。

病例对照研究

在这种类型的研究中，研究对象为一组已经患有某种疾病的人（病例
组）和一组没有患病的人（对照组），研究人员从中收集信息，然后比较
这两组人在饮食、运动或者其他可变因素方面的差异。当可变因素，比如
职业确定时，病例对照研究则是有效的工具。但是，如果人与人之间的可
变因素只有微小的差异，比如饮食差异并不大，那么饮食效果的差异就不
明显了。病例对照研究比队列研究更容易出现误差。

病例对照研究可以快速完成且花费不大，一些病例对照研究为许多关
于饮食和健康的早期建议提供了证据。然而，随着队列研究的结论陆续发
表，我们发现病例对照研究的很多结论是错误的，这一点并不令人惊讶。

控制进食研究

这是一项短期的随机试验，参与者有时会住在特定的地方，吃特定
的食物。在被控制的条件下，我们可以看到不同的食物或营养素是如何影
响血液胆固醇水平或其他生化指标的。但这种研究规模太小且持续时间不
长，因此无法衡量其对疾病的影响，也无法衡量真正的饮食是如何影响生
活在更混乱、更难以控制的现实世界中的人们的。

对护士和健康专业人员的赞扬

早在 1976 年，布里格姆妇女医院和哈佛大学陈曾熙公共卫生学院钱宁实验室的弗兰克·施佩泽博士就开始了护士健康研究。因为当时已有数百万名女性服用口服避孕药，所以该研究最初的目的只是调查口服避孕药的长期潜在影响。选择护士作为研究对象是因为她们拥有健康知识，并且受过各种护理教育，能够提供关于各种疾病完整且准确的信息。研究小组招募了 12.17 万名年龄为 35 ～ 55 岁的注册女护士作为研究对象。后来，护士健康研究的目标转为研究饮食和生活方式与癌症、心血管疾病、骨质疏松症、心理疾病及其他疾病的关系。

参与者每 2 年完成一次追踪调查问卷以更新各种健康风险因素的信息，并且每 4 年完成一次饮食调查问卷。

美国卫生与公众服务部前部长唐娜·沙拉拉称护士健康研究是“对妇女健康最重要的研究之一”。为了纪念这项研究开始 40 周年，《美国公共卫生杂志》用了整整一期来介绍这项研究的诸多贡献。[4]

更多的研究正在进行中。护士健康研究 II 始于 1989 年，研究对象为 11.6 万名年轻护士。此外，有 1.5 万名护士的孩子参加了“今日成长”研究。护士健康研究 III 目前正在招募志愿者，同时也在关注年轻人的饮食和生活方式，这项研究完全是在线上开展的。

由于护士健康研究最初只包括女性，我和几位同事在 1986 年开始了健康专业人员随访研究，以研究饮食与男性慢性疾病的关系。这项研究最初包括 51529 名男性牙医、药剂师、验光师、骨科医生等。

这些敬业的护士、她们的孩子以及男性健康专业人员为我们了解饮食和健康之间的关系做出了巨大贡献。本书就是他们为之付出时间和努力的成果。

生态学研究

有关饮食和健康研究的动机以及一些早期的重要线索，都来自比较不同区域的居民饮食和疾病发病率的生态学研究。其中一项具有开创性的生态学研究是由安塞尔·基斯博士及其同事在20世纪60年代进行的"七国研究"。这些研究人员在7个国家的14个地区招募了约1000名男性，并对他们进行了10年的追踪调查，来调查他们的心脏病发病情况。他们发现不同地区居民的心脏病发病率最大相差约10倍，其中居民心脏病发病率最低的是希腊克里特岛和日本。基斯博士和他的同事还发现，饱和脂肪的摄入量与心脏病发病率之间存在相关性。[5]

与此同时，其他研究人员也发现，从心脏病发病率较低的日本移居到心脏病发病率较高的美国的男性，比那些留在日本的男性更容易患心脏病。这一发现非常重要，因为它清楚地表明，美国居民心脏病发病率高不是由遗传因素造成的，也不是不可避免的。

生态研究的主要缺点是，除了饮食因素外，许多因素在不同区域往往存在差异。所以，七国研究不可能得出饱和脂肪是引发心脏病的主要因素这一结论。显然，我们还需要更多的研究，但这些生态研究的证据为我们研究饮食提供了支持。因为即使没有先进的医疗手段，克里特岛居民的心脏病发病率也比较低。

在基斯博士和同事开展工作的同时，其他研究人员也在进行有关乳腺癌和其他主要癌症的生态学研究。他们得出了类似的研究结果：不同国家居民的乳腺癌发病率存在很大差异，其他国家的人移居到美国后患乳腺癌的概率有所增大，这表明乳腺癌与饮食等因素有很强的相关性。

孟德尔随机化研究

这种方法是以"遗传学之父"孟德尔的名字命名的。在开展这类研究的过程中，研究人员利用新技术来识别3万个基因中每个基因的DNA变异情况。如果一项大规模的流行病学研究将与新陈代谢相关的饮食、基因变异和疾病联系了起来，那么饮食与疾病之间的因果关系就能得到有力的证明。

系统评价、荟萃分析和联合分析

许多研究都针对某一特定主题，比如酒精对心血管健康的影响开展的，那么回顾这一特定主题的所有研究也很有帮助。**系统评价**是对医学文献进行梳理，找出所有相关研究，并在此基础上得出结论。**荟萃分析**是将系统评价中已发表的研究结果进行统计汇总，以得到一个整体的结果。

荟萃分析的一个问题是，它只能从已公开发表的研究成果中收集数据，收集不到"不理想"的研究结果，因为这些不理想的研究成果往往不会发表。另一个问题是，只要有电脑和网络的人都可以进行荟萃分析，但要想在饮食和健康这样复杂的研究主题上取得较好的成果，还需要对这个主题有深入的了解。例如，有人进行了一项重要的荟萃分析，结论是用不饱和脂肪代替饱和脂肪的饮食方式对心脏病没有影响。[6]他显然不熟悉已发表的文献、研究设计以及研究人员使用的饮食变量的定义。

在进行**联合分析**时，研究人员收集原始数据，包括已发表和未发表的数据，并对其进行综合分析。联合分析使用的是原始数据，而非已发表的研究数据，所以数据更加完整和详细。但联合分析也有局限性，因为联合分析仅收集相似研究的。要汇总所有研究，通常只需要使用所有研究中包含的变量，比如只使用单一的饮食基线评估。

解读营养学新闻

细心的记者总是试图从客观的角度来看待最新发表的研究。但是，在

30秒的播放时间或250个词的篇幅里塞进大量内容是不可能的。所以，你看到的往往是只言片语或不尽准确的标题。除了掌握营养学研究的要点之外，这里有一些建议可以帮助你了解哪些营养学新闻值得关注。

- **对人进行的研究**。食物、营养素和食品添加剂对老鼠、狗和猴子的影响是营养学研究的一个重要方面，但它们对人的影响可能完全不同。动物研究可以为未来的研究打好基础，但很少能作为你改变饮食习惯的基础。

- **在现实世界进行的研究**。在医院或特殊研究中心进行的饮食研究为我们提供了身体如何对不同的营养素和食物做出反应的重要信息。但是，研究人员往往并没有关注疾病风险，而只是研究疾病标志物。因此，他们无法准确地预测不同的饮食习惯或方式对你的健康的影响。

- **研究疾病，而非中间指标**。由于慢性疾病的发展一般需要较长时间，许多研究使用中间指标，如心脏动脉狭窄程度或骨密度的值作为衡量因素。然而，身体的某些变化不一定会带来真正的疾病。应多关注那些真正与健康相关的问题，比如骨折或心脏病本身的研究。

- **大型研究**。在科学研究中，偶然性确实存在。研究规模越大，单凭偶然性来解释两组研究对象之间重要差异的可能性就越小。大型研究更有可能发现一些重要联系，而这些联系在小型研究中可能会被忽略。

- **证据的重要性**。最有说服力的证据应该来自不同的研究人员在不同的时间使用不同的方法针对不同的人群所做的大量研究。这有点儿像法庭，审判长应考虑和权衡多个证据，以判定某人是否有罪。在有关饮食和健康的研究中，饮食与疾病之间的联系无法从随机试验中找到证据时，往往能在多项精心设计的队列研究和控制饮食研究中找到最好的证据。正如我将在第五章中所描述的，反式脂肪因使心脏病的发病风险升高而"被认为是有害的"。

证据的重要性的一个很好的例子是适量饮酒与患心脏病风险低之间的联系的凸显。2000多年来，人们一直在寻找酒精可能带来的益处。18世纪末，英国医生威廉·赫伯登首次描述了如今被称为"心绞痛"的胸痛，他写道"葡萄酒和烈酒可以大大减轻心绞痛"。[7]

整个20世纪都有零星的报告表明，饮酒可以预防动脉栓塞，但这种益处往往与大量饮酒的危害相抵消了。然而，自1974年以来，数十项对来自不同区域、饮用不同酒精饮料的患者进行的对照研究和队列研究表明，与不喝酒或酗酒的人相比，每天喝一到两杯酒精饮料的人患心脏病或死于心脏病的可能性更低。[8]即使对吸烟、运动以及其他可能在饮酒者和非饮酒者之间存在差异的变量进行统计调整后，这一结论仍然成立。这样的结果得到了来自实验室研究、动物试验和人类对照喂养研究的进一步支持。这些研究表明，酒精提高了具有保护性的高密度脂蛋白胆固醇的水平，降低了血液凝结的可能性，而这两种变化都被认为可以降低患心脏病的风险。在一项孟德尔随机化研究中，一种与酒精代谢有关的基因变异被证明与心脏病发作有关，而且只体现在饮酒者身上。[9]

这一证据有力地表明了适量饮酒可以降低患心脏病的风险。随着本书的出版，一项正在进行的随机试验将提供更多关于饮酒的益处和害处的信息。

不管这些不同的研究的结果如何，在做是否饮酒的决定时，你都应该同时考虑酒精的所有害处和益处（见第九章）。

付诸实践

鉴于营养学研究提供的大量信息，我建议你不要仅仅根据一项研究的结论就对你的饮食模式做出太大的调整。如果这项研究的结论是正确的，其他研究也会得出相同的结论。所以从长远来看，你在今天还是6个月后做出改变（比如服用复合维生素或增加饮食中单不饱和脂肪的含量）都不会有太大影响。

事实上，马克·吐温对健康信息嘲讽的那句话，在今天和100年前同样适用："读养生保健的书时可得多加小心，没准儿一个印刷上的错误就会要了你的命。"

在接下来的章节中，我将介绍支持本书关键结论的各种证据，这些证据将对你的幸福感产生重要影响。

第四章

健康的体重

基因会被我们的生活环境、日常饮食、社交行为以及生活方式
开启、关闭或者修改。

——林恩·麦克塔格特

我创作本书的目的是基于现有的研究结果，为人们提供明确实用的
营养建议。接下来，我将从体重开始介绍。如果你的体重在合理范围内，
请保持。但如果你超重，请改变你的饮食和锻炼方式。这并不是什么新想
法，我不会因此成为《奥兹医生秀》中的下一位饮食大师。但是，体重秤
上的数字是衡量你健康状况的最重要的指标之一。对人的长期健康而言，
保持体重健康比增加饮食中抗氧化剂的种类和数量或确保脂肪与碳水化合
物的比例更重要。

你的体重由你的饮食量决定，体重是本章的重点。食物的种类和质量
会影响你的饮食量，所以我将重点关注你吃的食物的质量，而不仅仅是数

量。我希望你知道，吃适量品质更好的食物不仅有益于健康，而且有助于控制体重。

体重就像一只蜘蛛，处于错综复杂的疾病网的中心。与体重相关的3个方面——身高、腰围、20岁后增加的体重，都在很大程度上决定你以后是否会患上或死于以下疾病：心脏病、脑卒中或其他心血管疾病，高血压，糖尿病，绝经后乳腺癌和前列腺癌、子宫内膜癌、结肠癌、胰腺癌、食道癌或肾癌，关节炎，不孕症，勃起功能障碍，胆结石，白内障，睡眠呼吸暂停综合征，哮喘等。如下图所示，在护士健康研究中，体重与多种疾病直接相关。这些数据表明，随着身体质量指数（Body Mass Index，简称BMI，体现体重和身高关系的一项指标，又叫凯特莱指数）的增加，体重正常的人患心脏病、高血压、胆结石和2型糖尿病的风险也在逐步升高。BMI一旦超过30，便被界定为超重和肥胖，人患病的风险会更高。在健康专业人员随访研究中也出现了类似的现象。

虽然保持体重健康对保持整体健康很重要，但在过去的20年中，美国

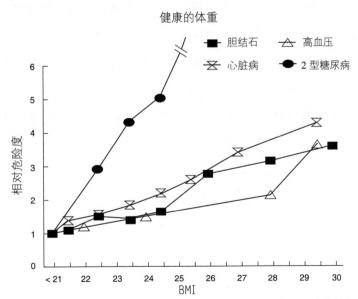

体重和疾病。在护士健康研究中，随着BMI的增加，女性患4种常见疾病中的任一种的概率都增大了。

农业部的"膳食金字塔""我的金字塔"和"我的餐盘"中都没有提到体重，这是一个严重的疏漏。当前的《美国居民膳食指南》中的体重正常标准制订得过于宽松，可能会误导一些人认为自己的体重仍在健康范围内，即使大幅增加也完全没有问题。但事实并非如此。

肥胖"大流行"

超重是个人问题。它可能影响你对自己的感觉和别人对你的态度，直接影响你现在和将来的健康，造成你（或你的保险公司）要多花数万美元医疗费用。[1]所以，超重不仅是个人问题，也是重大的公共健康问题。

在美国，21世纪的前20年可以被称为肥胖二十年。自20世纪60年代以来，美国中度肥胖的人数占总人口的比例一直保持不变，在1/3左右徘徊。[2]然而，发生巨大变化的是肥胖的人数。美国现在肥胖的成年人占总人口的1/3以上，人数是20世纪60年代的3倍。[3]肥胖儿童的数量在这一时期也急剧增加了3～4倍。这一趋势令人担忧，因为肥胖会导致人在年轻时患糖尿病和心血管疾病。尽管近年来肥胖儿童所占的比例已趋于稳定，但肥胖儿童的数量仍处于危险的高位。美国每年在肥胖及其并发症的医疗保健上的花费超过2000亿美元。[4]

全球其他地方的情况也好不到哪儿去。世界卫生组织称肥胖是一种全球性的流行病。现在，致命的饥荒反倒成为头条新闻。在许多发展中国家，超重、肥胖及其对健康的影响已经取代营养不良和感染，成为过早死亡和残疾的主要原因。[5]

什么是健康的体重？

这个看似简单的问题，其实很难回答。回答这个问题你需要考虑两个因素。首先，对一个身高1.8米的人来说，体重达到80千克是完全可以接受的，但对身高1.6米的人来说，80千克就太重了；其次，过去人们是如何定义健康的体重的。

BMI的发明解决了第一个问题。根据身高评估体重的方法很好地说明了一个事实，即高个子的人往往比矮个子的人更重。你可以这样计算你的BMI：用你的体重（千克）除以你的身高（米）的平方。你也可以使用在线BMI计算器计算。

传统上，确定BMI正常范围的方法是考察不同人群的死亡率，以死亡率最低人群的BMI作为正常范围。大多数研究表明，BMI的正常范围在18.5～24.9。

2013年，美国疾病控制和预防中心的几位统计学家发表了一份分析报告称，超重人群（BMI为25～29.9）仍然是健康的（有着最低死亡率），超重的人比体重正常的人（BMI为18.5～24.9）更不可能死亡。其他研究也证明过度消瘦和肥胖的人更可能死亡。这篇发表在《美国医学会杂志》上的报告获得了媒体的广泛报道，[6]一时出现了大量标题惊人的新闻，如"腰间赘肉如何帮助你保持健康""惊人的新研究表明超重如何阻止你过早死亡""超重可以保护心脏"等。

这样的文章毫无意义。超重无疑会增加人罹患2型糖尿病、心脏病、癌症和其他慢性疾病的可能性，而这些疾病都是已知的会缩短预期寿命的疾病。就存活率而言，体重健康的人群要比超重人群的存活率更高。

尽管美国疾病控制和预防中心的研究规模庞大，研究对象有280万人之多，但这项研究忽略了那些会干扰研究结果的关键因素。这项研究和之前类似的研究的共同问题在于，研究对象都包含了吸烟者和慢性疾病患者，但研究人员并没有考虑这些因素带来的影响。

吸烟的人往往比不吸烟的人更瘦。经常吸烟的人可能比偶尔吸烟的人更瘦。可能是因为吸烟会使人食欲减退。吸烟是导致死亡的一大风险因素，并使吸烟者看起来不健康。一般来说，最瘦的人只占瘦人的一小部分，他们长期试着在热量摄入和消耗之间保持平衡；这部分人之所以瘦，是疾病（如癌症、心脏病、肺气肿等）造成的。换句话说，体重轻不一定会导致过早死亡，但体重过轻往往是由确诊或未确诊的疾病导致的，而这些疾病最终是致命的。这些混杂的因素使得较瘦的人更有可能过早死亡。

有两种方法可以避开这些因素的影响：只关注非吸烟者；在处理数据的过程中，忽略研究开始的头几年内发生的所有死亡事件，以消除此前未被确诊的癌症或其他可能导致研究对象体重偏低的疾病的影响。

2016年，我和同事对239项队列研究的数据进行了分析，这些研究的对象为世界各地年龄在35～89岁的1000万名男性和女性。在平均15年的随访中，我们发现BMI为18.5～24.9的人群的死亡率最低，这和我们预期的差不多。[7]在BMI超过24.9的人中，体重越重，死亡的风险就越高。世界上所有地区的人的体重与死亡率之间的关系都是相似的。

2016年的一项涉及3000多万人[8]的荟萃分析也得出了同样的结论。

当前的体重标准可能过于宽泛

《美国居民膳食指南（2015～2020）》将健康体重的BMI范围设定为18.5～24.9。一个人的BMI一旦超过24.9，他就被认为是不健康的。在确定这些数值时，《美国居民膳食指南（2015～2020）》的科学咨询委员会试图将科学证据、公共政策和人们的认知相结合。这是一项困难的工作，因为在健康和不健康的体重之间没有明确的分界线。委员会成员一致认为，一个人的BMI在22左右时，他患心脏病、糖尿病和高血压的风险开始升高。但他们认为，选择一个如此低的数值作为健康和不健康体重之间的临界值是不合理的，因为这样做会给大部分美国人贴上超重的标签。之所以选择将BMI为24.9看作健康体重的上限，是因为有明确的证据表明，

BMI高于这个上限，人过早死亡的风险就高。委员会并没有考虑2013年的美国疾病控制和预防中心的研究。但许多BMI为23～25的人，身体并没有达到最健康的水平。尽管如此，将BMI为24.9看作健康与否的分界线仍然意味着2/3的美国成年人超重或肥胖。

将BMI为18.5～24.9定义为健康体重的范围所引发的另一个问题是，即使一个人的体重暴增，也仍然被认为是健康的，就因为他的BMI在健康范围内。例如，一名非常健康的30岁女性身高1.6米，体重60千克（BMI约为23.4），她即使再增重10千克，也仍然被认为是健康的（BMI不大于24.9）。然而，体重暴增会带来较高的健康风险。

那么，BMI低于18.5呢？确实，这可能代表不健康，更不用说如果一个人还在减肥或者饮食紊乱了。但是，那些常年BMI较低且饮食规律还经常锻炼的人本来就比较健康，他们也不必专门增重。

使你的 BMI 保持在健康范围内

如果你的BMI低于24.9，那么你要通过健康的饮食和锻炼来使BMI保持在这个水平。更具体地说，即使你的体重增加之后BMI还在健康范围内，你也要尽量避免体重增加。如果你的BMI高于24.9，则要避免体重继续增加；如果可能的话，保持健康的体重，这对你的健康会有很大的好处。如果你的BMI数值较低，且你的体重没有变化，那很好。但是，如果你的体重一直下降，而你又没有节食或试图减肥，那么就去看医生，找出原因。

大学时的体重

你如果能回到过去，站在20岁的自己旁边，你觉得20岁的你会如何评价现在的你？答案可能是"年纪大了，也更聪明了"。但是，你的腰围还有体重秤上的数字呢？这不是一个无聊的问题。20岁之后，你的体重和腰围改变了多少对你的健康状况或罹患慢性疾病的概率有很大影响。

成年人体重增加似乎没什么大不了的。中年肥胖曾经被认为是一个人功成名就的标志，体重增加似乎也是老龄化不可避免的一部分。事实上，成年人的体重增加既不是不可避免的，也不是无害的。在许多文化中，成年人体重增加并不是正常的。例如，日本的男性和女性，尤其是女性，往往在成年后体重保持不变。在日本旅行时，我经常会问当地人一个问题，如果一名日本女性的体重随着年龄的增长而增加了，会怎么样？我得到的通常是一个相同的答案——"这对她来说是最糟糕的事情"。瑞典和法国的女性也很苗条，她们的肥胖率低于10%，远低于美国女性的肥胖率（40%）。

我们也能看到不同人群体重的明显差异。例如，受教育程度越低的人越有可能超重、肥胖，尤其是男性。[9]另外，各地区的肥胖率也存在很大的差异。

在你20岁之后，体重增加一些，就可能把你推向慢性疾病。体重增加得越多，推力就越大。在护士健康研究和健康专业人员随访研究中，在20岁以后体重增加4～15千克的人与体重增加2千克或更少的人相比，前者患心脏病、高血压、2型糖尿病和胆结石的可能性是后者的2～3倍。[10]看来，体重增加越多，患这些疾病的概率就越大。

这些研究和其他关于体重与衰老之间关系的研究佐证了以下结论：30岁依然苗条的人增重11千克左右后体重可能还处于健康范围，但体重增加如此之多会带来严重的后果。

苹果形和梨形肥胖

有些人大部分的脂肪储存在腰部和胸部，另一些人的脂肪则储存在臀部和大腿。这两种不同的体形被称为苹果形和梨形。杂志和网站对此大做文章，有些网站还把它们作为判断你的健康状况和患心脏病风险的关键。

堆积在腰部和胸部的脂肪可能比堆积在臀部和大腿上的脂肪对健康的危害更大。腹部脂肪与高血压、高胆固醇、高血糖和心脏病有关。脂肪，尤其是这些腹部的脂肪，可能会比其他部位的脂肪产生更多的影响健康的激素和其他化学物质。腹部脂肪也可能并不以这样的机制来影响健康，但这也是人整体肥胖的危险信号，而仅仅用体重和身高是无法完全准确地描述我们的健康问题的。一项涉及65万名男性和女性的队列研究显示，腰围越大，过早死亡的风险就越高。[11]

你的腰到底在哪里？对服装设计师来说，腰是躯干最窄的部分。对研究身体脂肪对健康的影响的科学家来说，腰是肚脐附近的区域——通常是脂肪堆积的部位。测量腰围最好的方法是采用健康和营养调查研究人员使用的方法：（1）轻轻按压右髋骨，找到其最高点。（2）将卷尺放在该点，使卷尺与地面平行，绕腹部一圈。对大多数人来说，髋骨的最高点通常与肚脐平齐，而有的人可能需要把卷尺向下拉一点儿。

测量腰围是很有必要的。因为很多人，尤其是男人，在中年时肌肉会转化为腹部脂肪。即使你的体重仍保持稳定，但腰围增加可能是潜在问题的警报。因此，我们可以把腰围当作一种技术含量较低的生物反馈装置——如果随着时间的推移，你的腰围增加了5~8厘米，那么你需要重新评估你的饮食和身体活动水平了。女性腰围超过90厘米，男性腰围超过100厘米，是令人担忧的信号。就像体重一样，如果你的腰围在持续增加，那么你最好在达到极限之前就采取行动。

一些研究人员提倡计算腰臀比，也就是腰围除以臀围得到的比值。男性腰臀比大于0.90，女性腰臀比大于0.85，就可能出现健康问题。其实，仅仅知道腰围的数据就可以了。许多研究表明，腰围与腰臀比一样，同样能很好地衡量人患慢性疾病的风险，且这一数据更容易测得。

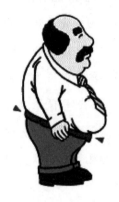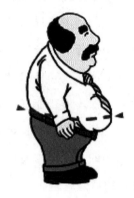

测量腰围。找到右髋骨的最高点，将卷尺放在该点，绕腹部一圈，确保卷尺与地面平行。

为什么我们会变胖？

你的体重取决于一个简单但容易失衡的等式：体重变化等于摄入的热量减去消耗的热量。消耗的热量等于摄入的热量，体重不会改变；摄入的热量大于消耗的热量，体重就会增加。节食则会走向另一个极端：摄入的热量低于消耗的热量。

你的体重由你吃了什么、吃了多少以及你的基因、生活方式、文化程度共同决定。

- **你的饮食**。你吃什么和吃多少会影响你的体重。我将在本书的其他部分讨论这个问题。

- **你的基因**。你的体重和体形"部分"归因于或者感谢你的父母。针对分开抚养的双胞胎的研究表明，基因对体重有很大的影响。这意味着从基因的角度来说，有些人就容易发胖。先天储存在胸部、腰部或大腿周围的脂肪也与体重有一定的关系。这表明可能有些人对脂肪或碳水化合物中的热量比其他人更敏感，尽管这方面的证据并不充分。然而，我必须强调"部分"一词，因为基因的影响并不能解释为什么过去 30 年来美国居民的肥胖率快速上升，也无法解释为什么各国居民的肥胖率存在巨大差异。

很可能我们的史前祖先塑造了我们对食物的生理和行为反应。早期人类经常要面对时饥时饱的日子。由于无法预测何时才会出现下一顿美餐（比如采摘到许多成熟的浆果或捕捉到一只羚羊），因此只要有食物，他们就尽可能地吃，而这可能是早期人类在食物匮乏时期生存下来的关键。这种生存适应意味着，几百万年前为了应对日常的饥饿而进化出来的身心之间复杂的化学反应，可能会驱使我们尽可能多吃东西。在这个食物充足的时代，这意味着所有的时间我们都可能在进食。

- **生活方式和体力活动**。如果进食代表了体重变化等式中令人愉悦、感性的一面，那么新陈代谢和体力活动就是与之相对应的部分。你的静息代谢是呼吸、泵血和血液循环、大脑向身体发送信息、保持体温、消化食物、保持适当的肌肉张力所消耗的最少能量，它通常占你每日能量消耗的 60% ~ 70%，其余的大部分则是体力活动消耗的。如果你的工作是坐在办公桌前的案头工作，每天只需往返于车和办公室之间，那么你每天消耗的能量可能很少。

- **文化**。美国的饮食文化是一种像生活在得克萨斯州的人一样的大胃王文化，侧重数量而非质量。在这样的文化中，暴饮暴食被认为是可以容忍的，甚至是被推崇的。爱就是食物，食物就是爱：想象一下，你的祖母劝你再吃一点儿的话语，或者在假日大餐结束后你放松腰带的样子。但其实这些都不是正常的。在法国和亚洲大部分地区，饮食讲究的是食物的品质和外观，而非盘子里或肚子里能塞多少。在许多文化中，吃得过饱是不合适的，甚至是不礼貌的行为，因此人们教育他们的孩子吃到七分饱就行。

- **家人和朋友**。在我与心脏病专家、健康专家玛丽莎·伍德博士、丹·蔡尔兹合著的《瘦身》[12] 一书中，我们认为有些社会环境层面的原因也会影响人们的体重。家人和朋友，工作和娱乐的地方，以及其他因素都强烈地影响着人们吃什么和吃多少。当周围的人都在喝含糖饮料、吃比萨，并且没有健康的食物时，你要做出健康的选择是很有挑战性的。在《瘦身》一书中，我们还描述了个人如何改变或规避对他们不利的因素，从而影响他们自身以及周围的人们。

- **人体肠道中的微生物群**。数十亿的细菌、真菌和其他微生物能帮助你消化食物，保护你免受可能引发疾病的微生物的侵害，有助于产生维生素 B_1、维生素 B_{12} 和核黄素等。微生物群有助于你控制体重，但这一点还未完全得到证实。[13] 肠道内的微生物可以促进人体对膳食脂肪的吸收，或诱发炎症反应。但我们仍然不知道是微生物群改变导致了体重增加，还是体重增加改变了微生物群。

除了以上这些，我们还面临着所谓的生产过剩问题。美国农民每天为每个美国人生产大约4000千卡（1千卡≈4.2千焦）热量的食物。[14]这几乎是一个美国人一天所需食物的2倍。这种生产过剩问题所带来的最直接的影响是要全方位地刺激消费。食品生产商和制造商希望人们多吃他们的产品，并且利用人们的弱点互相竞争。食品行业每年花费数十亿美元来研究如何让人们购买更多的食物，然后根据所得到的结论采取行动。我们与生俱来的对咸味和甜味的敏感度，曾是生存所必需的（比如，对甜食的喜好帮助早期人类找到含有充足热量的幼嫩植物），现在却不断被开发和利用。食品中糖和盐的含量不断增加，以提高我们对甜味和咸味的需求，让我们吃得更多、买得更多。

更严重的问题是，食物无处不在：加油站卖甜甜圈和三明治，书店和服装店提供咖啡和糖果，在观看体育赛事和听音乐会时你也可以饱餐一顿。与此同时，餐馆不断增加食物份量。适量的新鲜菜肴已经被超大份量的菜肴所代替，而且一顿吃下热量为1500～2000千卡（这几乎是你一整天所需的热量）的食物并不罕见。

随处可便捷获取的食物和无限量的食物供应，都考验着人的意志力，即便是最理智的人也无法抵御食物的诱惑。如果一个人的体力活动比较少，这么吃体重肯定会增加。而且，因为控制体重是戒烟后保持健康的最重要的因素，所以暴饮暴食会带来严重的健康风险。

对于热量，一千卡就是一千卡

我们进食有两个目的：获取热量和获取化学物质。食物给线粒体供能是以千卡为单位的，线粒体是细胞中制造能量的结构。从技术上讲，千卡的定义为将1千克纯水的温度提高到1℃所需的热量。实际上，1千卡热量大约是一个重约70千克的人在睡觉时每分钟所消耗的热量。

你如果读过有关饮食的书或关注过健康和营养方面的新闻，可能听说过很多关于"脂肪热量"或"碳水化合物热量"的说法。脂肪热量不同于碳水化合物热量的观点来自在极端条件下所做的研究，比如摄入纯碳水化合物、蛋白质或脂肪。在这种情况下，机体将饮食中的脂肪转化为热量的效率要比将碳水化合物或蛋白质转化为热量的效率高一些。

然而，在正常的饮食中，你的身体会以同样的速度将所有的碳水化合物、脂肪和蛋白质转化为热量。单就你获得的热量而言，一千卡就是一千卡（来自反式脂肪的热量可能是个例外，稍后会详细介绍）。

对早期人类而言，这种"热量盲症"巧妙解决了他们面临的一个棘手问题：如何用不同的营养素为机体供能。体内细胞有完全不同的脂肪、碳水化合物、蛋白质等，但只用两种营养素供能：葡萄糖和脂肪。葡萄糖是一种己糖，你所吃的大部分食物（如果需要的话）都含有葡萄糖，它可产生能量。当你进食时，进入血液的葡萄糖会立即被细胞利用。有些葡萄糖被连接成长链转化为糖原，储存在肌肉和肝脏中。多余的能量都会转化为脂肪，储存在特殊的脂肪细胞中，填充在肌肉细胞之间。如果说纯葡萄糖是口袋里的现金，需要时随时可以拿出来花，那么糖原就是银行里的钱，需要时通过转化也可以花掉，脂肪则是股票或基金里的钱。然而，葡萄糖可以转化为脂肪，脂肪却不能转化为葡萄糖。所以，虽然身体细胞通常都靠葡萄糖提供能量，但当葡萄糖不足时，也可能通过燃烧脂肪（你刚刚摄入的脂肪或体内储存的脂肪）来提供能量。脑细胞是个例外，它们仅靠葡萄糖提供能量。

质量很重要

虽然热量最终是细胞的热量，但你为获取热量而吃的食物会对你的健康产生重要影响。

热量的来源会影响你吃下食物后的满足感。有些食物，比如苹果可以填满你的胃，让你的饱腹感持续数小时，而一瓶热量是苹果热量2倍的碳酸饮料很难缓解你的饥饿感。吃苹果或胡萝卜这样的膳食纤维含量高的食物来减少热量摄入是一个不错的方法，通过这样的方式，把饮食质量和摄入量联系起来，从而改善你的体重和长期健康。

我的同事大卫·路德维希在《永远饥饿？》这本书中强调了"热量"的不同之处。他提出了一个长期存在的悖论：有些超重或肥胖的人以脂肪的形式储存了多余的热量，但他们也会像瘦人一样感到饥饿。为什么超重和肥胖的人会感到饥饿？他们不能直接燃烧身体中储存的脂肪来获取热量吗？路德维希提供的证据表明，胰岛素水平升高主要是由于摄入了能被快速消化和吸收的碳水化合物，这是一个关键的代谢信号，过高的胰岛素会加快脂肪的存储，并使脂肪处于"冻结"状态。这为我在第六章中介绍的低血糖负荷饮食提供了理论依据。

虽然超重是对健康的主要威胁，但重要的是不要忽略这样一个事实，即饮食在很多方面都会对健康造成影响，并不局限于体重。为了长期控制体重，这些方面都需要被纳入饮食计划。例如，在护士健康研究中，低质量饮食和超重同样会使患心脏病的风险升高。[15]

注重热量的来源是否有助于减轻体重？

几乎任何一种饮食法都可以减肥，但至少要坚持几个月才能见效。曾经发表过一些最荒谬节食法的人会用一张略小于A4纸的彩色照片来证明这些饮食法能帮助他们减肥。这是因为即使是最奇怪的饮食法也会让人们关注自己的饮食量，而不是整天都胡吃海塞。这种关注常常可以限制人们每天的热量摄入，而这是控制体重的关键。这些饮食法主要靠其单调性，以及无法刺激味蕾的食物来使人减轻体重。但从长远来看，这些曾经流行的减肥方法最终大多都失败了。为此，我们要选择一条中庸之道——常规饮食。

终极减肥法是让你吃能迅速产生饱腹感的食物以缓解你的饥饿感，使你获得心理上的愉悦和满足，同时满足身体对热量和营养的需求，预防慢性疾病。当然，这是一个很高的要求。有很多书声称，可以为你提供能让你减肥成功的饮食法，然而大多数承诺都没有兑现。

许多饮食法通常只关注饮食的某一方面，从而改变热量的来源。最常见的是脂肪、碳水化合物、蛋白质、血糖指数和能量密度。

低脂饮食不是一个完美的解决方案

一个贯穿于许多饮食法、普遍但绝对错误的观点是，食物中的脂肪会变成人体内的脂肪。所以，有一个说法是只要限制"脂肪热量"的摄入，你就能控制自己的体重。尽管这种说法看似很合乎逻辑，但并没有证据能表明饮食中的脂肪与超重有关。事实上，大量证据表明，来自脂肪的热量占比越高，反而越不会导致体重增加。

这就是为什么"哈佛健康饮食金字塔"和"哈佛健康饮食餐盘"不禁止摄入脂肪，相反我们还认为脂肪是饮食中重要的营养素。在第五章中，我将介绍选择什么脂肪和摄入多少脂肪合适。

的确，一些脂肪摄入量高的国家有很多超重的人。例如，在美国，平均每人每天从脂肪中获得的热量约占全天获得的总热量的1/3（这是一个相对较高的比例），而美国几乎有2/3的人超重或肥胖。令人意外的是，在南非的部分地区，有60%的人超重，但在他们全天的饮食总热量中脂肪来源的热量只占了1/4。换句话说，除了饮食中的脂肪，其他因素也会使体重增加。

我并不是在试图排除或淡化饮食中的脂肪对体重增加的潜在影响。饮食中的脂肪会影响热量、脂肪储存和体重。但没有证据表明，脂肪提供的热量比碳水化合物提供的热量或其他来源的热量更容易造成体重增加。

但是，如果你摄入的热量和消耗的热量能达到平衡，尤其是通过运动消耗了一部分热量，那么你就不会因为饮食中35%、40%或更多的来自脂肪的热量而增加体重。而且，如果你选择的脂肪种类正确，脂肪还能使你远离心脏病和其他慢性疾病。

低碳水饮食法可能有帮助

多年来，主流营养专家一直认为罗伯特·阿特金斯博士的饮食法是一种不健康的流行饮食法，并对它不屑一顾。当每个人都认为脂肪是一种饮食"恶魔"时，那么高蛋白、高脂肪、低碳水的饮食究竟如何帮助人们减肥呢？阿特金斯饮食法曾经过严谨的科学测试，这说明它至少有一部分内容是可行的。

低碳水饮食法并不新鲜。在19世纪中期，英国肥胖的殡仪员威廉·班廷就采用低碳水饮食法来减肥。他试了几个月，兴奋地看着体重慢慢减轻，并且这种方法没有像其他节食方法那样带来饥饿感和对食物的渴望。班廷在1863年写了一封关于减肥的公开信，[16]这使得这种饮食法流行起来，以至于人们开始用"班廷饮食法"来代表节食减肥方法。

低碳水饮食主要包括鸡肉、牛肉、鱼、豆类和其他高蛋白食物，这些食物从胃到小肠的运动速度较慢。胃排空越慢，意味着你饱腹感持续的时间就越长，也就需要更长的时间才会感到饥饿。另外，蛋白质对血糖有温和而稳定的作用，消除了由于碳水化合物（来自白面包、白米饭或烤土豆等）被快速消化而导致的血糖-胰岛素"过山车效应"，（见第116页"为什么碳水化合物很重要？"）。蛋白质还可以延缓饥饿感出现。

无面包汉堡包是减肥的关键吗？一些可靠的研究，比如我在第51页介绍的一项饮食干预随机试验，该试验表明低碳水饮食可以帮助超重的人减肥。像阿特金斯饮食法这样的低碳水饮食法似乎比低脂饮食法更容易让人们坚持下去，并与专家的警告相反，即使低碳水饮食含有相当多的脂肪，通常也不会引起血液胆固醇水平的变化，尽管这种变化取决于脂肪的类型和来源。

营养界对低碳水、高蛋白饮食的一个担忧是，摄入大量蛋白质会对骨骼有害。因为消化蛋白质会产生酸。从理论上讲，体内产生过多的酸会迫使骨骼释放钙来中和酸。但事实似乎并非如此。

摄入大量蛋白质也会给肾脏造成额外的负担。这对大多数人来说可能不是问题，但对那些患有轻度肾脏疾病的人来说，这可能会带来问题。高血压患者通常属于后者。

但是，按照阿特金斯饮食法最初提倡的那样，不限量地吃牛肉、香肠、黄油和奶酪并不利于身体健康。其实更好的方法是减少饮食中不健康的碳水化合物。根据"哈佛健康饮食金字塔"和"哈佛健康饮食餐盘"的建议，多摄入坚果、豆类及其制品、鱼、禽肉、不含淀粉的水果和蔬菜、全谷物食品和植物油，可以有效地控制体重，甚至还可以降低患心脏病、糖尿病和一些癌症的风险。

低血糖饮食可能是一个不错的选择

当你吃像面包或米饭这样的富含碳水化合物的食物时，你的血糖水平就会升高，升高的程度取决于食物。你吃了多少，你的身体就会产生多少胰岛素，当然你也许会出现胰岛素抵抗或胰岛素分泌不足的可能。白面包、玉米片、其他的精制碳水化合物食物和白薯都会引发血糖（葡萄糖）水平大幅而快速升高。完整的或经过最低限度加工的谷物、豆类、大多数水果和蔬菜则会使血糖水平小幅而缓慢地升高（见第六章）。

容易消化的食物会导致血糖水平急剧升高，同时相应地也会刺激胰岛素分泌。进入血液的胰岛素越多，葡萄糖被清除的速度就越快。葡萄糖水平的突然下降以及其他激素的变化，又会产生新的饥饿信号。

在波士顿儿童医院一项涉及12名超重男孩的研究中，在早餐热量相同的情况下，那些吃含易消化的碳水化合物食物的男孩，消化速度几乎是吃含缓释型碳水化合物食物的男孩的2倍。[17]

血糖指数和血糖负荷（见第125～126页）可衡量不同食物对血糖的影响。糖尿病患者多年来一直被建议根据食物的血糖指数和血糖负荷来规划每日饮食，以尽可能避免血糖水平升高。这些措施也成为流行的节食方法。血糖指数和血糖负荷都为你选择含碳水化合物的食物提供了有用的指导。

你无须严格参照血糖指数和血糖负荷表来规划每日的三餐或小食。了解一些简单的知识就可以了，即不要吃富含精制碳水化合物的食物，如面包、糕点、饼干以及其他用白面做的食物等。相反，除了水果、蔬菜和豆类以外，还应多吃完整谷粒和由它们制成的食物。

能量密度不是一个可靠的指标

几本流行的减肥书宣称，含能量相对较少的食物（如汤或烤南瓜）比那些含能量较多的食物（如肉类或坚果），更容易让你有饱腹感且有助于减肥。食物所含能量与食物重量的比值叫作食物的能量密度。苹果、土豆、米饭和生菜的能量密度较低，主要是因为它们的大部分成分都是水。坚果、百吉饼、曲奇、瓦萨面包和其他干的、膳食纤维含量高的食物的能量密度很高。

就减肥而言，能量密度对你挑选食物没有什么参考价值。一些能量密度低的食物，如白面包和土豆，对减肥毫无帮助，反而会导致体重增加。而一些能量密度高的食物，如坚果和橄榄油，则有助于控制体重。

反对参照能量密度来控制体重的最有力证据来自我之前的书中提到的地中海式饮食预防医学研究。在这项研究中，数千人在地中海式饮食中添加了橄榄油或坚果（这是我们知道的两种能量密度最高的食物），但他们的体重并没有增加。

健康的饮食有助于减肥

正如我前面提到的，健康的饮食和减肥之间有着紧密的联系。护士健康研究、护士健康研究Ⅱ、健康专业人员随访研究都有力地证明了健康饮食有助于减肥。在这些队列研究中，我和我的同事还在24年内对120877名最初并不超重的人进行了研究，观察特定食物摄入与体重变化的关系。[18]

容易使体重增加的食物如下。

- 碳酸饮料（总的来说，因为碳酸饮料随处可见，所以它是导致体重增加的最主要的东西）

- 土豆

- 红肉

- 精制谷物食品

- 糖果

- 果汁

不太容易使体重增加的食物如下。

- 蔬菜（不含土豆）

- 水果

- 全谷物食品

- 坚果

- 酸奶

牛奶（包括全脂的和低脂的）和无糖碳酸饮料与体重增加没有明显的联系。

除非你相信魔法，否则没有一种食物能引起特别明显的体重变化，这不足为奇。但是，当我们把这些食物的作用综合起来看时，饮食质量对体重的变化还是有很大影响的。有趣的是，使体重增加最少的饮食法与地中海式饮食法非常接近，也与我们的替代健康饮食指数相匹配，这两种饮食法都有助于人们保持长期良好的健康状况，控制体重。

尝试地中海式饮食法

关于地中海式饮食法对长期控制体重的好处，最令人印象深刻的证据来自饮食干预随机试验。在这项研究中，322名中度肥胖的男性和女性随机采用三种饮食法中的一种：低脂饮食法，女性每天摄入约1500千卡的热量，男性每天摄入约1800千卡的热量；目标热量相同的地中海式饮食法；没有目标热量的低碳水饮食法，但前两个月内每天只摄入20克碳水化合物，然后逐渐增加到每天120克。

在完成这项为期两年的试验后，低脂饮食组的受试者平均减重3千克，地中海式饮食组的受试者平均减重4.5千克，而低碳水饮食组的受试者平均减重5千克。低碳水饮食组和地中海式饮食组受试者的胆固醇水平最健康，且地中海式饮食组受试者的血糖水平最健康。[19]当研究人员在试验结束4年后再次对受试者进行检查时，发现低脂饮食组的受试者基本已经恢复到之前的体重，而地中海式饮食组的受试者则保持着他们减重后的体重；低碳水饮食组受试者的体重介于两者之间。地中海式饮食组的受试者始终保持着良好的代谢。[20]

地中海式饮食法之所以能帮助人们成功地长期减肥，一个可能的原因是，受试者对新的饮食的多样性和口味都非常满意，并没有感觉被剥夺饮食自由。

控制体重的 3 种方法

增加几千克体重是一件很容易的事，因为我们随时都在受到食物的"致命"诱惑，你如何保持健康的体重或减重？我建议三管齐下，采取以下3种方法。

- 如果你精力不佳，那就动起来；如果精力充沛，很有活力，那就试着增加运动量。

- 找到一种适合你的饮食法。照着本书提供的内容做是一个很好的开始。

- 成为一个拥有正念和防御意识的人。

我多么希望自己能给你一套更精确的控制体重的方法，但是我不能，我认为其他人也不能。这取决于人类的多样化。就像每一片雪花都是独特的一样，每一个人也是独特的，人类有不同的体形，有不同的新陈代谢方式，并且不同的人喜欢的味道和口感也不同。所以，没有一种控制体重的方法可以适用于所有人。你需要找到适合自己的方法，并坚持将体重和腰围作为衡量标准。

我能做的是提出不同的方法，这些方法对别人有用，对你也可能有效。

运动

虽然到目前为止，我主要讲述的都是热量平衡的问题，但是热量消耗方面也至关重要。

运动对健康最重要。运动对于保持健康和预防慢性疾病至关重要。运动不仅仅是一种减肥或控制体重的方法，定期运动还有以下好处。[21]

- 保持健康，延长寿命。

- 预防高血压、高胆固醇血症、心脏病及其并发症。

- 预防某些癌症，比如结肠癌和乳腺癌。

- 预防 2 型糖尿病。

- 预防关节炎，并可能有助于缓解患者的疼痛感和僵硬感。

- 预防骨质疏松症。

- 降低老年人跌倒的风险。

- 缓解抑郁和焦虑症状，改善情绪。

- 预防勃起功能障碍。

锻炼肌肉，燃烧脂肪。锻炼会消耗热量，否则热量最终会储存在脂肪组织中。锻炼也会帮助你增加或者至少保持肌肉量，这是控制体重的一个经常被忽略但绝对不可或缺的部分。即使在你睡觉的时候，你的肌肉也在不断地消耗热量。当你进行走路、跑步、游泳、举重、跳舞、打网球、打扫房间等活动时，你的肌肉都在消耗热量。运动会刺激肌肉细胞生长和分裂，促使它们的力量增强，体积增大。你拥有的肌肉越多，消耗的热量也越多，即使你在休息时也在消耗热量。

- **如果不运动，脂肪会取代肌肉**。如果不运动，你的肌肉会逐渐消失。想象一下，如果你的手臂或腿被打上石膏（打了几年而不是短短几周），你根本无法感受到你的手臂或大腿的肌肉在慢慢萎缩。你的肌肉越少，你的身体在休息时消耗的热量越少，体重就越容易增加。更糟的是，失去的肌肉通常会被脂肪所取代。这会形成一个恶性循环，且很难打破。对一个不怎么运动的 50 岁的人来说，体重增加 4.5 千克可能意味着失去了 2 千克的肌肉，增加了 6.5 千克的脂肪。

  与肌肉细胞不同，脂肪细胞消耗的葡萄糖很少，消耗的热量也很少。随着肌肉和脂肪之间的天平向脂肪方向偏斜，人在静息时的新陈代谢会变得更加缓慢。随后，身体需要越来越少的热量来满足基本需求，越来越多的脂肪便进入脂肪库储存起来。超重也会成为你生理或心理的障碍，止痛药会进一步降低静息代谢率。换句话说，从肌肉到脂肪的转变使得一个人的体重更容易增加且更难控制，患心脏病和糖尿病的风险也会升高。

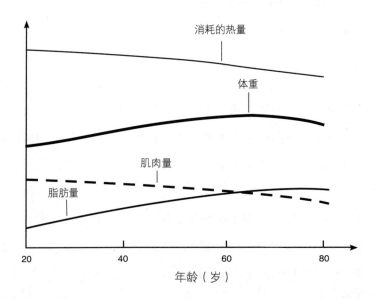

体育锻炼与年龄相关的变化。体重、肌肉量和脂肪量，以及身体在休息时消耗的热量，往往随年龄的增长而变化（假设体力活动没有增加）。肌肉量逐渐减少是由于性激素和生长激素分泌减少，而这同时也意味着身体在休息时消耗的热量减少，积累的脂肪更多。增加运动量可以打破这种恶性趋势。

我的一个同事有一次去看医生，做了名为"生日套餐项目"的体检。一切都很好，只有一项例外：她的血压太高了。当她的医生告诉她需要减掉约 14 千克体重才能控制住血压时，她反问："体重增加时，我怎么没有感觉到我的身体有任何问题？"这是一个很好的问题。肌肉减少和体重增加引起的生理变化和体质变化在某些情况下可能是不可逆转的。

- **预防胜于治疗**。增重比减重容易。事实上，现在体重增加，往往会使你的身体在未来更容易接受体重增加，并且使减重变得加倍困难。更糟糕的是，一些超重引发的疾病（如糖尿病、心脏病或脑卒中），即使在减肥成功后也不可能完全消失。

关于运动的两大问题是：我们每天需要多少运动量？什么是最好的运动方式？

散步有益健康。一些专家曾经认为，我们需要进行剧烈的运动来保持心脏和循环系统的健康，但事实并非如此。快走带来的好处与在嘈杂的健身房里挥汗如雨或在社区里慢跑带来的好处是一样的。

对许多人来说，散步是一种很好的锻炼方式，因为它不需要任何特殊的装备，可以随时随地进行，并且通常很安全。跑步或骑自行车这样更剧烈的运动能让你在更短的时间内实现同样的锻炼心血管的效果，还能让你的身体更健康。尽管这些比散步更有活力的运动可能会带来一些额外的好处，但每天散步就可以预防慢性疾病。

从参与护士健康研究的女性身上就可以看出，散步和预防心脏病之间有着非常紧密的联系：每周以轻快的速度平均步行3小时的女性在过去8年内心脏病发作的可能性比不经常步行的女性小了35%。[22]剧烈运动也提供了类似的保护心脏的作用。快走还大大降低了人们患糖尿病的风险，当然更剧烈的运动使得风险更低。

每天锻炼30分钟。你需要有意识地做到每周至少消耗2000千卡热量，才能真正从体育锻炼中获益。但这是一个很难计算的量，大多数建议都将其转化为时间：即一周中的大部分时间进行30分钟的体育锻炼。毫无疑问，运动总比不运动要好得多。

想想农民或我们从事体力劳动的祖先的活动量，我们一天30分钟的运动量就不算多了。即使是一天跑5千米的人，在醒着的大部分时间里都坐着。因此，把每天30分钟的体育锻炼作为保持健康和控制体重的最低要求。请记住，大多数人都将从中受益。

这里需要提醒的是：活动强度也很重要。在购物中心闲逛15分钟有助于锻炼骨骼和改善情绪，但对你的心脏、肺和血管没有多大的益处。要想锻炼心血管系统，就必须加快你的心跳和呼吸。想象一下快走的节奏。

不要久坐。大部分人在每天醒着的时候有一半以上的时间是坐着的：在电脑前工作、上下班、看电视或做其他无聊的事情。久坐对身体不好。2015年，一项对47项研究（包括80多万名参与者）进行的荟萃分析表明，人们坐着的时间越长，死亡或罹患心血管疾病、癌症和2型糖尿病的风险就越高。[23]即使是经常锻炼的人也是如此。所以，如果你一天大部分的时间都坐着，请想办法站起来活动活动。当你打电话或者电视上播放广告的时候，你都可以起来走几步。请记住，每坐一小时都要起来活动一下，或者尝试站着办公。

让你的一天更有活力。有很多方法可以给你的一天注入更多的活力。有些人选择住得离工作地点足够近，这样他们就可以步行、跑步或骑自行车上班。自行式通勤不仅能改善你的健康状况，还能减少交通堵塞和空气污染，为人类的健康做出小小的贡献。你可以通过增加一些小的"活动量"来重新调整你的一天。这些活动量是可以累加的，可以是上班选择爬楼梯而非乘电梯；把车停在停车场较远的地方，然后步行到办公大楼；提前一两站下地铁或公共汽车，然后剩下的路步行；用耙子耙树叶，用铲子铲雪，而不是用吹叶机或清雪机。

玩得开心。有许多人把散步变成了一种社交活动，当成一个能每周和伴侣或朋友深入交流的机会。另外一些人则喜欢学习新技能，比如划船或网球。他们认为学习新技能可以促使自己进步。你如果把锻炼作为一个有趣的优先事项，就能找到让自己每天运动30分钟的办法，可以进行一段长时间的伸展运动，也可以进行几次短时间的运动，把这些时间的花费看作是一项可靠的投资，它将为你的长期健康和幸福带来丰厚的回报。

找到适合你的饮食法

如果你的体重一直保持在健康范围内，很显然你的饮食量控制得很好。即便如此，你也可以调整你的饮食，从而更健康。"哈佛健康饮食金字塔"和"哈佛健康饮食餐盘"以及以下各章节中的信息，都可以帮助你正确选择食物并进一步改善你的健康状况。

低脂饮食组（43人）
将日常饮食中的热量减少500千卡，其中脂肪来源的热量少于30%。

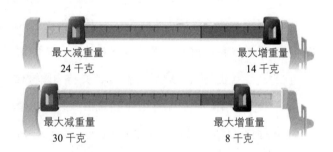

最大减重量
24千克

最大增重量
14千克

低碳水饮食组（44人）
每天摄入少于30克的含碳水化合物的食物。

最大减重量
30千克

最大增重量
8千克

较大的差距。受试者的饮食不同，所带来的差别亦很大。在一项对照试验中，低碳水饮食组和低脂饮食组中都有人体重减少，有人体重增加。

但是，如果你的体重一直在缓慢上升或者你已经超重了，那么你就需要一个新的饮食法。正确的方法应该是摄入更少的热量，消耗更多的热量。许多人在这一点上都做错了。一些人忽视了锻炼，而这其实是减肥和保持身材的关键。另一些人则被大量饮食法和饮食书搞得不知所措，从而难以遵循特定的饮食法，或者尝试了某种饮食法却不起作用。这太糟糕了，因为其实几乎每个人都有办法减肥或者至少保持体重。

- **一定有对你有效的饮食法**。饮食试验数据中反映了一个有趣的现象，那就是个体对同一减肥方法的反应不同。以低碳水饮食组为例，总的来说，低碳水饮食组受试者在第一年平均减掉了 4.5 ~ 5 千克体重，这个平均值掩盖了每个人的真实情况，即有些人减重超过 11 千克，有些人减重幅度较小，有些人根本没有减重，还有一些人体重甚至增加了。这些差异可能是由于遗传因素、环境因素、心理因素、社会因素共同作用的结果。实际上这表明，对每一个想减肥的人来说，都有适用的减重方法。不同点在于本书没有严格按照饮食中蛋白质、碳水化合物和脂肪生热比来定义健康饮食。相反，我们提供各种信息来帮助你找到最适合你的饮食法。

  如果你是一个第一次尝试通过控制饮食减肥就成功的幸运儿，那么要感谢你的基因、你的毅力，还有你的家人。但是，如果你第一次尝试的饮食法没有效果，也不要放弃，这种饮食法可能只是不适合你的新陈代谢方式、饮食习惯或社交行为。尝试其他控制体重的方法，只要保证脂肪、碳水化合物和蛋白质的来源健康，并规律地运动，慢慢地你就能够找到适合你的方法。

- **精制碳水化合物含量低的饮食通常效果最好**。多年来，我们一直听说进行低脂高碳水饮食法是减肥和改善心血管健康的最佳途径。但对很多人来说，也可能是对大多数人来说，事实恰恰相反。正如我在第六章中所描述的，只有那些身材瘦削、积极参加运动的人才能应付大量碳水化合物。对其他人来说，摄入过多的碳水化合物会导致体重增加。

  阿特金斯饮食法、南海滩饮食法、杜坎饮食法和其他低碳水饮食法都要求你至少在刚开始时采取极端的措施，即停止摄入几乎所有的碳水化合物。只要你不吃富含饱和脂肪和反式脂肪的无碳水化合物或低碳水化合物食物，那么限制或停止摄入精制碳水化合物食物就是一个不错的减肥办法。不过，请记住这一点："速成减肥"饮食法只能让你短期减肥，而我们真正的目标是找到一个健康的饮食模式，帮助你长期控制体重。本书中介绍的方法针对的正是这一点。

放弃精制碳水化合物食物而选择全谷物食品、蔬菜、水果以及健康的蛋白质和脂肪来源，既能降低引发饥饿的葡萄糖和胰岛素的峰值，又能为身体提供重要的维生素、矿物质、膳食纤维和其他植物营养素。此外，这样做还能降低患高血压、2 型糖尿病或心脏病的风险。减少摄入反式脂肪和饱和脂肪，摄入更多的单不饱和脂肪和多不饱和脂肪可以改善胆固醇水平，防止血栓形成，让动脉更有效地工作，促进肌肉对胰岛素的反应。不吃红肉和肉制品，而以禽肉、鱼、坚果、豆类代替，即使摄入的脂肪仍然很多，患结肠癌、前列腺癌、绝经前乳腺癌、糖尿病和心脏病的风险也会降低。

- **选择健康的全球饮食方法**。大量借鉴了地中海和其他传统饮食法的全球饮食法为你提供了健康营养的基础。大量蔬菜、适量的全谷物食品和相对较少的红肉可以帮助你在摄入更少热量的前提下产生饱腹感。食用大量蔬菜和全谷物食品以及脂肪含量相对较高的食物（脂肪提供的热量占全天饮食总热量的 30% 或更多，主要来自橄榄油和其他植物油）对血糖水平的影响较小。同样重要的是，这类饮食可以随意组合，你可以将来自世界各地的美食以及你自己的创意，融入一种饮食法中。这样你的饮食足够多样，过程又趣味十足，你一生都可以采用这种饮食法。

进行防御性饮食

在我们这个大多数人久坐不动的社会中，随着年龄的增长，大多数人需要控制热量摄入，以避免体重增加。这不仅仅意味着你需要选择特定的食物种类或特定的饮食方式，还意味着你需要学习如何避免暴饮暴食——我称之为防御性饮食。下面的一些建议，可以帮助你成为一个防御性饮食者。

- **练习在吃饱之前停下来。** 认识到我们是当下追求"过度"的文化的受害者。

- **要有选择性地吃。** 不要仅仅因为食物摆在你面前就吃。

- **外出就餐时选择小份的食物。** 餐馆里的食物份量往往过大，通常一顿饭就能提供你一整天所需的热量。所以，考虑和他人分享一道主菜，或者点两份开胃菜来代替主菜。

- **吃东西的时候要放慢速度并关注你的食物。** 当你狼吞虎咽的时候，你成功地忽视了消化系统产生的复杂的"我饱了"的信号。放慢进食速度可以让你的胃和肠道有时间将这些信息发送给大脑，让大脑做出反应。

- **当心甜品。** 一份原味奶酪蛋糕含有 700 多千卡的热量和令人难以置信的 29 克饱和脂肪，这约占普通人每天应该摄入的热量的一半。还有一种更高热量的选择：一份胡萝卜蛋糕的热量（1550 千卡）是原味芝士蛋糕的 2 倍，二者含的饱和脂肪一样多。许多人在餐后想点一份丰盛的甜品，如果你也是这样，和你的同伴一起分享吧。然而，更好的两种方案是正餐 + 一份水果，或者正餐 + "三喜"（一点儿坚果、一些水果和一口黑巧克力）。

- **在每日饮食中选择低热量的食物来进行搭配，以证明你真正在意身体健康。** 我们不必用含有过多热量的食物表达对家人和朋友的爱。

- **"破坏"你的食欲。** 餐前吃点儿零食、开胃菜或者黑巧克力。记住那句话："它会影响你的食欲！"小时候，每当你在傍晚问妈妈要一块饼干或一些爆米花时，她经常会这么说。（当然）她是对的。但你可以利用这一点来控制你的食量，一定会产生良好的效果。

- **尽量减少诱惑。**当巧克力、饼干、薯片、冰激凌或其他好吃的零食放在架子上或冰箱里时，很多人都很难做到忽视它们。正所谓"眼不见，心不烦"，所以把高热量的零食拒之门外，你的自制力会更好。你可以随时准备一些低热量的食物，比如苹果、胡萝卜或全麦饼干，以备不时之需。

- **保持警惕。**食品生产商就是想利用你的弱点来摧毁你对食物的防御，所以你要聪明地避开他们的陷阱。

- **饮食简单化。**一项动物试验研究表明，吃鼠粮的老鼠比吃混合食物的老鼠体重轻，同理，吃猴粮的猴子也比吃混合食物的猴子体重轻。对人类来说可能也是如此。回想一下你吃自助餐时的情景，你的餐盘里堆满了比平时多得多的食物。毫无疑问，我们的饮食需要多样化，不同的食物可以提供不同的营养素，而这些营养素对健康至关重要。然而，把饮食简单化可能是一种更好的饮食法。如果你的某一餐只是鸡肉和蔬菜，那么你可能会比一餐有好几道诱人的菜肴时吃得少。当然，这种饮食简单化策略与市场趋势背道而驰，现在食品行业提供的食物种类越来越多，也越来越诱人。但这种饮食简单化策略可能有助于扭转你腰围不断增加的趋势。

- **小心液体热量。**含糖饮料和鲜榨果汁可能是你每日无形的、额外的一大热量来源，但这些其实你可以轻易地从饮食中去掉。早上喝一小杯果汁的确对你有好处，它能让你以一种清新的方式开启新的一天，并为你提供一些维生素和矿物质。但是，如果一整天都喝果汁就会摄入许多额外的热量。记住，两三个橙子才和一杯橙汁的热量一样多。含糖饮料就更糟了，因为它只给你提供热量，除此之外，不具备任何营养价值。

- **参加以健康烹饪和健康饮食为目的的社交活动。**你的社交生活会影响你吃什么和吃多少。邀请朋友一起准备一顿健康的晚餐（聚会时本书可能会给你们一些灵感），或者加入一个健康饮食团体。

控制体重并非不可能，也不一定意味着被剥夺幸福感或每天重复单调的食物。只要有意识地努力和发挥创造力，大多数人都可以靠可口又营养的饮食和锻炼来实现长期控制体重的目的。

流行饮食法中的瘦子

传说，亚瑟王和他的圆桌骑士们一心寻找圣杯，但无果而终。今天，数以百万计的人在寻找一种能帮助他们减肥或保持健康的食物组合，但像亚瑟王一样，大多数人也都徒劳无功。他们被相互竞争的饮食书和相互矛盾的营养学新闻所误导。他们试着节食几周，然后就停止了，可能这几周的尝试没有效果让他们感到沮丧，所以最终他们还是超重。

人们对靠控制饮食减肥的方法感到失望，这一点不足为奇。部分原因在于，人们都抱着某一饮食法适合每个人的想法，或者对朋友有效的饮食法也对自己有效的想法。这些想法就像圣杯一样神秘。但实际上，基因、家庭、朋友、环境和其他许多因素都会影响一个人的饮食——饮食目的、饮食内容和饮食量。而且最大的问题是，任何人都可以做饭，但不需要知道医学、营养学，甚至生理学方面的知识，所需要的只是一个饮食概念，并大胆地推销它。

一些流行的饮食法的最终失败都得归咎于它们的设计缺陷。还记得白菜汤饮食法吗？它声称你喝的白菜汤越多，减肥效果越好。那么，严格的斯卡斯代尔饮食法呢？这种饮食法提倡人们食用规定量的水果、蔬菜和大部分瘦肉（蛋白质的来源）将每日摄入的热量控制在1000千卡左右，从而确保每天能减轻450克的体重。除此之外，荒谬的饮食法还有：好莱坞

48小时奇迹饮食法、葡萄柚饮食法、赛百味饮食法、俄罗斯空军饮食法、苹果醋饮食法，以及一大堆吸引眼球的名人饮食法等。

事实上，只要能帮助你在短时间内减少摄入的热量的饮食法都是有效的。你可以通过以下两种基本方法来减少摄入的热量。

- 吃"好"食物（比如葡萄柚），避免吃"坏"食物（比如低脂或不含碳水化合物的食物）。

- 改变你对食物的感觉和饮食行为。

大多数严格的减肥方法从一开始就种下了失败的种子，并且这颗种子已经萌芽。因为吃得太少而产生的饥饿感会让你对那些普通食物、你曾经非常喜欢的食物或你已经完全放弃的食物产生强烈的渴望，从而导致"欺骗性减肥"行为。这会引发挫败感，让你产生绝望的情绪。坚持节食所需要的努力和热情会受到破坏。

减肥只是保持身体健康的一个方面。确实，你可以给自己创造一种减肥饮食法，但它即便可以让你减肥，也不一定有利于身心健康。从长远来看，这样的饮食法难以持续下去，对你也没有好处。你真正需要的是能坚持多年的饮食法。它应该对你的心脏、骨骼、大脑、结肠和心理都有好处，就像它对你的腰围有好处一样。它的特点应该是选择多，限制少，"特殊"食物少。这样的饮食法正是我在本书中所推荐的。

如何用这个标准来衡量当前的饮食法？让我们看看几种流行的饮食法。

低脂饮食法

低脂饮食法的主要观点是：脂肪使你发胖且对心脏有害。但这是不准确的。

最著名的低脂饮食法之一是迪安·奥尼什博士的多吃减肥法。"多吃"的理念基于这样一个科学事实：即1克脂肪能提供9千卡热量，而1克碳水化合物能提供4千卡热量。所以，如果你把饮食从高脂饮食转变为高碳水饮食，那么多吃含有碳水化合物的食物，尤其是水果和蔬菜并不会让你摄入更多热量。

奥尼什博士对48名患有心脏病的男性和女性进行的一项小型研究推动了奥尼什计划的实施。[24]但研究表明，低脂素食和全谷物饮食、运动、压力管理，都能避免心血管变窄。所以，心血管狭窄问题的改善可能来自低脂饮食，也可能来自其他改变。

记住，执行奥尼什计划就意味着要放弃精制谷物食品而选择全谷物食品，也意味着必须坚持运动。吃富含碳水化合物的食物而不运动，会引起甘油三酯水平升高，有保护性的高密度脂蛋白胆固醇水平降低，而这两种结果都对心脏不好。减轻压力也是该计划的目的之一。

毫无疑问，低脂饮食法至少在短期内是有助于减肥的。但若想长期坚持这样的饮食法，就必须有一定的毅力，这是为什么呢？因为与其他饮食法相比，低脂饮食法推荐的食物往往没有那么可口，而且对所吃食物也有严格要求，尤其是在外就餐时。进行低脂饮食还会让你常常感到饥饿，这就是为什么实行低脂饮食法期间，人们通常需要吃膳食纤维含量高的食物和餐间零食来增加饱腹感。

以前许多专家认为所有的脂肪都对心脏有害，从而出现了低脂饮食对心脏有益的说法。但现在这种观点已经被纠正了，因为专家发现不饱和脂肪能改善胆固醇水平，降低血压，并降低出现致命性心律失常的风险。

小结：有些人通过采用低脂饮食法来减重并保持体重，有些人减肥成功后又反弹，或者根本不减重。一般来说，大多数人长期采用低脂饮食法比采用高脂饮食法效果更差（见第46页"低碳水饮食法可能有帮助"）。[25]要长时间坚持低脂饮食法是很困难的，因为脂肪可以使食物口感变好，而低脂食物口感没有高脂食物的好。如果你决定采用低脂饮食法，那么请多选择全谷物食品、水果、蔬菜、豆类和其他缓释型碳水化合物食物。

低碳水饮食法

20世纪90年代，碳水化合物开始取代脂肪，成为饮食中的一大"恶魔"。多亏了罗伯特·阿特金斯博士（阿特金斯博士所倡导的"饮食革命"）和阿瑟·阿格斯顿博士（南海滩饮食法），数百万美国人为了减肥而放弃了面包、意大利面、白米饭和其他未提及的富含碳水化合物的食物。最近出版的《无麦麸饮食法》（由威廉·戴维斯博士等人撰写）、《谷物大脑》（由大卫·珀尔马特博士撰写）和《杜坎饮食法》（由皮埃尔·杜坎博士撰写）都强烈支持无碳水饮食。

在帮助人们减肥方面，低碳水饮食法往往比低脂饮食法效果更好，但主要问题是用什么来代替富含碳水化合物的食物。许多人会选择牛肉饼、牛排和香肠这些含有大量饱和脂肪的食物，但这样做会消除因减少碳水化合物摄入所获得的好处。而更好的选择应该是高蛋白和高脂肪的植物性食物（如豆类、坚果和植物油），鱼和禽肉也可以。

不吃全谷物食品、水果和蔬菜会导致膳食纤维、健康脂肪、维生素和矿物质的摄入不足，而这些营养素都是人体保持健康所必需的。在护士健康研究中，饮食以低碳水、高蛋白、高脂食物为主的女性罹患心脏病和糖尿病的风险最低。因此，你如果计划尝试用低碳水饮食法来控制体重，最好记住这一点。[26]

小结：对于某些人，低碳水饮食法比低脂饮食法有效，前者可以帮助他们更快地减轻体重，并长时间维持健康的体重。实行低碳水饮食法可能花费较大，实行阿特金斯饮食法和南海滩饮食法会使你的饮食开销几乎翻一番。但以植物蛋白质和脂肪为主的低碳水饮食法可能花费就比较合理。

"正确"的碳水化合物饮食法

《葡萄糖革命》《无麦麸饮食法》和《糖克星!》等书提倡的低碳水饮

食法都建议摄入"正确"的碳水化合物而避免"有害"的碳水化合物，但并不完全禁止摄入碳水化合物。这意味着要多吃水果、蔬菜和全谷物食品（在《无麦麸饮食法》一书中强调不吃小麦），减少食用精制糖（白糖、高果糖玉米糖浆、蜂蜜、糖蜜等）和精制谷物食品。

"正确"的碳水化合物饮食法的实行在很大程度上依赖于食物血糖指数和血糖负荷（见第125～126页）。这些指标可以衡量一种食物造成的血糖和胰岛素水平升高的程度。"正确"的碳水化合物饮食法提倡人们吃使血糖和胰岛素水平缓慢上升的食物，这些食物包括全谷物食品、豆类、蔬菜和水果。从理论上讲，低血糖指数的食物会使血糖小幅而稳定地升高，从而避免人们产生饥饿感；而高血糖指数的食物会导致血糖快速、大幅升高，但又快速回落，这会导致人们很快就产生饥饿感。目前，虽然还没有足够可靠的研究来证实"正确"的碳水化合物饮食法对控制体重的有效性，但一个为期6个月的试验表明，低血糖指数的食物对减肥有一定的效果。[27]如果进行一项为期2年的、专门研究低碳水饮食法对体重影响的试验，得到的信息将非常有用。

小结："正确"的碳水化合物饮食法倡导人们多食用水果、蔬菜和全谷物食品来保持健康。富含碳水化合物的饮食会影响血糖指数，这会导致你非常难选择食物。同样，完全禁止食用含精制糖的食物的饮食法也会使节食减肥和健康饮食变复杂。但减少食用富含碳水化合物的食物和含糖食物当然还是有意义的。

传统的地中海式饮食对血糖的影响相对较小，因为它包含了大量水果和蔬菜，同时也含有大量健康脂肪，而含有较少的人体易消化的碳水化合物。这样的饮食也符合"哈佛健康饮食金字塔"和"哈佛健康饮食餐盘"的推荐，它在控制体重方面的好处可能来自多种因素，包括低血糖指数食物提供的益处。

完美的比例和正确的组合

有几种流行的饮食法都是基于这样的观念：特定比例的营养素或食物组合对减肥至关重要。

例如，区间饮食法指出，每一顿正餐和加餐中的碳水化合物、蛋白质和脂肪达到平衡会使得人体内的激素也平衡，而这有利于减轻体重、保持精力旺盛，还带来其他健康益处。你可以通过碳水化合物占40%、脂肪占30%、蛋白质占30%这样的食物配比来执行区间饮食法。这可能是一种健康的饮食法，但也可能不是，具体还要取决于碳水化合物、蛋白质和脂肪的来源。更重要的是，几乎没有证据表明这种严格的饮食法对减肥有帮助。采用这种饮食法将让你很难和没有减肥计划的家庭成员一起吃饭或外出就餐。但如果你是一个有原则的人，那么区间饮食法可能适合你。

血型饮食法提倡的是一种奇怪的，甚至更不科学的做法：根据血型确定你应该吃什么（没有考虑你应该如何锻炼，你需要补充什么，以及你是什么样的性格）。根据这种饮食法，O型血的人需要进行高蛋白、去除小麦和添加豆类的低碳水饮食；而A型血的人同样需要进行高蛋白、低碳水饮食，区别是他们需要食用大量鱼和豆类，但不食用红肉、乳制品和小麦。采用血型饮食法意味着你要记住很多详细的信息，包括适合和不适合你血型的食物。但其实这种饮食法不是一种均衡的饮食法，不能为你提供身体所需的营养，你可以从所需服用的一长串补充剂清单中看出这一点。而且，这种饮食法局限性很大：因为大多数家庭的成员们不止一种血型，这意味要为不同的家庭成员准备不同的饭菜。

小结：食物的精确比例或特定组合可能有助于你减肥。几乎可以肯定的是，任何饮食法的成功都是因为你被要求专注于自己所吃的东西，且每天少吃一点儿，而不是因为研发人员发现了什么营养学或生理学上的秘密。但是，有关这些饮食法对健康的长期影响尚未得到研究。

什么是能量密度？

还有一类减肥饮食法是从食物的能量密度入手，即关注每一份食物所含的热量（见第49页"能量密度不是一个可靠的指标"）。体积-重量控制计划试图控制人的饱腹感，倡导人们通过食用那些可以填饱肚子而热量不太高的食物来向大脑传达身体已经获得足够多的食物的信号。它推荐的往往是富含水分的食物，如水果、蔬菜、低脂牛奶、煮熟的谷物、红肉、禽肉和鱼。汤、炖菜、砂锅菜、蔬菜意大利面和用水果制作的甜品是它推荐食用的菜肴，而高脂食物（如薯片）和高能量密度食物（如椒盐卷饼、饼干和无脂肪饼干）则是它不推荐的。

小结：吃能让你有饱腹感而热量不太高的食物可能有助于减肥，但就像其他大多数饮食法一样，这种饮食法限制了你的选择范围，以确保你每天摄入更少的热量。尽管体积-重量控制计划的想法很有吸引力，并且推荐的许多食物都有利于健康，但它过于简单了。例如，一罐可口可乐的能量密度很低，但它却提供了大量热量，且无法填饱肚子或缓解饥饿感。白面包是由经过精加工的小麦制成的，因而损失了许多维生素、矿物质和膳食纤维，能量密度很低；而膳食纤维含量高的薄脆饼干的能量密度很高。能量密度的概念并没有考虑到食物被消化和吸收的速度。

像旧石器时代的人那样吃东西

旧石器时代饮食法是一种相对较新的饮食法。它鼓励你像旧石器时代的祖先那样吃东西，旧石器时代之后数千年才出现了农业。遵循旧石器时代饮食法意味着吃任何早期人类可能发现或猎杀的食物，包括蔬菜、水果、坚果和种子、肉（包括禽肉和鱼肉），远离加工过的谷物、牛奶、精制糖、加工食品、油和盐等。但这只是朝着健康饮食的正确方向迈出的第一步。

然而，像猎人那样的古老饮食方法建议你吃大量红肉，这么做对你的长期健康或地球的健康也没有好处。如果每个人都尝试这样的饮食法，那么地球上的70多亿居民大部分都会挨饿——因为生产肉类需要太多的土地和能源，目前的肉类生产规模甚至不可能养活10亿采用旧石器时代饮食法的地球人。

一种以植物性食物为基础的采集者饮食法，倡导你吃处于食物链底层的食物，即吃大量水果、蔬菜、全谷物食品、坚果和种子等，这样的饮食远远好于一般美国居民的饮食。我最近与放射科医生S.博伊德·伊顿一起参加了一场专题讨论会，他曾在《新英格兰医学杂志》上发表了一篇名为《旧石器时代的营养——对其本质和当前影响的思考》的论文，提出了旧石器时代饮食的概念。[28]他说，基于植物性食物而非肉类的原始饮食的概念是对其的一种完美改编。

改变饮食行为

一些减肥方法不仅关注你吃什么，还关注你怎么吃、为什么吃和什么时候吃。人们的注意力并不是完全放错了地方。因为有些人用食物来安慰自己，他们暴饮暴食是因为他们感到悲伤、孤独、无助、紧张、无聊、沮丧或出于其他原因。打破与食物的不健康关系可以帮助这些人减肥。

小结：毫无疑问，饮食与习惯、行为、人际交往之间的关系会影响人们减肥。有些人可以认识到这些问题并从与这些问题相关的咨询中获益。但并非所有超重的人都有不良的习惯或人际关系。事实上，一个人无论是否超重，都需要注意自己吃什么、吃多少，还要经常锻炼。

支持饮食法的证据

尽管大量未经验证的饮食法都大行其道，但在过去的15年中，我们确实学习了不少控制体重的有效方法。关于减肥饮食法，有两件事是可以肯定的。

- 几乎任何类型的饮食法都能在一段时间内奏效。

- 没有一种饮食法适合所有人。

如前所述，没有法律规定公开宣传某种饮食法前必须先对其进行评估，所以任何人都可以编造并宣传一种饮食法。一些减肥计划的推动者把他们的饮食法用在自己、家人和朋友身上，那些减肥成功的人的故事就成了书中大肆宣传的成功案例。但在大多数情况下，节食的人中有多少人能坚持下去，或者有多少人能减肥成功并一直保持下去，没有一个可靠的统计数据。

关于减肥饮食法的一个重要证据来自美国国家体重控制登记处。这是一个由1万多名男女组成的机构，他们每人平均减重14千克，并且将这一成果至少保持了一年。

他们减肥成功的秘诀是什么呢？事实上没有秘诀。[29]一项对注册者的早期调查显示了如下信息。

- 45%的人说他们是靠自己减肥的；其他人则是依靠某些特定机构来减肥的。有趣的是，这与那些戒烟者的经历相似，即大多数人是靠自己戒烟的，可能是因为他们持续获得了大量有关吸烟有害的信息。

- 98%的人以某种方式，通常是通过改变他们的饮食，减少了每日摄入的热量。

- 94%的人坚持每日锻炼，通常选择散步。

该登记处传达的主要信息是，一个人减肥成功在很大程度上是"用你自己的方式"努力的结果。

《消费者报告》曾调查过3.2万名减肥者，调查结果与上述调查结果基本一致。近1/4的被调查者至少减掉了初始体重的10%并且将这一成果保持了一年。大多数人将他们的成功归因于少吃多锻炼。[30]绝大多数人都是靠自己减肥的，没有求助于减肥机构的计划或减肥药。有趣的是，《消费者报告》的调查显示，成功的减肥者选择的是低碳水高蛋白饮食，而非低脂饮食。

美国国家体重控制登记处注册者的调查和《消费者报告》的调查的共同之处是，都关注人们每日热量消耗和运动情况。换句话说，成功的减肥者学会控制热量的摄入和消耗来实现减肥或保持体重。

另一个关于减肥饮食法的科学证据来自随机试验，如直接对照试验（见第51页的饮食干预随机试验）。正如我之前提到过的，随机试验的结果是医学研究的黄金标准。这些试验表明，采用低碳水饮食法或地中海式饮食法的人往往比采用低脂饮食法的人减肥的速度更快。有趣的是，尽管一些大量摄入肉和高脂乳制品的低碳水饮食者的低密度脂蛋白胆固醇水平有所升高，但与低脂饮食者相比，低碳水饮食者甘油三酯水平降低的幅度更大，有保护性的高密度脂蛋白胆固醇的水平有所上升。从体重、胆固醇和其他代谢变量的角度来看，采用地中海式饮食法减肥的长期效果最好。

为了了解低脂饮食和高脂饮食的影响，我和我的几位同事评估了53项随机临床试验，这些试验将低脂饮食和高脂饮食的影响至少进行了一年的对比。我们发现，高脂低碳水饮食比低脂饮食更有助于人们减肥。[31]

但在这些试验数据的背后，人们对不同的饮食法有不同的反应。对某些人来说，低碳水饮食法的减肥效果很好。但对另一些人来说，低脂饮食法是可行的。这里有一个重要的方法：在自己身上试验。如果你实行自己制订的饮食法几个月还没有效果，那么它可能不适合你，不适合你的情况。不要因为"对每个人都有效"的饮食法对你没有用就气馁或自责，你可以换一种饮食法进行尝试。事实上，如果你吃的食物能为你的身体提供健康的脂肪、碳水化合物和蛋白质，就像"哈佛健康饮食金字塔"和"哈佛健康饮食餐盘"所推荐的食物那样，就对你的身体有好处。

建立自己的饮食模式

与其遵循别人提供的减肥饮食法，不如创建适合自己的饮食法。地中海式饮食法是对长期控制体重和整体健康都有效的饮食法。借助本书提供的信息，你可以将地中海式饮食作为基础，去除其中一部分食物，添加一些其他饮食文化推崇的食物，以及合你口味的食物。

良好的饮食法应该能为你提供多样的饮食选择且限制较少，不应该只是一长串昂贵的特殊食物和补充剂。它对你的心脏、骨骼、大脑和结肠的好处应该和对你腰围的好处一样多，并且它应该能够让你坚持下去。

本书介绍的健康饮食原则可以为你制订适合自己的饮食计划打下基础。它们虽然不能让你快速实现减重目标，但是能为你提供更好的东西：一生的美味享受和健康。它们对你的身体和生活都有好处，而不仅仅只是对你减重有帮助。

/ 第五章 /

畅谈脂肪

所有物质都是毒药；没有什么不是毒药。毒物和药物的区别在于剂量是否适当。

——帕拉塞尔苏斯

几十年来，"脂肪是有害的"这一错误观点在美国人的饮食观念中一直占据主导地位，并且很少有公共健康信息能像它一样具有强大的影响力和持久性。从20世纪70年代开始，脂肪就成为饮食界的头号公敌，人们担心摄入脂肪会导致疾病甚至死亡。

但美国人并没有因放弃脂肪而更健康，事实上，在很多方面都更糟糕了。令人震惊的是，有2/3的美国成年人超重，其中超过一半的人被归为肥胖。[1]与此同时，糖尿病患者的数量也大大增加了。减少脂肪摄入并没有明显降低心脏病和与肥胖相关的癌症的发病率。

到底哪里出错了？实际上，减少膳食脂肪摄入忽略了一个问题，那就是你的身体需要脂肪。而且，某些类型的脂肪对你来说是必不可少的，因此必须在饮食中加入它们，比如在橄榄油、芥花籽油、大豆油和玉米油等植物油以及鱼中发现的健康的不饱和脂肪，将其从饮食中剔除是不明智的做法。真正有害的是反式脂肪和饱和脂肪。植物油部分氢化产生的反式脂肪不应该成为任何人饮食的一部分。来自红肉、乳制品和热带植物的油的饱和脂肪最好在合理、可能的情况下用不饱和脂肪代替。

速览：让脂肪发挥作用

你的身体依靠脂肪来维持一系列功能，脂肪是细胞的主要能量来源，构成身体的脂肪组织。这些组织可以储存能量、保护重要器官，并起到隔热保温的作用。许多人认为胆固醇是一种脂肪，但事实并非如此。因为它主要是由碳原子和氢原子构成的环，而不是简单的链。人体不会分解胆固醇来获得能量，而是利用胆固醇来构成细胞膜和神经纤维的髓鞘。同时，胆固醇也是人体产生维生素 D 和许多激素的基础物质。

在探讨脂肪对健康的影响之前，让我们先来看看这种食物中的重要成分有哪些类型。

脂肪类型

从化学角度来说，脂肪酸（大部分人称之为脂肪）家族是脂类大家族的一部分。脂肪酸家族的所有成员都由碳原子链和氢原子结合而成，可能还有少量氧原子，但没有氮、铁或其他元素。不同脂肪酸的区别在于碳原子的数量、碳原子之间的连接方式以及碳链的几何形状。

我们饮食中几乎所有的脂肪酸都是甘油三酯：三个脂肪酸分子通过一

种叫作甘油的"黏合剂"黏合在一起。脂肪酸主要有四类：饱和脂肪酸、单不饱和脂肪酸、多不饱和脂肪酸和反式脂肪酸。本书中，我将脂肪酸简称为脂肪，这就是它在食品包装上的名称。

脂肪类型

类型	重要来源	常温状态	对胆固醇水平的影响（与碳水化合物相比）
单不饱和脂肪	橄榄；橄榄油、芥花籽油、花生油；腰果、杏仁、花生和大多数其他坚果；花生酱；牛油果	液态	降低低密度脂蛋白水平；提高高密度脂蛋白水平
多不饱和脂肪	玉米油、大豆油、红花籽油和棉籽油；脂质鱼	液态	降低低密度脂蛋白水平；提高高密度脂蛋白水平
饱和脂肪	全脂牛奶、黄油、奶酪和冰激凌；红肉；巧克力；椰子、椰奶和椰子油	固态	同时提高低密度脂蛋白和高密度脂蛋白水平
反式脂肪	大多数人造黄油；蔬菜起酥油；部分氢化植物油；油炸食品；大多数市售的烘焙食品	固态或半固态	提高低密度脂蛋白水平

与单不饱和脂肪或多不饱和脂肪相比，反式脂肪更容易提高低密度脂蛋白和甘油三酯的水平，降低高密度脂蛋白水平。

血液中的脂肪和胆固醇

脂肪从你的消化系统到达需要它们的细胞，必须经过你的血液。这并不像听起来那么简单。就像油和水一样，脂肪和血液无法混合。如果你的肠道或肝脏直接将消化后的脂肪"倾倒"入你的血液，它们就会凝结成小球，无法被利用。实际上，脂肪会被包装成覆盖着蛋白质的颗粒，这些颗粒很容易与血液混合并随血液流动。这些微小的颗粒被称为脂蛋白（脂质和蛋白质结合而成的物质）。在包装过程中，机体会添加一些胆固醇，帮助这些颗粒稳定，以便将脂肪输送至细胞。

就像交通高峰时段的道路，你的血管中有各种大小和形状的运输脂肪的颗粒。人们通常会根据脂肪和蛋白质的含量对脂蛋白进行分类。脂肪含量低、蛋白质含量高的脂蛋白密度更大；脂肪含量高、蛋白质含量低的脂蛋白更蓬松且密度更小。蛋白质能帮助脂肪在血液里输送并且还是定点输送。脂蛋白颗粒外层的蛋白质就像地址标签一样，帮助机体将含有脂肪的颗粒运送至特定目的地。一旦脂蛋白颗粒到达那里，细胞就将脂肪和胆固醇从颗粒中提取出来，转化为能量或用来构建组织。

胆固醇检查

当你做胆固醇检查时，你通常会得到几项检查结果。"总胆固醇"提示你的血液里有多少低密度脂蛋白、高密度脂蛋白和其他脂蛋白。理想的总胆固醇水平是每分升（0.1升）200毫克以下。高胆固醇的临界范围为总胆固醇水平每分升200～239毫克，如果胆固醇水平高了，那就是每分升240毫克或以上了。

因为总胆固醇水平是好和坏的综合体，所以它并不能说明你的血液、动脉和其他组织中发生了什么变化。这就是为什么许多医生还要检查低密度脂蛋白和高密度脂蛋白水平。低密度脂蛋白水平越低越好，低于每分升130毫克被认为是健康的；每分升130~159毫克的水平就被视为临界范围了；每分升160毫克或以上就偏高了。高密度脂蛋白的情况正好相反，高密度脂蛋白每分升超过35毫克被认为是健康的，越高越好。

甘油三酯在心脏病发展中所起的确切作用一直是有争议的。但最近的研究表明，甘油三酯水平越高，患心脏病的概率越大。正常的甘油三酯水平低于每分升150毫克，临界范围为每分升150~199毫克，每分升200毫克或以上就高了。

在20世纪中期以前，人们一直认为脂肪在人体内充当的主要角色是细胞的燃料。我们现在知道，脂肪还有其他许多重要的作用。脂肪提供了构成细胞膜的原材料，而细胞膜相当于细胞薄而坚固的"皮肤"，可控制物质的进入和排出。脂肪构成了包围和保护神经的髓鞘。机体产生激素、防止血液凝集和肌肉收缩所需的化学物质的合成都需要脂肪。

机体中的大部分脂肪都可以由膳食中的脂肪转化而得。如果机体需要较多的单不饱和脂肪来实现特定功能，它可以由饱和脂肪或碳水化合物转化而来。然而，有些脂肪机体是不能合成的，它们被称为**必需脂肪**，必须直接来自食物。

以下是对食物中的脂肪及其对人体影响的简要概述。

- **饱和脂肪**。"饱和"一词是指碳链中的碳原子能容纳最大数量的氢原子。只有每个碳原子都以单键与相邻的碳原子连接时才会出现这种情况。饱和脂肪的结构看起来像直链。

  自然界中存在着大约24种不同的饱和脂肪。它们在肉类和动物油、牛奶和乳制品以及一些植物油（如棕榈油和椰子油）中含量丰富。在室温下，饱和脂肪是固体而不是液体，你可能已经注意到，煎培根或汉堡包肉饼时出的油在锅中变凉后会凝固。

当谈到饱和脂肪对胆固醇和动脉粥样硬化的影响时，饱和脂肪对身体有害。黄油和其他乳制品中的饱和脂肪使有害的低密度脂蛋白胆固醇水平升高。牛肉中的饱和脂肪不会使低密度脂蛋白胆固醇水平升高，巧克力和可可脂中的饱和脂肪的影响更小。椰子油中的脂肪可进一步增强高密度脂蛋白胆固醇的保护作用。这样一来，这种来源的脂肪就更宝贵了，人们经常称之为有益于心脏、皮肤等的神奇食物。即便椰子油会使高密度脂蛋白水平升高，但是这并不能抵消其使低密度脂蛋白胆固醇水平升高的作用。

速览：胆固醇类型和心脏

胆固醇以一种叫作脂蛋白的微小颗粒的形式在血液中流动。低密度脂蛋白、高密度脂蛋白和极低密度脂蛋白这 3 种主要类型的脂蛋白对心脏健康的影响最大。

低密度脂蛋白通常被称为"坏"胆固醇。当血液循环中的低密度脂蛋白颗粒过多时，它们会在动脉壁内积聚。动脉变窄使血液在血管中流动变得困难就是动脉粥样硬化。动脉壁内富含胆固醇的堆积物被称为斑块，易使人患心脏病和脑卒中。

相反，高密度脂蛋白通常被称为"好"胆固醇。这些颗粒从血液、血管内壁、低密度脂蛋白和极低密度脂蛋白以及其他地方吸收胆固醇。它们把胆固醇运送到肝脏进行处理。高密度脂蛋白还有助于肝脏循环利用其他的脂蛋白。

饮食以及血液循环中的脂肪大部分都是甘油三酯，它们对身体健康至关重要，因为你的身体组织需要它们提供能量。但是，就像胆固醇一样，血液循环中的甘油三酯过多可能对动脉和心脏都有害。

- **单不饱和脂肪**。在碳链上的某一点，两个碳原子以双键连接。这种看似微小的结构变化导致了三个关键的差异：碳链上氢原子的数目减少了两个；分子的结构从直链变为弯曲的棒状；脂肪在室温下变成液态。单不饱和脂肪是植物油，包括橄榄油、花生油和芥花籽油中的主要脂肪。牛油果和大多数坚果也是这种健康脂肪的良好来源。用单不饱和脂肪代替饮食中的碳水化合物或饱和脂肪，可以降低有害的低密度脂蛋白水平。

- **多不饱和脂肪**。含有两个或两个以上双键的脂肪是多不饱和脂肪。与具有相同碳原子数的单不饱和脂肪相比，多不饱和脂肪的氢原子更少。如果放大数千倍看，多不饱和脂肪的结构看起来就像是有两个或更多弯的棍子。多不饱和脂肪在室温下也是液态的。多不饱和脂肪可分为 omega-3（ω-3）脂肪和 omega-6（ω-6）脂肪两种。omega 表示末端，数字表示第一个双键是在链末端的第三和第四个碳原子之间，还是在第六和第七个碳原子之间。每种类型的脂肪在体内的作用都不同。机体自身无法合成多不饱和脂肪，所以我们需要从植物油（如玉米油和大豆油）、种子、全谷物食品和脂质鱼（如沙丁鱼、三文鱼和金枪鱼）中获取这些必需脂肪。与单不饱和脂肪的情况一样，用多不饱和脂肪来代替碳水化合物或饱和脂肪可减少有害的低密度脂蛋白的水平。多不饱和脂肪是细胞生长、大脑功能和免疫系统的正常运作所必需的，并且还有助于心脏保持稳定的节律。

- **反式脂肪**。一百多年前，食品化学家发现，他们可以在氢气和精细研磨的镍的帮助下加热多不饱和植物油，从而使其凝固。在这个被称为部分氢化的过程中，氢原子会吸附在一些双键碳原子上，把它们变成单键。同时，剩下的碳原子两两组合，重新组合成一个新键，赋予了脂肪新的化学和物理性质。

为什么人要做这么费劲的事呢？事实证明，固态油比液态油更容易运输和储存。在制作烘焙食品时，可以用部分氢化植物油代替黄油或猪油。经过较低程度氢化的油仍然是液态的，但不会像未经处理的植物油那样迅速变质。如果植物油没有经过氢化，我们就不会有人造黄油或起酥油（如植物性白油），心脏病的发病率也会随之降低，每年死于这种疾病的人数也会减少数千人。

ω-3脂肪——有特殊的益处

在我们的饮食中有一种多不饱和脂肪，虽然它占脂肪的比例很小，但仍然值得我们特别关注，这就是ω-3脂肪（也被称为n-3脂肪）。尽管它是人体的必需脂肪，也就是说人体需要它维持正常功能，但不能合成它，必须从食物中获得。我们的饮食中有3种主要的ω-3脂肪，因为它们的全称很复杂，这里我就直接使用它们的缩写：ALA（α-亚麻酸）、EPA（二十碳五烯酸）和DHA（二十二碳六烯酸）。

作为多不饱和脂肪，ω-3脂肪有2个或2个以上的由超强双键连接的碳原子。它的第一个双键位于碳链的第三个碳原子的末端。具有18个碳原子的ALA也被称为中链ω-3脂肪。EPA含有20个碳原子，DHA含有22个碳原子，所以EPA和DHA又被称为长链ω-3脂肪。

在大多数西方饮食中，ALA是主要的ω-3脂肪。它的来源主要是多种植物油（尤其是大豆油和芥花籽油）、核桃、叶菜和一些动物脂肪（特别是来自草食动物的脂肪）。EPA和DHA主要来自脂质鱼，因此有时被称为海洋ω-3脂肪。人体主要利用ALA来获取能量，因为它可以在人体内转化成EPA和DHA，但EPA和DHA不能反过来转化为ALA。

是什么使得ω-3脂肪如此特别呢？一方面，它是构成人体细胞膜的必要成分，而细胞膜的功能是调节和控制物质进出细胞。例如，DHA是人类大脑中最多的脂肪。[2]另一方面，ω-3脂肪参与合成一些激素，这些由ω-3脂肪参与合成的激素具有调节凝血功能、帮助动脉血管收缩和舒张以及引发和消除炎症反应等多种作用。同样重要的是，有研究表明ω-3脂肪有助于预防或治疗心脏病和脑卒中，它可能有助于减轻红斑狼疮、湿疹、类风湿关节炎等疾病，还能预防痴呆、因黄斑变性导致的视力丧失等其他慢性疾病。

有研究显示，ω-3脂肪能显著降低心血管疾病的死亡率，有助于保持心律稳定，避免心律失常，甚至是致死性心律失常的出现。每年在美国有近30万人因心脏病猝死，由心律失常引起的占很大比例，而其中有一半人并没有心脏病史。

关于ω-6脂肪的困惑

有几本畅销书中的观点是：从玉米油、葵花子油和大豆油等食物中摄入过多的ω-6脂肪对健康有害。那些担忧者声称，ω-6脂肪摄入过多会加重全身的炎症反应，并使患哮喘、心脏病、癌症、自身免疫性疾病、神经退行性变性疾病等的风险升高。但这也仅是一种理论，许多关于ω-6脂肪的研究还没有完全证实这一理论。目前，已经有数十项研究探讨了ω-6脂肪对炎症反应的影响。值得注意的是，没有研究显示ω-6脂肪会加重慢性炎症反应，相反，有一半的研究还显示ω-6脂肪会减轻慢性炎症反应，这是一件好事。

认为ω-6脂肪对人体健康有害的研究人员关注的是ω-6脂肪和ω-3脂肪之比较低的好处。毫无疑问，大多数美国人可以从更多的ω-3脂肪中获得益处。但也有强有力的证据表明，ω-6脂肪是我们饮食中多不饱和脂肪的主要组成部分，它能降低血液胆固醇水平并降低患心脏病的风险。护士健康研究显示，ω-3脂肪和ω-6脂肪之比与心脏病并没有关系，因为这两种脂肪都是有益的。[3]2016年，我们的研究小组调查了不同类型脂肪的摄入量

各种食物中的 ALA 含量

食物	份量	重量（克）	ALA 含量（克）
亚麻籽油	1 汤匙	13.6	6.91
英国核桃	1 份	28	1.90
芥花籽油	1 汤匙	14	1.30
大豆油	1 汤匙	13.6	0.95
蛋黄酱	1 汤匙	14	0.85
黄油	1 汤匙	14	0.76
人造黄油（原料为普通大豆）	1 汤匙	14	0.49
意大利沙拉酱	1 汤匙	14	0.45
面包涂抹黄油	1 汤匙	14	0.44
涂抹型橄榄油	1 汤匙	14	0.43
牛肉	1 块	170	0.38
球子甘蓝（生）	1 杯	88	0.18
玉米油	1 汤匙	13.6	0.14
软质人造黄油	1 汤匙	14	0.11
杏仁	1 份	28	0.11
羽衣甘蓝（生）	1 杯	67	0.09
橄榄油	1 汤匙	13.5	0.08
榛子仁	1 份	28	0.06
腰果	1 份	28	0.06
红花籽油	1 汤匙	13.6	0.05
全脂牛奶	1 杯	244	0.05
切达干酪	1 份	28	0.05
巧克力	1 条	44	0.04
菠菜（生）	1 杯	30	0.04
花生	1 份	28	微量

资料来源　康纳，W. "ALA 在健康和疾病中的作用"，《美国临床营养学杂志》（1999 年 5 月）：827–28；来自哈佛大学公共卫生学院。

与各种原因导致的死亡之间的关系。研究发现，ω-6脂肪比ω-3脂肪更能降低死亡率。这表明，增加ω-6脂肪的摄入量而非减少ω-3脂肪的摄入量以提高二者之比的做法是可取的。[4]

当然，物极必反，我们并不知道为了保证最佳健康状况，ω-6脂肪和ω-3脂肪的摄入上限是多少。然而我们可以确定的是，如果美国人在现在的日常饮食中减少ω-6脂肪的摄入量，很可能会抵消我们在过去50年中预防心脏病导致的死亡方面所取得的许多成果。

反式脂肪——应特别关注

反式脂肪对我们的危害有多大呢？与饱和脂肪一样，反式脂肪也会提高血液中低密度脂蛋白胆固醇的水平，对我们的健康不利；它尤其会提高小而密集的低密度脂蛋白的水平，导致其对动脉的损害加重。它还会提高甘油三酯和脂蛋白的水平，而这两种不健康的趋势都与心脏病有关。它会降低具有保护作用的高密度脂蛋白胆固醇的水平，而饱和脂肪不会这样。它会加速血管内血栓的形成，从而引发心脏病和脑卒中。它会引发炎症，使得免疫系统过度活跃，在心脏病、糖尿病和其他导致残疾和死亡的疾病发展过程中起着关键作用。它还会促进胰岛素抵抗，这是患糖尿病及其并发症的前兆。

21世纪，美国人反式脂肪摄入量的增加情况与心脏病患者的增加情况相吻合。在护士健康研究中，每天摄入反式脂肪最多（约7克或占每日总热量的3%）的女性比那些摄入反式脂肪最少的女性（约占每日总热量1%）在14年间患心脏病的可能性大50%以上。[5]随着反式脂肪摄入量的增加，她们患糖尿病的风险也在稳步升高。[6]反式脂肪的摄入量也与患胆结石和痴呆的风险有关。

在很长一段时间里，反式脂肪"隐身"了，因为食品制造商不会在食品包装上列出它们。要知道反式脂肪是否存在于某种食品中的唯一方法，就是仔细检查配料表，看是否有"部分氢化植物油"或"起酥油"，这些都代表含有反式脂肪。但即便如此，你也无法判断食品中到底有多少反式脂肪。

在由伊利诺伊大学名誉教授弗雷德·A.库梅罗、美国公共利益科学中心和哈佛大学营养系的成员发起的一场长期运动之后，美国食品药品监督管理局于2003年裁定，反式脂肪比饱和脂肪的危害更大，并在2006年规定食品包装上必须注明反式脂肪的含量。这让消费者知道哪些食品中含有反式脂肪，也迫使生产商不得不将其从产品中去除。

2015年，美国食品药品监督管理局采取了更严厉的措施，裁定部分氢化油不再是"被普遍认为是安全的"，而是食品中有害反式脂肪的主要来源。[7]当时，美国食品药品监督管理局食品安全和应用营养学中心主任苏珊·梅恩在博客中写道："很显然，能延长食品保质期的东西不能延长人类寿命。"[8]

在2015年美国食品药品监督管理局做出裁定之前，美国的许多城市通过早期的宣传努力普及政府对反式脂肪的禁令，大多数食品中不再含反式脂肪。（不过，美国并不是第一个禁止在食品中使用反式脂肪的国家，丹麦等国家更早就禁止在食品中使用反式脂肪。）

在2015年的裁决中，食品公司被要求在2018年之前停止使用含有反式脂肪的部分氢化油。任何公司想要在2018年后继续使用这些油都必须获得美国食品药品监督管理局的特批，而这不大可能。

我们估计，从我们的食物中去除反式脂肪，每年可以预防7.2万～22万人心脏病发作或死于心脏病。[9]美国公共利益科学中心预测，这将有助于美国每年节省500亿美元的医疗费用。

有些脂肪对你有好处

为什么我们还没有看到降低饮食中的脂肪含量的好处呢？这是有原因的。尽管人们对脂肪嗤之以鼻，并且美国主要健康组织曾经提出了去除饮料

膳食脂肪和身体脂肪

你可能会想：摄入过多的脂肪会让人更胖，脂肪肯定对健康有害。没错，但前提是你在饮食中额外增加了脂肪，而又不减少摄入其他的营养素。请记住，我们的目标不是在饮食中增加更多的脂肪，而是减少有害脂肪的摄入量（不摄入反式脂肪和限制摄入饱和脂肪），同时增加有益脂肪（单不饱和脂肪和多不饱和脂肪）的摄入量，并保持每日摄入的热量恒定。这样做，你的体重就不会增加。

如果你遵循低脂饮食法，体内具有保护作用的高密度脂蛋白水平低、甘油三酯水平高，或者你在控制体重方面有困难，请试着考虑少摄入富含碳水化合物的食物（尤其是经过精加工的食物），并在饮食中增加含有不饱和脂肪的食物。

尽管人们直观地认为吃更多的脂肪肯定会让人更胖，但对于大多数人，几乎没有什么证据可以证实这一点。例如，一项将低脂饮食法和高脂（低碳水）饮食法进行比较的随机试验表明，两者都有助于减重。[10] 平均而言，高脂（低碳水）饮食法的减重效果更好（见第 46 页"低碳水饮食法可能有帮助"）。[11]

美国人饮食中脂肪的平均含量逐渐减少（从 20 世纪 60 年代脂肪提供的热量占饮食总热量的 40% 减少到今天的 33%），随之而来的是美国人的平均体重逐渐增加和肥胖人数急剧增加。

简而言之，饮食中的脂肪并不一定会使你发胖。如果摄入的热量比消耗的多，那么你摄入的热量无论是来自脂肪，还是来自碳水化合物或蛋白质，你的体重都会增加。如果你能保持每天摄入的热量恒定，那么减少饱和脂肪、精制碳水化合物的摄入量，增加不饱和脂肪的摄入量，你的体重就不会增加。

中脂肪的建议，但事实是，有些脂肪对你是有益的，在你的饮食中加入它们很重要。多摄入有益脂肪，远离有害脂肪，是健康营养策略中的重要环节。

膳食脂肪一直被认为是导致心脏病和脑卒中的罪魁祸首，而这两种疾病是全世界的人所面临的主要疾病。但实际上，摄入膳食脂肪并不是导致心脏病的唯一因素。吸烟、超重和肥胖、缺乏运动也是造成心脏病的重要原因。控制好饮食中的脂肪类型是预防心脏病的重要方法。

膳食指南是如何扭曲有关脂肪的事实的？

在人们的传统观念中，饮食和心脏病之间的联系如下：（1）饮食中过多的脂肪会使血液中的胆固醇水平升高。（2）血液中的胆固醇水平过高会增大患心脏病、脑卒中或其他心血管疾病的概率。（3）少摄入脂肪可以降低患心脏病的风险。

但事实并非如此。

上述"饮食-心脏病假说"漏洞很多。一个明显的漏洞是，不同的脂肪对胆固醇水平有不同的影响。更重要的是，除了影响总胆固醇，膳食脂肪还以多种形式对心脏产生影响。膳食脂肪会影响血液中有害的低密度脂蛋白和具有保护作用的高密度脂蛋白的水平，影响血液凝块的形成，影响心脏对不稳定心律的敏感性和血管内壁对压力的反应，可能还影响其他我们尚未发现的诱发心脏病的因素。

遗憾的是，基于过于简单化的"饮食-心脏病假说"制订的公共政策并没有考虑这些可能的多种影响。多年来，我们一直被要求"谨慎"对待脂肪和油脂，并选择低饱和脂肪和低胆固醇的饮食。直到最近，《美国居民膳食指南》才认可了不饱和脂肪对人体的益处。

但这个过于简单的指南没有告诉你摄入不饱和脂肪有助于控制胆固醇和血脂水平，预防动脉粥样硬化；增强心脏功能，预防心律失常。

简单的指导原则并不代表是最好的

早在1957年，美国心脏协会在只有有限的硬数据的情况下，就制订了它的第一版饮食指南。[12]尽管美国心脏协会为了留有余地，用了"可能"这个词，但它的第一个指南是非常有针对性的。指南认为：（1）饮食可能在心脏病的发展中起着重要的作用。（2）饮食中的脂肪含量和总热量可能都很重要。（3）饱和脂肪和不饱和脂肪之比可能是最基本的决定因素，应该多摄入不饱和脂肪，少摄入饱和脂肪。（4）除了脂肪之外，饮食和非饮食方面的许多其他因素可能也很重要。

4年后，美国心脏协会仍然建议人们增加不饱和脂肪的摄入量。

然而，多年来，经过专家小组讨论，美国心脏协会、美国国家胆固醇教育计划专家委员会和其他有影响力的团体认为，美国人不能理解像"好脂肪""坏脂肪"这样的概念。所以，他们采用了更简单的说法"脂肪都是不好的"。

毫无疑问，公众留意到了这一说法。今天，脂肪提供的热量占日常饮食总热量的33%，而在20世纪60年代，占比为40%。如果脂肪提供的热量占比的减少意味着我们摄入的潜在有害的饱和脂肪也在减少，那将是一个好消息，并且还会降低心脏病的发病率。但实际上，我们同时也减少了有益的不饱和脂肪的摄入量，这就相当于我们倒洗澡水，把婴儿也一起倒掉了。

用碳水化合物代替脂肪会带来新的问题

降低饮食中的脂肪含量几乎总是意味着要多摄入一些其他东西。如果你遵循标准的饮食指南，"其他东西"就是碳水化合物，通常是简单碳水化合物食物或精制碳水化合物食物，如白面包、白米饭和土豆。用富含精制碳水化合物的食物来代替富含饱和脂肪的食物，能稍微降低总胆固醇水平，但也会降低有保护性的高密度脂蛋白胆固醇水平。（用全谷物食品代替富含饱和脂肪的食品是一种更健康的选择。）

标准饮食指南鼓励的两种做法包括减少脂肪的摄入量和增加碳水化合物的摄入量。但这两种做法除了会降低高密度脂蛋白水平，还会有其他令人不安的后果。如果你摄入的热量比消耗的热量多，碳水化合物可以并且确实会像脂肪一样增加体重。同样不好的是，白面包和其他由白面制成的食物、土豆、白米饭会导致血糖（葡萄糖）和胰岛素水平的大幅上升，而脂肪、蛋白质和缓释型碳水化合物食物，比如全谷物食品、豆类、水果和非淀粉类蔬菜（见第六章）则不会产生这种情况。

血糖和胰岛素水平的飙升要求胰腺持续而大量地分泌胰岛素，这是导致2型糖尿病的关键因素，尤其是在人缺乏锻炼的情况下。摄入更多的碳水化合物而非不饱和脂肪往往还会导致血压升高。[13]最后，遵循低脂饮食法通常就意味着放弃诸如坚果、牛油果、用不饱和脂肪制成的沙拉酱和其他含有有益的单不饱和脂肪和多不饱和脂肪的食物。而摄入较少的不饱和脂肪也意味着摄入的维生素E和其他有价值的营养素都会减少。

用不饱和脂肪代替饱和脂肪的好处

少摄入饱和脂肪、多摄入不饱和脂肪可以全面降低胆固醇水平，还有助于预防心脏病。我希望通过这一信息来抵制"所有脂肪都不好"的观点。自从2001年本书第一版出版以来，"脂肪是健康的"这一观点就一直在慢慢传播。许多人已经体会到了这种观点所带来的好处，现在它终于成为主流饮食建议的一部分，这可以从它被纳入《美国居民膳食指南（2015～2020）》中看出。

如果你远离所有脂肪，你就远离了一些能改善你长期健康的食物。不要误解我的意思：我完全同意从饮食中剔除饱和脂肪和反式脂肪，但不饱和脂肪不能被完全剔除。你可以用不饱和脂肪来代替饱和脂肪或碳水化合物。这样做有以下好处。

- 降低有害的低密度脂蛋白水平，不降低有保护性的高密度脂蛋白水平。

- 防止甘油三酯水平升高，甘油三酯是血液循环中的另一种脂肪，与心脏病有关，存在于高碳水饮食中。

- 避免出现心律失常，这是导致心脏性猝死的主要原因。

- 减少可能阻塞动脉的血栓的形成。

不饱和脂肪对健康非常重要，它是"哈佛健康饮食金字塔"的基础，"哈佛健康饮食餐盘"中也提到过，如果每日摄入的大部分热量来自油脂，那么它们对人的长期健康有好处。并非所有的不饱和脂肪都是一样的，但它们都对健康有好处，我将在本章稍后阐述。

鸡蛋

曾几何时，鸡蛋被视为一种健康的、可以随时食用的食物，是早餐的固定食物，沙拉和配菜中也有鸡蛋。然而，血液胆固醇水平与心脏病的发病风险呈正相关，一个蛋黄中含有 200 多毫克的胆固醇，因此鸡蛋后来又被贴上了不健康的标签，需要谨慎食用。美国的人均鸡蛋消费量从 20 世纪 40 年代末的每年 400 多个下降到如今的每年不到 200 个 [14]，且许多人在吃鸡蛋时都会带着负罪感。

鸡蛋并不像人们认为的那样有严重的危害。每天多摄入 200 毫克胆固醇，对大多数人来说几乎不会使血液胆固醇水平升高。就算理论上胆固醇水平会升高，但食用鸡蛋而导致患心脏病的风险也很低。鸡蛋不仅仅只含有胆固醇，还含有很少的饱和脂肪，以及很多其他有益的营养素，如蛋白质、一些多不饱和脂肪、叶酸和其他 B 族维生素、维生素 D、叶黄素等。因此，仅仅考虑鸡蛋的胆固醇含量并不能证明吃鸡蛋与患心脏病的关系。

没有研究表明，经常吃鸡蛋的人比不吃鸡蛋的人患心脏病的概率更大。20 世纪 90 年代末，我和同事研究了近 12 万名健康的男性和女性吃鸡蛋的习惯。在多年的随访中我们发现，那些每天吃一个鸡蛋的人患心脏病或脑卒中的概率并不比那些平均每周吃不到一个鸡蛋的人患病的概率大。[15] 后来一项规模更大的荟萃分析显示，吃鸡蛋与患心脏病或脑卒中之间并没有联系。[16] 然而，在糖尿病患者中，每天吃一个鸡蛋与心脏病的发展之间似乎确实存在某种联系。

虽然我们开展的这项研究和其他类似的研究并没有说每天可以吃用 3 个鸡蛋做成的煎蛋卷，但那些喜欢吃煎蛋卷的人可以放心食用。如果你的早餐选择有：一个鸡蛋、一个油炸甜甜圈或一个由精制面粉做成的百吉饼，那么鸡蛋当然是更好的选择，尤其是用健康的植物油煎的鸡蛋。如果你想吃最健康的早餐，那就把燕麦片、坚果和浆果混合在一起，最好再淋一点儿酸奶，吃这样的早餐会降低你的低密度脂蛋白水平，比只吃一个鸡蛋更好。（这只是众多例子中的一个，当你要强调某种食物的健康性时，你要确定"与什么相比"。）

追踪膳食脂肪对健康的影响

20世纪中叶之前，肺结核和流感等传染病是导致人类死亡的主要原因，人们认为富含脂肪的高热量饮食可以预防疾病，并有助于身体康复。到了20世纪50年代，人们认为健康饮食还意味着早餐吃鸡蛋、培根和涂黄油的吐司，晚餐吃烤牛肉和肉酱土豆泥。

第二次世界大战后，各种各样的研究限制了我们在食物选择上的自由。20世纪40年代末和50年代初的大量研究表明饮食不健康是心脏病发病率飙升的原因之一。1956年，明尼苏达大学的一位名叫安塞尔·基斯的科学家开始了一项国际调查，并将其称为七国研究。研究表明，饱和脂肪与心脏病之间存在联系：一般来说，人们饮食中饱和脂肪的含量越高，心脏病的发病率就越高。但有趣的是，基斯和他的同事并没有发现饮食中的脂肪与心脏病之间有任何联系。事实上，该研究显示，克里特岛为心脏病发病率最低的地区，但当地人平均总脂肪摄入量最多（大约占总热量的40%，大部分来自橄榄油）。与此同时，弗雷明汉心脏研究开始追踪居住在马萨诸塞州弗雷明汉镇的5000多名男女的健康状况和饮食习惯。该研究的早期发现之一是血液胆固醇水平升高通常是患心脏病的早期信号。这些重要的研究共同指出，饮食不健康是引发心脏病的关键因素。

我并不想写一本营养流行病学的教科书，所以在此只简要描述几项研究的证据，它们阐明了饱和脂肪和反式脂肪的有害影响，以及不饱和脂肪所带来的好处。

跨文化调查：饱和脂肪越多＝患心脏病风险越高

安塞尔·基斯进行的跨国调查显示，克里特岛和芬兰（七国研究中心脏病发病率最高的地区）的心脏病发病率相差10倍以上。人们摄入的饱和脂肪越多，患心脏病的概率就越大。虽然七国研究和弗雷明汉心脏研究指出，饱和脂肪是心脏病的主要诱因，但其他因素，如吸烟和运动量也可能导致心脏病发病率的巨大差异。

代谢研究：优质脂肪可以降低胆固醇水平

在20世纪50～60年代的一项代谢研究中，数十个小组的志愿者的饮食受到了严格的控制，结果表明用饱和脂肪代替碳水化合物会导致总胆固醇水平升高，而用多不饱和脂肪代替碳水化合物会使总胆固醇水平降低。因此，几十年来，我们早就知道脂肪不都是一样的。遗憾的是，当时人们对其他血脂的重要性，尤其是有保护性的高密度脂蛋白的重要性不甚了解。所以，这些研究充其量只是给出了一个不完整的描述。

早期最有说服力的证据之一是两位荷兰科学家的一项试验，它挑战了固有的低脂高碳水的饮食观念。[17]48名参与者参加了为期8周的试验。在最初的17天里，所有的参与者都吃典型的西式饮食，即其中40%的热量来自脂肪。在接下来的36天里，一半的参与者用橄榄油代替部分含饱和脂肪的食物（橄榄油组），而另一半的参与者用碳水化合物代替部分含饱和脂肪的食物（高碳水饮食组）。结果显示，两组参与者的总胆固醇水平都下降了。[18]但在高碳水饮食组中，参与者的高密度脂蛋白胆固醇也下降了，而甘油三酯升高了。这两种变化都增大了患心脏病的概率。在橄榄油组中，参与者的总胆固醇呈健康趋势，而高密度脂蛋白和甘油三酯没有出现不健康的变化。减少碳水化合物的摄入量和增加不饱和脂肪的摄入量所带来的好处已经得到了证实。

其中一项来自华盛顿大学的验证性研究表明，饮食改变所带来的影响是持久的，而不是转瞬即逝的。[19]在这项研究中，444名胆固醇水平较高的男性被分为4组，每组分别采用4种饮食法中的一种，饮食中脂肪提供的热量分别占总热量的30%、28%、22%和18%。一年后，他们的低密度脂蛋白胆固醇都降低了，但其中两种低脂饮食法也降低了有保护性的高密度脂蛋白胆固醇，并使甘油三酯升高。

我们对血液中的胆固醇了解得越多，就越能清楚地意识到，尽管总胆固醇水平是患心脏病风险的一个危险信号，但真正重要的是人体内不同的胆固醇亚型的水平。最好的胆固醇水平表现是有害的低密度脂蛋白较低且保护性的高密度脂蛋白较高。这种关系可以用总胆固醇水平与高密度脂蛋白胆固醇水平的比来表示。理想情况下，该比值应小于3.5。荷兰两位科学家的研究和其他类似的研究都明确表明，摄入大量碳水化合物（即典型的低脂饮食）对低密度脂蛋白与高密度脂蛋白的比影响不大，用不饱和脂肪代替饱和脂肪则能改善低密度脂蛋白与高密度脂蛋白的比。

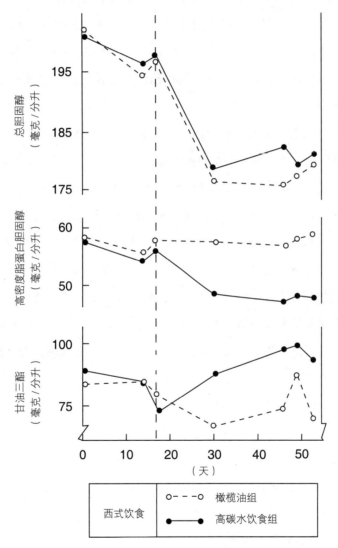

血脂对橄榄油组和高碳水饮食组的反应。与富含碳水化合物的饮食相比，富含不饱和脂肪（橄榄油）的饮食能改善高密度脂蛋白胆固醇和甘油三酯的水平。

队列研究：更多的好脂肪 = 更少的心脏病

长期以来，由于研究的规模比较小且研究时间较短，所以膳食脂肪与心脏病之间的关系一直不明确。为了弄清楚它们之间的关系，我和同事在2016年完成了迄今为止最详细、最全面的膳食脂肪与健康分析。[20]我们进行了长达32年、共有126233名身体健康的志愿者参与的护士健康研究和健康专业人员随访研究。从研究开始，每隔2年，我们都会向参与者询问关于吸烟、体重、运动量、医学诊断、药物治疗以及其他有可能影响他们患病风险的因素的相关情况。每隔4年，我们要求他们填写关于饮食的详细调查问卷。根据他们提供的饮食数据，我们利用成千上万种食物的脂肪数据库，计算他们摄入的各种类型的脂肪的量。

研究期间，有33304名参与者死亡。我们通过检查病历和死亡证明确认了他们的死亡原因。令我们感到惊讶的是，在研究过程中，我们发现总脂肪摄入量最高（约占总热量的42%）的参与者死亡的概率比总脂肪摄入量最低（约占总热量的25%）的参与者死亡的概率小16%。

我和我的同事怀疑，高脂饮食者患病风险较低，部分是由于他们几乎不食用富含反式脂肪的部分氢化油（见第83页"反式脂肪——应特别关注"），还用不饱和脂肪代替饱和脂肪，使饮食中脂肪的质量大大提高。

除了那些关于总脂肪摄入量的新发现以外，还有一些更为重要的发现：特定类型的脂肪与死亡率之间的关系。研究证明，在热量一定的前提下，与碳水化合物相比，多摄入反式脂肪使死亡风险大大升高，多摄入饱和脂肪使死亡的风险略微升高，多摄入单不饱和脂肪使死亡风险适度降低，多摄入多不饱和脂肪则使死亡风险大大降低。我们在研究多不饱和脂肪的类型时发现，较低的死亡风险与ω-6不饱和脂肪摄入量大密切相关，而与ω-3不饱和脂肪关系不大。

这项研究的结果几乎与20年前我们对女性心脏病所做的研究的结果完

全相同。[21]

在2016年的研究中，令人惊讶的是，不饱和脂肪除了会降低死亡风险以外，还会降低因癌症、呼吸系统疾病和阿尔茨海默病而死亡的风险。其中一些疾病（特别是神经退行性变性疾病）的生物学基础尚未明确，这也是很多研究人员现在正在研究的课题。

在解释这些结果时，我必须指出一点：当我说"与含相同热量的碳水化合物相比"时，我指的是参与者实际摄入的碳水化合物，包括大量糖和精制淀粉。如果我们把相同热量的脂肪与全谷物食品进行比较，总脂肪摄入量看起来就没那么好了，饱和脂肪的摄入量看起来甚至更糟糕。我将在第六章进一步探讨这些区别。

这项研究得出了饮食中脂肪的量和类型与健康之间的关系。这并不是一个独立的发现，而是与世界上许多研究人员对各种饮食法研究的结果一致。基于这些结论的一致性，我相信我们可以从膳食脂肪的总体情况中得出建议：选择富含多不饱和脂肪和单不饱和脂肪的食物，如坚果、三文鱼和牛油果，而非富含饱和脂肪的食物，如红肉。不要吃含有反式脂肪的食物。

临床试验：用不饱和脂肪代替饱和脂肪可以挽救生命

有临床试验证实了我在本书中所介绍的膳食脂肪对健康的影响：有些脂肪对健康有益，有些则不然。早期的临床试验（大多是在几十年前进行的，规模很小，而且招募的人已经患有心脏病）显示，通过多吃富含碳水化合物的食物（如米饭和土豆）来减少总脂肪的摄入量，对心脏和血管没有什么好处。

与早期的试验形成鲜明对比的是后面的临床试验。在试验中，参与者随机选择一种西式饮食，这种饮食富含饱和脂肪或者用多不饱和脂肪代替饱和脂肪。而多不饱和脂肪已经被证实有一些好处，比如降低总胆固醇和有害的低密度脂蛋白胆固醇，更重要的好处是，可使患心脏病的风险降低

1/3或更多。（如前所述，"多不饱和脂肪"指的是ω-6脂肪和ω-3脂肪，在进行这项试验时，这一点还未被人们发现。）

最令人印象深刻的临床试验之一是里昂饮食心脏研究。这项始于1988年、在法国开展的试验旨在测试地中海式饮食能否预防心脏病发作幸存者的心脏病再次发作或与心脏病有关的死亡。605名参与者中有一半的人被要求选择低脂饮食；另一半的人则被要求选择地中海式饮食，饮食中包括橄榄油、全麦面包、丰富的根茎类蔬菜和绿叶蔬菜，他们每天都要吃水果，多吃鱼和禽肉，少吃红肉，还要吃一种富含ω-3脂肪的特殊人造黄油。

这项试验本应持续5年，但仅仅2年后就停止了，因为地中海式饮食的好处实在太引人注目了：因心脏病再次发作或其他各种原因导致死亡的人数减少了70%。[22]当研究人员在几年后再次对参与者进行检查时，发现地中海式饮食的好处（包括降低患癌症的风险）仍然很明显。有趣的是，他们当中大多数人在试验已经结束的几年后仍然自觉选择地中海式饮食。[23]

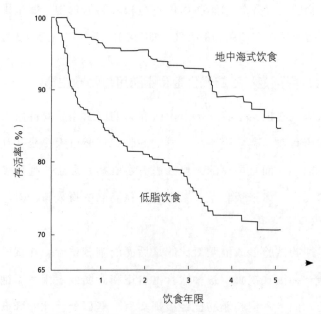

里昂饮食心脏研究。与低脂饮食组相比，地中海式饮食组中心脏病发作幸存者心脏病再次发作或死于心脏病的概率较小。

最近的一项临床试验表明，在相对健康的人群中，与地中海式饮食类似的饮食可以预防心脏病。研究人员招募了近7500名西班牙居民参加地中海式饮食预防医学研究。所有参与者的年龄均在55岁以上，没有患心脏病，尽管所有人罹患心脏病的风险都较高。其中1/3的参与者选择地中海式饮食，每周的饮食中包含一升特级初榨橄榄油。另外1/3的参与者也选择地中海式饮食，但每周的饮食中包含200克核桃仁、榛子仁和杏仁，而非橄榄油。剩下的参与者则选择低脂饮食。

在不到5年的随访调查之后，这项试验就停止了。因为结果已经显而易见：地中海式饮食组比低脂饮食组发生心血管疾病（如心脏病、脑卒中等）和因心血管疾病导致的死亡的可能性更小，这与里昂饮食心脏研究结果一致。两者之间的差异令人印象深刻：地中海式饮食（加坚果）组有83例心血管事件，地中海式饮食（加橄榄油）组有96例心血管事件，低脂饮食组发生了106例心血管事件[24]。这一差别看上去可能不大，但如果每个美国人都改吃地中海式饮食，每年有数万人就会免于因心脏病导致的住院和死亡。

大量证据证明了不饱和脂肪的益处

理论上，你如果在科学研究中尊重事实，将得到清晰而明确的答案。但现实中的科学研究通常没这么简单，尤其是在涉及人类营养及其与疾病的联系时。我们有大量事实证据和新数据，但只有几个可靠的答案。这是因为研究结果总会受到批评，也容易被过度阐释。而标准的操作程序应该是在报告中以"需要更多研究"作为说明，这也是我在研究结果的报告中及撰写与饮食和疾病相关的评论时经常使用的一句话。

我一点儿也不认为人们应该少摄入所有类型的脂肪而多摄入碳水化合物。这样做对预防心脏病没有任何帮助，最终反而会害了一些人。相反，用不饱和脂肪代替饱和脂肪是一种安全、可靠、营养的方法，这种方法还能降低心脏病发病率。

关于饱和脂肪的令人困惑的消息

2014年，《内科学年鉴》刊登的一篇文章掀起了一场关于饱和脂肪的

黄油大战

从20世纪70年代开始，许多人接受了"黄油有很多坏处"这一观点并不再食用黄油。因为他们不喜欢它的味道，再加上他们也认为黄油所含的饱和脂肪可能对心脏有害。正如研究人员和营养学家建议的那样，许多人改吃人造黄油。然而，当后来的报道又强调人造黄油的危害时，许多人都觉得上当了。

从来没有科学的证据表明，放弃黄油转而食用人造黄油会减小或增大患心脏病的概率。考虑到人造黄油比黄油含有更少的饱和脂肪，所以食用人造黄油本身是一个很好的建议。但是，这个建议忽略了许多人造黄油中含有大量反式脂肪的问题。

如今，选择黄油还是人造黄油的争论已经没有意义了。从心脏病的角度来看，黄油被列在应尽量少吃的食物清单上，主要是因为它含有大量饱和脂肪，会升高有害的低密度脂蛋白水平。现在市售的许多人造黄油含有较少的饱和脂肪、较多的不饱和脂肪，不含反式脂肪。只要你不过多食用，就应该没问题。（它们仍然热量很高。）但是，在你选择黄油或人造黄油之前，最好还是考虑一下是否可以用橄榄油或其他液态植物油来代替它们。

如果你在炒蔬菜、扇贝或鸡蛋时实在喜欢黄油的味道，可以熔化一小块黄油并加入橄榄油。

风波。这篇文章对以前发表的研究成果进行了荟萃分析，认为目前流行的少吃富含饱和脂肪的食物（如红肉、奶酪和黄油糕点）的做法并不会降低患心脏病的风险。[25]

2016年一项对黄油和心脏病的荟萃分析引起了一场风波。[26]该研究指出，每天食用一汤匙左右的黄油与心脏病发作、脑卒中或死亡无关。尽管作者也明确指出用不饱和植物油代替黄油的好处，但这一点在标题中没有体现出来。

在这两项研究结果发表后，我的研究小组直接比较了乳脂与其他类型的食物对患心脏病风险的影响。乳脂与精制谷物相比，两者导致心脏病的风险相似。然而，与食用全谷物或含不饱和脂肪的植物油相比，食用黄油的人患心脏病的风险更高。[27]

这里有个关键问题，那就是：你用什么食物来代替富含饱和脂肪的食物？这对健康的影响很大。用一碗加低脂酱汁的白酱意大利面来代替多汁高脂的牛排，对你的健康其实没有多大的帮助，因为这两种食物都会导致患心脏病的风险升高。但是，把牛排换成三文鱼，以及用橄榄油和醋给蔬菜调味，都是非常积极的做法，因为这些食物都不是导致心血管疾病的危险因素。

关于 ω-3 脂肪和 ω-6 脂肪的建议

鉴于ω-3脂肪的重要性和益处，你每天应至少吃一种富含ω-3脂肪的食物。每天摄入适量的ω-3脂肪对怀孕或备孕的妇女尤其重要。从怀孕开始，发育中的胎儿就需要源源不断的ω-3脂肪供应，以形成神经系统（包括大脑）。

不幸的是，ω-3脂肪在日常饮食中并不像从前那样充足。食品公司故意破坏植物油中的ω-3脂肪，以使植物油保质期变长且不易变质。现在，牛肉和鸡肉中含有的ω-3脂肪更少。为什么？因为大多数动物曾经以野生植物为食，这些植物富含ω-3脂肪，但现在它们吃的是谷物，谷物含ω-3脂肪较少。

ω-3脂肪的最佳来源是鱼，尤其是脂质鱼，如三文鱼、金枪鱼（包括金枪鱼罐头）、鲭鱼、鲱鱼和沙丁鱼。遗憾的是，这些鱼的价格相对较高，常常超出许多家庭的预算。三文鱼罐头是ω-3脂肪的最佳来源，它的用途也多种多样。

每周吃2～3次鱼几乎对每个人来说都是一个很好的建议。吃得更多对心脏病也没有什么额外的预防作用。幼儿和育龄妇女应食用汞含量低的鱼（见第

必需脂肪的良好来源

许多可口的食物中都含有人体必需的不饱和脂肪，它对心脏和身体的其他部位都有益。尝试每天至少吃一种这样的食物。

富含 ω-3 脂肪的食物
· 冷水鱼，如三文鱼、沙丁鱼、鲭鱼和鳟鱼
· 芥花籽油和大豆油（只要它们没有被部分氢化）
· 亚麻籽和亚麻籽油
· 核桃
· 深绿色叶菜，如菠菜、芥菜和羽衣甘蓝
· ω-3 脂肪强化鸡蛋

富含 ω-6 脂肪的食物
· 大豆油、红花籽油、葵花子油、玉米油和其他植物油
· 葵花子、核桃和松子

159页"鱼、汞和鱼油")。随着这一领域的研究不断深入，我们还知道了在一周的大部分时间里，如果你的饮食中增加了良好来源的ALA，也可确保摄入了足够的ω-3脂肪。做到这一点的方法就是吃核桃、亚麻籽和用芥花籽油、大豆油烹饪食物。

你真的不需要考虑在饮食中摄入更多的ω-6脂肪，因为它们存在于许多常见的食物中。用植物油烹饪，你就会得到你所需要的ω-6脂肪。

膳食脂肪与癌症：一种微妙的关系

"脂肪-心脏病假说"比较了各国同类型的研究，得出了膳食脂肪与癌症之间有紧密联系的肯定结论。在脂肪平均摄入量较低的国家（主要是发展中国家或不太富裕的国家），乳腺癌、结肠癌和前列腺癌的发病率往往低于脂肪平均摄入量较高的国家。但是，更合理、更直接的研究证据表明，饮食与癌症之间的联系不是很密切。

乳腺癌

根据一些回顾性研究，美国国家科学研究委员会早在1982年就得出的结论称，将膳食脂肪提供的热量在饮食总热量中的占比从40%降到30%可以大大降低女性患乳腺癌的风险。两年后，美国国家癌症研究所将其作为一项主要的健康促进运动的重点。但这些努力在预防乳腺癌方面收效甚微。

那以后就没有大规模的癌症队列研究结果来支持膳食脂肪和乳腺癌之间的正相关了。在护士健康研究中，8000多名参与者在1980年前就患上了乳腺癌。经过20多年的随访，我们没有发现食用高脂食物的女性患乳腺癌的概率有所增大。一项对世界各地的所有大型队列研究的分析也发现，膳食脂肪与乳腺癌之间没有任何联系，除了少数摄入低脂食物的女性——

她们患乳腺癌的概率意外地增大了。[28]结合护士健康研究和护士健康研究Ⅱ的数据，再加上长达30年的随访，我们想看看高脂饮食是否会使女性死于乳腺癌的风险升高，答案是并不会。高脂饮食甚至有可能降低患乳腺癌的风险。[29]（事实上，在第97页介绍的地中海式饮食预防医学研究中，采用高脂地中海式饮食法的女性在5年的试验中比那些采用低脂饮食法的女性患乳腺癌的可能性更小。[30]虽然病例数不多，但研究结果仍然令人欣慰。）

大多数关于膳食脂肪和乳腺癌之间关系的研究都集中在中年或老年女性身上。这是有道理的，因为乳腺癌在中老年妇女中更为常见。但它也会侵袭年轻女性，并且年轻女性的乳腺组织特别容易受到致癌物质的影响。护士健康研究Ⅱ于1989年对26～44岁的女性进行了相关研究。在9万多名的参与者中，有714名女性在8年的时间里患上了乳腺癌。摄入过多的动物脂肪，特别是红肉中的脂肪，会增大患乳腺癌的概率，而摄入大量植物脂肪则不会。[31]这一发现在20年的追踪随访中得到了证实。[32]

正如第三章所述，随机试验被认为是检验假说的最佳方法。由于人们坚信膳食脂肪与乳腺癌之间存在非常强的关联，所以1991年发起的妇女健康倡议研究将膳食脂肪作为关注焦点。这是有史以来最全面、花费最多的临床试验。48000多名女性被随机分为低脂饮食组和日常饮食组。7年后，两组的乳腺癌、心脏病或其他疾病的发病率没有显著差异。[33]通常情况下，这样的发现会改变人们认为低脂饮食可以预防乳腺癌的观念。但是，人们质疑该研究是否持续了足够长的时间。在之后出版的一本书中，作者写道，在试验期间的任何时候，两组女性血液中的甘油三酯水平和具有保护性的高密度脂蛋白水平均无差异。我们知道，低脂饮食会使甘油三酯水平升高，高密度脂蛋白水平下降。但这两项数据都没有任何变化，这表明两组研究对象的脂肪摄入量几乎没有差异。

在加拿大进行的另一项为期10年的随机试验中，乳房X光检查有异常且患乳腺癌风险较高的女性被随机分到低脂饮食组和日常饮食组。研究结果显示，低脂饮食组中女性体内有保护性的高密度脂蛋白水平较低，这表明两组之间的脂肪摄入量存在差异。低脂饮食组女性患乳腺癌的风险比另一组女性的风险高19%，虽然这一增长在统计学上并不显著，但也表明采用低脂饮食的效果是不太好的。[34]

脂肪摄入量与乳腺癌之间的关系在过去的30年中得到了深入的研究。虽然这些研究无法证明膳食脂肪与乳腺癌完全没有关系（因为有一些影响微乎其微），但我们可以确信低脂饮食并不能明显降低乳腺癌的发病风险。

然而，仍然有一些迹象表明，用植物脂肪代替动物脂肪可能会带来一些好处。从动物和人类研究中得出的最确定以及一致的发现是，在成年期摄入过多热量（无论它们来自什么食物）比膳食脂肪对乳腺癌的影响大得多。

结肠癌

早期的研究表明，膳食脂肪和结肠癌之间存在联系，结肠癌是美国致死率排在第三位的癌症，但目前还没有更详细的研究来支持这一观点。不过已有充分的证据表明，大量食用红肉会使患结肠癌的风险升高。这可能是由红肉中的脂肪或高温烹饪红肉所产生的致癌化学物质造成的。世界卫生组织警告说，经常食用红肉，尤其是红肉制成的肉制品，会导致结直肠癌。[35]从鱼肉、鸡肉和植物中摄入的脂肪与结直肠癌的发病风险没有关系。

同乳腺癌一样，饮食与结肠癌最密切的关系是热量摄入和消耗之间的不平衡：超重的人比不超重的人更容易患结肠癌。预防结肠癌的方法是进行规律的体育锻炼，不吸烟，摄入足够的叶酸（见第十一章）。

前列腺癌

前列腺癌的情况比较复杂，部分原因是这方面的研究相对较少。国际研究表明，亚洲男性的饮食中脂肪含量相对较低，他们患前列腺癌的概率比西方男性患前列腺癌的概率小得多。尽管亚洲男性移居美国后患前列腺癌的概率确实有所增大，但这一群体前列腺癌的发病率始终低于白种人，这表明某些遗传因素起着重要作用。如果饮食中的脂肪和前列腺癌之间存在联系，那么这种联系似乎主要与动物脂肪或红肉的其他成分有关。这是个好消息，因为这意味着橄榄油和其他不饱和脂肪能使患心脏病的风险降低。

对前列腺癌的研究提出了另一种平衡的问题。健康专业人员随访研究和其他研究的结果表明，在饮食中摄入富含ω-3脂肪（EPA和DHA）的海产品的男性患前列腺癌的可能性较小。而来自植物油的ω-3脂肪（ALA）与前列腺癌的关系就有点儿令人担忧。一些研究表明，摄入ALA较多的男性前列腺癌和晚期前列腺癌的发病率有所提升，[36]但我们在最近的健康专业人员随访研究中并未看到这一点。

为什么一种看似健康的油与前列腺癌有关？有一种可能是，直到最近研究人员才发现，美国居民饮食中的ALA来源实际上含有有害的反式脂肪（见第83页"反式脂肪——应特别关注"）。多年来，富含ALA的油脂通常会被部分氢化，以防变质太快，但这也增加了其中的反式脂肪的含量。如今经过部分氢化的植物油已大大减少，这意味着我们将得到天然的、未转化的ALA。

核桃是ALA的重要来源。它们从未被部分氢化，并且核桃也从未与前列腺癌联系在一起。虽然科学家将继续监测ALA与前列腺疾病的关系，但我认为男性可以享用核桃、芥花籽油和其他富含ALA的食物，而不用担心他们的前列腺。

小结

现如今，我们仍然无法证明饮食中的脂肪与癌症之间没有联系。然而，即使脂肪确实会影响癌症的发展，那么多年随访的大型队列研究也表明，这种影响是很小的。但我认为关注膳食脂肪仍然是有意义的，因为我们已观察到不同类型的脂肪与心脏病之间有密切而一致的联系，且它们对心脏病的影响已经被证实。关注膳食脂肪并不是因为它们与癌症的联系，而是因为这些假设到目前为止还没有大量证据的支持。

选择健康脂肪

"有益心脏健康的饮食"常常会让人联想到白米饭和蔬菜、一盘烤鸡胸肉、少酱汁的意大利面，至于炸洋葱圈那就只有梦里见了。

如果你和我一样相信低脂饮食并不是保持心脏健康的最好方法，那么我们还有另一种选择。就像传统的低脂饮食法一样，这种饮食法要求人们减少某些脂肪的摄入量，但也意味着人们需要有意识地在饮食中增加一些其他类型的脂肪。这需要你多尝试一下这种饮食方式，让自己慢慢适应，无论是在口味还是健康方面，这样的努力都是值得的。

减少摄入不健康的脂肪。远离反式脂肪，限制饱和脂肪的摄入。远离反式脂肪看似越来越容易，但很快，即使你想找到它们，也会变得很困难。因为2006年美国食品药品监督管理局颁布了一项规定，规定食品中反式脂肪的含量必须列在食品包装上，许多公司将此作为寻找反式脂肪替代品的机会（见第83页"反式脂肪——应特别关注"）。

限制饱和脂肪的摄入意味着少吃红肉和全脂乳制品，或者根本不吃它们。但不是说让你把饮食中的所有饱和脂肪都去掉。首先，这几乎是不可能的，因为那些富含单不饱和脂肪和多不饱和脂肪的食物也含有一些饱和脂肪。另一方面，正如里昂饮食心脏研究、地中海式饮食预防医学研究和其他研究结果所显示的那样，同时摄入适量的饱和脂肪和不饱和脂肪完全没有问题。当然，我不建议过分精确地计算热量或脂肪克数，只需确保饱和脂肪的摄入量不超过一般推荐摄入量的上限，即每天摄入的饱和脂肪不超过17克或由其提供的热量占饮食总热量的8%即可。7片黄油、1份比萨（一人份）或者3杯普通牛奶中的饱和脂肪就是这个量。

我们不必计算脂肪的克数或用计算器精准计算食物中脂肪提供的热量占饮食总热量的百分比。因为这样做的意义不大，并且也没有确凿的证据表明我们摄入多少脂肪最合适。你可以做其他的事情，比如你应该知道你吃的食物中有什么，或者你计划要吃什么，这样做才是有意义的，有助于你做出健康的选择。所以，我不建议你整天都在计算摄入量。

添加不饱和脂肪。一旦饮食中的饱和脂肪和反式脂肪的含量得以控制，你会发现添加不饱和脂肪有很多简单的方法，食物的味道也会变好。把含有单不饱和脂肪和多不饱和脂肪的食物组合在一起的最健康的饮食法还没确定，但目前看来，将这两种食物组合在一起是很好的办法，可以让你的饮食搭配更加灵活。（见下页"普通油脂中特定类型脂肪的百分比"。）

单不饱和脂肪的最佳来源之一是橄榄油，它和黄油一样用途广泛。你可以用它来烹饪蔬菜、鸡肉或鱼，或把它作为沙拉的调味品，甚至可以用它而非黄油来与面包搭配食用。住在西班牙、意大利、希腊还有美国的人就是这样做的。橄榄油种类众多，不同的橄榄油具有不同的口味。单不饱和脂肪的其他良好来源包括芥花籽油、花生油、牛油果、花生和大多数坚果。

普通油脂中特定类型脂肪的百分比 *

油脂	饱和脂肪	单不饱和脂肪	多不饱和脂肪	反式脂肪	ALA**
芥花籽油	7	58	29	0	12
红花籽油	9	12	74	0	0
葵花子油	10	20	66	0	2
玉米油	13	24	60	0	1
橄榄油	13	72	8	0	1
大豆油	16	44	37	0	7
花生油	17	49	32	0	1
棕榈油	50	37	10	0	0
椰子油	87	6	2	0	0
植物起酥油	25	36	30	11	2
猪油	39	44	11	1	3
牛油	39	49	3	8	3
鸡油	27	41	31	0	0
动物黄油	64	29	6	3	1
人造黄油棒	18	2	29	23	4
人造黄油块	19	31	46	6	1
60% 人造黄油	21	26	51	3	1

* 这里的百分比表示占总脂肪的百分比；数据来自哈佛大学公共卫生学院脂质实验室和美国农业部出版物。

**ALA 也包含在多不饱和脂肪中。

多不饱和脂肪的主要来源包括植物油（如玉米油和大豆油）、豆类（如大豆及其制品）以及种子。用不饱和脂肪代替饱和脂肪的一个简单方法是尽可能用鱼肉、鸡肉来代替红肉。因为鸡肉脂肪中多不饱和脂肪的含量远高于牛肉脂肪中的，这可能是用鸡肉取代红肉可以降低患心脏病风险的主要原因。

付诸实践

不饱和脂肪对我们是有益的，而饱和脂肪对我们没有太多好处，反式脂肪对我们则完全有害。只要有可能，我们就应该选择能提供健康脂肪的食物。

- 在决定摄入何种类型的脂肪时，要基于其与心脏而非癌症的发生和发展之间的联系来选择。

- 限制饱和脂肪的摄入。要做到这一点，就要少食用红肉（尤其是红肉制品）、全脂牛奶和其他全脂乳制品。

- 多吃含有不饱和脂肪的食物，如橄榄油、坚果、种子和鱼等。

- 烹饪时使用液态植物油。

- 每天食用一种或多种富含 ω-3 脂肪的食物，如脂质鱼、核桃、芥花籽油、大豆油、磨碎的亚麻籽和亚麻籽油等。

用健康的脂肪代替不健康的脂肪

反式脂肪对身体，尤其是心脏有害。多食用含有不饱和脂肪的油脂：橄榄油和芥花籽油（含有单不饱和脂肪），大豆油和玉米油（含有多不饱和脂肪）。

下面是几种简单的食物替代方法，你可以参考。

黄油

- 改用橄榄油、芥花籽油或其他健康的油。它们所含的热量基本相同，但这些油含有大量健康的不饱和脂肪，含有很少的饱和脂肪。一汤匙橄榄油只含有 1.8 克饱和脂肪，而一汤匙黄油则含有 7 克，已接近每日限量的一半。事实上，一汤匙黄油一半以上的热量来自饱和脂肪。

制作蛋糕、饼干和面包的固态起酥油

- 用健康的油代替。用固态起酥油制作的这些食品和用健康的油制作的所含的热量大致相同，健康的油中富含不饱和脂肪。有一种固态起酥油是不含反式脂肪的，现在市面上可以买到，所以这种也可以选择。现在市面上的鸡油不含有害健康的反式脂肪，椰子油、黄油或猪油可以偶尔使用。

猪排或五花肉

- 换成猪里脊肉。猪里脊肉和去皮的鸡肉一样瘦。85 克的熟里脊肉只含有 4 克脂肪，其中只有 1.4 克是饱和脂肪。同样大小的一份熟五花肉却含有近 12 克脂肪，其中 4.5 克是饱和脂肪。一个有用的经验是，越瘦的肉所含的饱和脂肪越少。

高脂的汉堡包肉饼（73% ~ 80% 的瘦肉）

- 改用瘦牛肉。85 克的汉堡包肉饼在烹调前含有近 23 克脂肪，其中 9 克是饱和脂肪。而同样量的瘦牛肉馅（标签注明至少有 91% 的瘦肉）只含有 8 克脂肪，其中 3 克是饱和脂肪。在烹调肉饼的过程中如果你把肉完全烤熟，则可以减少脂肪含量，但这还不足以使肥肉像瘦肉一样。

然而，请记住，所吃的红肉越瘦并不一定意味着患心脏病或癌症的风险就越低，更好的选择是用其他蛋白质来源代替红肉。

酱汁或烘焙食品中的全脂牛奶

- 改用脱脂牛奶、豆奶、杏仁奶。230毫升全脂牛奶中含有近8克脂肪，其中近5克是饱和脂肪。而同样量的脱脂牛奶中含有约0.6克脂肪，其中0.4克是饱和脂肪。更好的选择是用豆奶或杏仁奶代替全脂牛奶。虽然它们比脱脂牛奶含有更多的脂肪，但其中主要都是不饱和脂肪。

酸奶油

- 试试原味酸奶。一杯酸奶油含有37克脂肪，其中23克是饱和脂肪，还含有136毫克胆固醇。同样量的全脂酸奶含有大约10克脂肪，而脱脂酸奶只含有0.4克脂肪和5毫克胆固醇。

普通的花生酱

- 改用纯天然的花生酱。虽然这样做不会减少摄入的热量，但它确实提供了一种健康的脂肪。天然花生酱不含反式脂肪，普通的花生酱通常由氢化植物油制成，这种油不含反式脂肪，但含有更多的饱和脂肪。

比萨或沙拉中令人窒息的奶酪

- 使用少量味道较好的奶酪，如帕玛森干酪、蓝纹奶酪或味道特别浓郁的切达干酪，它们所含脂肪较少，你只需要少量的脂肪就够了。一汤匙帕玛森干酪只含有2克脂肪，其中1克是饱和脂肪。

脂肪替代品

"所有脂肪都是有害的"这个观点深入人心，可能是因为"假"脂肪——蔗糖聚酯的引入，再加上媒体的大肆宣传。从科学的角度来看，这是食品工业的奇迹。从公共健康的角度来看，蔗糖聚酯以具有误导性的商品名"人造脂肪"出现，一旦它流行起来，可能引发一场灾难。

蔗糖聚酯与真正的脂肪口感一样。其实，它只是一种化合物。分解脂肪的消化酶不能分解蔗糖聚酯，所以蔗糖聚酯在消化系统中没有发生改变。在消化过程中，它吸收了维生素 A、维生素 D、维生素 E、维生素 K 以及 β - 胡萝卜素、番茄红素等植物化学物质，并通过粪便排出。这就导致人体无法获取这些有益物质，而这些物质在预防心脏病、癌症、痴呆和其他慢性疾病方面发挥着重要作用。

蔗糖聚酯的制造商推出了用蔗糖聚酯制作的薯片和其他食品。但这些食品在市场上都被淘汰了。

许多其他脂肪的替代品已经被开发出来。有些像微粒化蛋白，是由牛奶和鸡蛋的蛋白制成的；有些像微晶纤维素，是由碳水化合物制成的；其他替代品，比如优淳燕麦麸则是由膳食纤维制成的，这种高膳食纤维产品富含 β - 葡聚糖，它是可溶性膳食纤维，有助于降低燕麦和大麦的胆固醇含量。

像蔗糖聚酯这样的脂肪替代品对健康有害。如果用优淳燕麦麸来代替含饱和脂肪或反式脂肪的食物，对健康可能是有益的。一个同样健康的解决方法是使用液态植物油代替含饱和脂肪或反式脂肪的油脂。

归根结底，我们根本不需要通过噱头或假冒食品来获得健康饮食，我们完全可以找到令人愉悦的饮食。

/ 第六章 /

碳水化合物的好与坏

大自然是一场数字复利游戏。随着寿命的延长，我们的免疫系统和健康正受到污染、压力、受污染的食物和与年龄有关的疾病的攻击，因此我们需要所有可以获得的帮助。

——保罗·史塔曼兹

　　脂肪得到了太多的关注，水果和蔬菜的好评最多，碳水化合物就像一个排行中间的孩子一样，曾一度被忽视。这有点儿令人惊讶，因为在美国居民的饮食中碳水化合物提供的热量占总热量的一半，在世界其他地区居民的饮食中这个比例甚至更高。随着阿特金斯饮食法和南海滩饮食法的提出及流行，碳水化合物成了人们关注的焦点。富含碳水化合物的食物（如面包、白米饭、意大利面等）曾经作为健康饮食和减肥的"首选"食物，现如今一下子变成了人人避之不及的食物。旧石器时代饮食法、杜坎饮食法和其他抨击碳水化合物的饮食法一直在抵制碳水化合物。

就像许多流行趋势一样，反对碳水化合物的理由源于一个科学的重要观点。这个观点是，一些富含碳水化合物的食物（如白面包、白米饭和土豆）会使血糖急剧上升。而我们忽略了其他含碳水化合物的食物，比如全谷物食品，它们对血糖的影响较小，并提供矿物质、维生素、膳食纤维和植物营养素，而精制谷物食品不含这些；全谷物食品有益无害。许多采用低碳水饮食法的减肥者有另一种完全不合逻辑的观念：如果碳水化合物不好，那么其他任何东西都好，比如红肉、香肠、培根和黄油。但这是不对的。

通过影响血糖，富含碳水化合物的食物会导致糖尿病，并影响身体的长期健康。选择合适的含碳水化合物的食物（谷物要尽可能完整且未经加工），是健康饮食的重要组成部分。

速览：谷物是可以被替代的

食用谷物是获得能为身体提供热量的碳水化合物的简单方式。但是，如果你不喜欢谷物，也不用担心。如果你放弃小麦、大米和其他谷物，你也可以过得很好。因为你的身体可以通过水果、蔬菜、豆类和其他食物来获得碳水化合物，维持血糖水平。即使是低碳水饮食法，比如用来治疗癫痫的所谓生酮饮食法也不会对身体健康有影响。它会迫使身体燃烧脂肪而不是碳水化合物。有些人采用标准饮食法减肥效果不好，而采用生酮饮食法效果很好，但大多数人会觉得生酮饮食法很难坚持下去，因为食物的选择范围相当小。另外，还有很多我们不理解的原因，比如当人们不吃含碳水化合物的食物时就会非常想吃。

如果你决定减少碳水化合物的摄入量，你选择的替代食物不同，对你长期健康产生的影响也不同。富含优质蛋白质和不饱和脂肪的食物，如鱼、坚果和豆类，将对你的心脏和身体都有好处。那些含有大量饱和脂肪的食物，如汉堡包、红肉就不会有这些好处。

以前人们遗忘了低碳水饮食，普遍的态度是所有的复合碳水化合物与脂肪相比都是好的，或者至少是无害的。这个想法源于对中国和其他发展中国家居民的饮食和疾病的关系想得过于简单。直到现在，中国人的饮食还是以碳水化合物为主，再加上一些蛋白质和脂肪，但他们的心脏病发病率也很低。综合考虑，一些饮食专家得出结论，中国人的心脏病发病率较低是低脂高碳水饮食的结果。这个结论在西方开始流行。"碳水化合物有益健康"成为美国心脏协会、美国癌症协会和世界卫生组织建议的关键部分，它还形成了由来已久但具有误导性的"膳食金字塔"的基础。

但这个结论在美国不太适用。尽管美国人试图减少脂肪的摄入量，增加碳水化合物的摄入量，但从整个国家来看，美国人变得更胖了。20世纪70年代至80年代初，心脏病死亡率的下降速度在未成年人中有所减缓。但对于患有糖尿病的成年人，心脏病死亡率则急剧上升，从1960年的不到1%飙升到50年后的8%以上。[1]幸运的是，自2008年以来，糖尿病的发病率一直在稳定而缓慢地下降，这可能是由于美国人反式脂肪的摄入量大幅度减少以及对含糖饮料的消耗量减少了25%所致。

碳水化合物的类型

为什么高碳水饮食不能给美国人带来好处呢？因为传统上，中国人比美国人体重轻，所做的体力活动更多。体重和运动相当重要：高碳水饮食对苗条、活动量大的人的新陈代谢的影响与超重、久坐的人不同。高碳水饮食并不能预防心脏病、癌症和糖尿病。这正是中国人现在面临的问题。在1980年以前，中国只有不到1%的人患有糖尿病。而如今，约10%的中国人患有糖尿病。这主要是因为随着中国经济的快速增长，人们的生活方式发生了变化，[2]汽车取代了自行车，脑力劳动取代了体力劳动，而人们碳水化合物的摄入量仍然很高。

此外，人们很少关注摄入的碳水化合物的类型。在传统文化中，中国人通常食用经过轻度加工的谷物食品；但美国人食用的大多是精制谷物食品。但现在，在许多发展中国家，谷物食品也从全谷物食品转向了精制谷物食品。这意味着谷物表面富含膳食纤维的麸皮以及大部分的矿物质和维生素都被去除了。剩下几乎没有什么营养物质的淀粉会被迅速消化和吸收，从而造成一些破坏性的后果，其中包括血糖、胰岛素、甘油三酯水平的升高，保护性高密度脂蛋白胆固醇水平的降低。从长远来看，这会导致心血管疾病和糖尿病的发病率升高。

在"哈佛健康饮食金字塔"中，精制碳水化合物食物属于"谨慎食用"一类；"哈佛健康饮食餐盘"也建议少量食用它们。如果你把来自精制谷物的含碳水化合物的食物换成来自全谷物的含碳水化合物的食物，你将获得双重好处。因为全谷物需要更长的时间来消化，从而让你维持更长时间的饱腹感，这意味着你可能会在不知不觉中摄入更少的热量。

来自全谷物、水果、蔬菜和豆类的碳水化合物可以提供你每天需要的大部分热量。为了达到最佳的健康状态，请选择全谷物，如糙米、藜麦、全燕麦和碾碎干小麦，以及由全谷物制成的食品，如全麦面包。完整谷粒（未经研磨或加工过的谷物）当然是最好的。完整谷粒不仅能帮助你预防一系列慢性疾病，还能让食物的口感、味道和色泽更加丰富，从而使你的味蕾得到满足。

不仅仅是简单碳水化合物和复合碳水化合物

碳水化合物被分为两类：简单碳水化合物和复合碳水化合物。简单碳水化合物（如糖）被描绘成营养元素里的坏孩子，而复合碳水化合物（如面包或大米）则被认为是乖孩子。

这过于简单化了，因为并不是所有的简单碳水化合物都是不好的，也不是所有的复合碳水化合物都是好的。在本章，我将介绍两种更为有用的碳水化合物的分类方法，即根据它们对血糖（血糖指数）的影响和它们是来自精制谷物还是全谷物。

简单碳水化合物就是糖，常见的有葡萄糖（有时称为右旋糖）、果糖（也称为水果糖）和半乳糖（乳糖的一部分）。食糖是一种蔗糖，是由一分子葡萄糖和一分子果糖组成的。牛奶含有乳糖，乳糖是由一分子葡萄糖和一分子半乳糖组成的。简单碳水化合物只提供热量。

复合碳水化合物包含的更多、更复杂。本质上，它们是长链的糖。我们的食物中有很多种复合碳水化合物，其中最主要的是淀粉，一种长链的葡萄糖分子。人类的消化系统可以迅速将淀粉和其他复合碳水化合物分解成它们的组成成分——糖。而有一些复合碳水化合物，如膳食纤维是很难消化的，在胃和肠道中基本上没有变化。尽管膳食纤维不会为机体提供任何热量或构成人体结构，但它仍然是我们饮食的重要组成部分。因为"复合碳水化合物"包括淀粉和膳食纤维，所以它是一个无用且具有潜在误导性的术语。

为什么碳水化合物很重要？

在美国人的日常饮食中，碳水化合物提供的热量约占总热量的一半。美国国家健康与营养调查的一项研究显示，一半"碳水化合物热量"仅来自以下8类食物。[3]

- 软饮料、碳酸饮料和果味饮料

- 蛋糕、瑞士卷、甜甜圈和酥皮点心

- 比萨

- 薯片、玉米片和爆米花

- 米饭

- 面包、松饼和百吉饼

- 啤酒

- 炸薯条

速览：土豆和玉米就是淀粉

尽管美国农业部说土豆和玉米是蔬菜，但你的身体对待它们更像是对待米饭和其他能快速消化的谷物，而不是蔬菜（见第181页"没用的土豆"）。用其他蔬菜代替土豆和玉米可以帮助你控制体重，保持健康。虽然从技术上来讲，玉米是一种全谷物，但为了提高淀粉含量，玉米经过了精心培育，已经不再是斯匡托给北美清教徒的那种营养丰富的食物了。

根据美国国家健康与营养调查的数据，我和同事计算出美国人的饮食中约有80%的碳水化合物来自糖、精制淀粉或土豆。这意味着我们摄入的热量中大约40%来自糖、深度加工且容易消化的谷物食品和土豆淀粉，这些东西会迅速升高血糖。

当你吃面包、土豆或糖果时，你的身体会分解其中可消化的碳水化合物。淀粉转化为葡萄糖，被血液迅速吸收，并很快进入循环系统的最末端。由于这些单糖分子是人体大部分组织的主要燃料，因此有复杂的机制来确保血液中的葡萄糖水平不会过高或过低。

血糖水平升高后，胰岛素水平也随之升高。胰岛素由胰腺中的特殊细胞产生，能将葡萄糖输送至肌肉细胞中。随着细胞开始利用葡萄糖，血糖水平随之下降，紧接着胰岛素水平下降。一旦血糖值下降至它的基线，肝脏开始释放储存的葡萄糖，以保证稳定的供应。

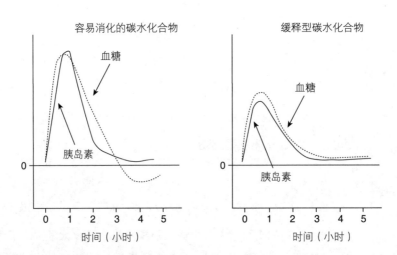

人体对不同类型的碳水化合物的反应。与缓释型碳水化合物相比，容易消化的碳水化合物会使血糖水平和胰岛素水平上升得更快、更高，并且下降得也更厉害。

在你吃了含易消化的碳水化合物零食或一顿饭后，你的血糖水平会飙升。由此，身体会相应产生大量胰岛素来降低血糖水平。而胰岛素降低血糖时，有时速度太快，有时幅度过大。所以，如果胃或肠道中没有更多可消化的碳水化合物，即使肝脏开始释放储存的葡萄糖，你的肠道和大脑也会发出饥饿信号，让你吃更多的食物。相比之下，缓释型全谷物食品会使这种"葡萄糖-胰岛素过山车效应"变得平稳。因为消化系统需要更长的时间将全谷物分解成葡萄糖分子，所以血糖和胰岛素水平上升得更慢，峰值也更低。这样一个缓慢消化的过程也意味着需要更长的时间你才会感到饥饿。

玉米糖浆不是罪魁祸首

在过去的 50 年里，美国人的饮食发生了巨大的变化，其中之一就是人们如何满足对糖的渴望。20 世纪 70 年代以前，人们几乎完全依赖于甘蔗和甜菜中的蔗糖（食糖），加上少量的蜂蜜、枫糖和糖蜜。如今，美国人吃的糖一半以上都来自玉米，其中大部分是以高果糖玉米糖浆的形式存在。从含糖碳酸饮料到番茄酱和婴儿食品，它无处不在。

为什么要改变？因为高果糖玉米糖浆尝起来比蔗糖甜，也更容易添加在饮料里。而且，高果糖玉米糖浆比蔗糖便宜。

高果糖玉米糖浆被认为是肥胖大流行背后的罪魁祸首之一，这是有原因的：它使用量的激增与肥胖率的上升密切相关。

人体对果糖的代谢不同于葡萄糖。蔗糖是由一分子葡萄糖和一分子果糖组成的，因此蔗糖中葡萄糖和果糖的含量是相等的（两者都是 50%）。高果糖玉米糖浆中葡萄糖和果糖的含量几乎相等（55% 果糖和 45% 葡萄糖）。因此，蔗糖和高果糖玉米糖浆对血糖、胰岛素和新陈代谢的生理影响几乎相同。

有些人声称他们通过减少饮食中的高果糖玉米糖浆减肥成功。可能是因为这样，但也可能不是因为这样，而是因为他们的饮食中不含高果糖玉米糖浆，他们摄入的添加糖就少了，摄入的热量自然就少了。

到目前为止，高果糖玉米糖浆似乎并没有比任何其他添加糖带来更严重的饮食问题。所以，把含高果糖玉米糖浆的碳酸饮料换成含"天然糖"的碳酸饮料并不会改善你的健康状况。重要的是，你应该限制糖的摄入量。

世界卫生组织建议将添加糖提供的热量控制在每日能量的10% 以下（大约 12 茶匙或 50 克），而从添加糖中获得的热量低于 5%"将提供额外的健康益处"。[4]

胰岛素抵抗的问题

越来越多的人的身体器官和组织对胰岛素没有产生应有的反应。身体本应去压制"肆意吃糖"的反应，但现在很多人失去了这一反应。对胰岛素的抵抗使血糖水平长时间处于高峰，并迫使胰腺产生更多的胰岛素，以便将葡萄糖堵在细胞中。这就像一个过度工作但维护不足的水泵，胰腺中的胰岛素可能会因为生成细胞而耗竭，最终无法产生足够的胰岛素来控制血糖。胰岛素抵抗和胰岛素分泌不足是2型糖尿病的早期症状，曾被称为非胰岛素依赖型糖尿病和成人发病型糖尿病。

有4个关键因素会导致胰岛素抵抗。

肥胖是最重要的因素。你的体重超出健康范围越多，机体处理葡萄糖的能力就越弱。

缺乏运动也是重要的因素。即使你的体重在健康水平，你的活动量越少，你的肌肉与脂肪之比也会越低。脂肪细胞处理葡萄糖的效率不如肌肉细胞，尤其是经常锻炼的肌肉细胞。你的肌肉量越少，从血液中清除葡萄糖就越困难。体育锻炼可以增加你的肌肉量，提高肌肉细胞清除血液中葡萄糖的能力。即使在你休息或睡觉的时候，肌肉细胞也在发挥作用。

膳食脂肪在胰岛素抵抗中扮演着一个重要角色。如果多不饱和脂肪摄入不足而反式脂肪摄入过多，会导致胰岛素抵抗效应增强。

基因也起着一定的作用。美洲原住民、太平洋岛民和亚洲人比欧洲人更常出现胰岛素抵抗问题。但是，和其他人一样，对胰岛素抵抗有先天遗传倾向的人可以通过保持苗条的身材、积极运动和合理饮食来避免这个问题。

胰岛素抵抗不仅仅是血糖问题，它还与许多其他问题和疾病有关，包括甘油三酯高、高密度脂蛋白胆固醇低，以及高血压、心脏病和某些癌症。

高碳水饮食对那些超重的人危害更大

相比较瘦的人，高碳水饮食给超重的人带来的问题更糟糕。例如，在护士健康研究中，那些超重的女性食用含大量容易消化的碳水化合物食物使得心脏病发作的概率明显增大。此外，其中一项试验是要求参与者进行低脂高碳水饮食，结果显示高密度脂蛋白胆固醇和甘油三酯水平也会影响心脏的健康，而不只是血糖和胰岛素水平。[5]这些影响在超重人群中更为明显。

简而言之，对超重和缺乏运动的人来说，低脂高碳水饮食法可能是一种糟糕的饮食法。而真正有利于他们健康的饮食方法是：少摄入精制碳水化合物，多摄入优质蛋白质和健康的脂肪，多吃全谷物食品。不管你是否超重，从精制谷物到全谷物的转变对你都是有好处的，因为你将摄入更多的微量营养素。

血糖指数：碳水化合物如何影响你的血糖

一些富含碳水化合物的食物会使血糖水平突然升高，另一些则使血糖水平的速度更为缓慢，就像你在电视广告上看到的那些缓释胶囊一样。

不久前，人们根据经验判断，简单碳水化合物会导致血糖和胰岛素水平快速升高，而复合碳水化合物会使此反应延迟。但是，多伦多大学的营养研究员大卫·詹金斯和他的同事系统测试了不同食物对血糖水平的影响，推翻了这一传统观点（见第128页"测量血糖指数和血糖负荷"）。衡量某一食物中的碳水化合物对血糖影响的指标被称为血糖指数，它反驳了所有复合碳水化合物都有益、所有简单碳水化合物都有害的观点。[6]食物的血糖指数越高，它对血糖水平和胰岛素水平的影响就越快、越强。以葡萄糖（用来快速补充血糖）赋值100分作为参考值，在常见食物的血糖指数和血糖负荷表中，任何低于55分的食物都被认为是低血糖指数的食物。

低血糖指数的食物和糖尿病之间的关系

随着时间的推移，高血糖水平和对胰岛素的高需求将损害胰腺中的胰岛素分泌细胞，导致 2 型糖尿病。证据表明，高血糖指数的食物会使患这种疾病的风险升高。在大型队列研究中，我的研究团队以及其他研究人员均发现，食用高血糖指数的食物的人患 2 型糖尿病的风险更高。在对护士健康研究和健康专业人员随访研究的最新数据的分析中也证实了这一点。[7] 我们对 17.5 万名女性和男性进行了长达 24 年的随访调查，其中 15027 人患了 2 型糖尿病。在这 3 组队列研究中，食用高血糖指数的食物的参与者比食用低血糖指数的食物的参与者患糖尿病的概率大 33%。[8]

一项对药物而不是饮食的大型研究进一步证明了我认为的决定性证据，即血糖指数和糖尿病的发展之间存在因果关系。这种药物叫作阿卡波糖片（拜唐苹），长期以来一直被用于治疗糖尿病，它主要抑制机体将淀粉分子转化为葡萄糖分子的能力。实际上它是将高血糖指数的食物转化为低血糖指数的食物，但又不影响食物中膳食纤维或微量营养素的含量。在一项比较阿卡波糖片和安慰剂的大型随机试验中，服用该药的患者患糖尿病的风险降低了 25%，患心血管疾病和高血压的风险也有类似的降低。[9]

有些食物的血糖指数排名和你的猜测完全一样。

一个苹果的血糖指数是38，一杯传统燕麦片的血糖指数为58，30克果汁软糖的血糖指数为78，其他食物的排名则让人感到意外。玉米片是一种复合碳水化合物，血糖指数在80以上。而冰激凌和士力架（大多数人认为这些属于简单碳水化合物）的血糖指数比白面包（一种典型的复合碳水化合物）的要低。令人意外的是，如果将面粉磨得很细，全麦面包的血糖指数会和白面包的一样高。然而，全麦面包的膳食纤维含量较高，且含有其他营养成分，所以说它是一种健康的食物。

高血糖指数的食物可通过迅速提高血糖水平来快速提供能量。（这也是一些使用胰岛素治疗糖尿病的人在旅行或锻炼时要携带葡萄糖片的原因之一。）但是，这类食物也同样会导致血糖水平的迅速下降，可能会引发饥饿感。相比之下，低血糖指数的食物释放葡萄糖更稳定、更持久，使人可以在较长时间内不出现饥饿感。现在也有强有力的证据表明，食用低血糖指数的食物将有助于预防糖尿病（见第131页"全谷物可以预防糖尿病"）。

> **速览：比较碳水化合物、脂肪和蛋白质**
>
> 全谷物食品和其他低血糖指数的食物比精制碳水化合物食物对你更有益。然而，与健康的不饱和脂肪和蛋白质相比，所有富含碳水化合物的食物，无论其血糖指数如何，均可使血液中的甘油三酯水平和血压升高，并降低保护性高密度脂蛋白胆固醇水平。[10] 所以，用全谷物食品代替精制谷物食品是明智之举。当然，将其中一些谷物换成不饱和脂肪或蛋白质可能更好。

血糖负荷：碳水化合物的含量也很重要

虽然食物的血糖指数至关重要，但这只是一部分。食物对血糖水平和胰岛素水平的全部影响取决于其血糖指数和你的碳水化合物摄入量（蛋白质和脂肪对血糖的影响很小）。

因此，我和同事提出了"血糖负荷"的概念，它是指某种食物的血糖指数与其碳水化合物（克）含量的乘积。和血糖指数一样，血糖负荷越低越好。最好每餐都有血糖负荷不超过10的食物，如豆类及其制品、富含膳

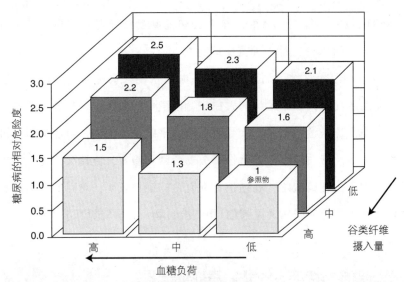

低膳食纤维和高血糖负荷的综合风险。在护士健康研究中，饮食中谷类膳食纤维含量较低、血糖负荷高的女性患糖尿病的概率是其他女性患糖尿病的概率的2倍。

食纤维的水果、蔬菜等。一些血糖负荷为11～19的食物，如燕麦片、红薯和全麦饼干也不错。高血糖负荷（20及以上）的食物包括含糖饮料、果汁、白米饭、炸薯条、烤土豆以及比萨，最好少食用。

血糖负荷比食物含糖量或血糖指数更能反映食物对人体生化的影响。这一点很重要：一些畅销的饮食书警告人们不要吃胡萝卜，因为胡萝卜的血糖指数很高。但实际上，胡萝卜大部分都是水，只含有少量碳水化合物。另外你还要考虑食物中的其他营养素。例如，市面上大多数全麦面包的血糖负荷只是比白面包的略低，因为淀粉在这两种食物中都被磨成颗粒。但相比之下，全麦面包仍然是更好的选择，因为它可以提供白面包没有的膳食纤维和其他营养素。最好的是粗粮全麦面包，它的血糖指数也较低。

虽然血糖指数和血糖负荷是帮助你选择应该吃什么的有用指标，但不要依据它们来构建你的整个饮食结构。一些富含碳水化合物的食物提供的不仅仅是糖，比如水果和蔬菜可以提供膳食纤维、维生素、矿物质以及大量活跃的植物化学物质，未加工或轻度加工过的谷物亦是如此。血糖负荷的最大价值可能是帮你选择各种食物。你在选择小食或正餐时，选择低血糖负荷的食物可能对你的心脏和胰岛素生成细胞更有利。

常见食物的血糖指数和血糖负荷（相对于葡萄糖）

血糖指数和血糖负荷提供了食物如何影响血糖水平和胰岛素水平的信息。某种食物的血糖指数或血糖负荷越低，该食物对血糖水平和胰岛素水平的影响就越小。血糖指数低于 55 被认为是低血糖指数，血糖负荷低于10 被认为是低血糖负荷。

食物	份量	血糖指数（%）	碳水化合物（克）	血糖负荷*
薄饼	2 个（直径 15 厘米）	83	56	46
脆玉米片	1 杯	81	48	39
全谷物麦片	1 杯	76	40	30
早餐麦片	1/2 杯	71	41	29
可口可乐	355 毫升	63	39	25
蔓越莓汁	1 杯	68	36	24
白米饭	140 克	64	36	23
果汁软糖	30 克	78	28	22
士力架	1 条（51 克）	68	32	22
葡萄干麦片	1 杯	61	35	21
意大利面	1 杯	42	47	20
麦丝卷	2 小块	75	20	15
土豆泥	1 杯	74	20	15
脆谷乐	1 杯	74	20	15

食物	份量	血糖指数（%）	碳水化合物（克）	血糖负荷*
燕麦片	1 杯	58	22	13
香蕉（熟，中等大小）	1 根	51	25	13
橙汁	1 杯	52	23	12
白面包	1 片	70	14	10
草莓酱	1 汤匙	51	20	10
比萨	2 片	36	24	9
全麦面包	1 片	71	13	9
家乐氏全麦维	1/2 杯	42	21	9
英式松饼	1 块	77	11	8
冰激凌	1/2 杯	61	13	8
食糖	1 茶匙	68	10	7
茄汁焗豆	1 杯	48	15	7
苹果（中等大小）	1 个	38	15	6
黑麦粗面包	1 片	41	12	5
脱脂牛奶	1 杯	32	13	4
胡萝卜	1/2 杯	47	6	3

*某种食物的血糖负荷是指该食物的血糖指数乘以其碳水化合物的含量（克）。

资料来源　福斯特－鲍威尔·K.，霍特，S.H.，布兰德－米勒，J.C.，《国际血糖指数和血糖负荷表》，美国临床营养杂志 62（2002）：5-56。

什么决定了食物的血糖指数和血糖负荷？

你可以看到的一个明显的情况是，由精制谷物制成的食物（如白面包、百吉饼和薄脆饼干）对血糖有快速而强烈的影响。那些不太精细的食物（如粗粮全麦面包、燕麦片和糙米）与豆类、蔬菜和水果一样，血糖指数相对较低。

有几个因素决定了特定食物中碳水化合物被分解的速度，以及由此产生的葡萄糖被吸收到血液中的速度。

- **淀粉颗粒的膨胀（糊化）程度**。煮土豆或烤土豆中的淀粉颗粒在水的作用下或受热时会溶胀、破裂，这样的淀粉颗粒比糙米中不易溶胀的淀粉颗粒更容易消化。

- **食物的加工程度对血糖指数的影响**。把小麦研磨成超细的面粉会大大提升消化酶的消化率，并且小麦还被剥去了一层具有保护作用且难以消化的纤维外皮，这层外皮可以暂时阻止酶消化淀粉。普通的燕麦片是碾碎的燕麦颗粒，它的血糖指数比完整或切碎的燕麦（通常称为钢切燕麦）的要高。即食燕麦片的血糖指数甚至更高。

- **食物中膳食纤维的作用**。当难以消化的膳食纤维通过肠道时，它会带走已经部分消化的食物，保护其不被立即消化，从而使葡萄糖缓慢释放到血液中。

- **食物中脂肪对血糖的影响**。脂肪会延长食物离开胃进入肠道的时间。所以，富含脂肪的食物可以减缓血糖水平的升高。

- **其他食物对血糖的影响**。醋或柠檬汁等酸性物质可以减缓淀粉转化为糖的速度，脂肪也是如此。这意味着一顿饭的血糖指数受到这顿饭各种食物的综合影响。也就是说，吃低血糖指数的食物而不是高血糖指数的食物，可以减轻全部饮食对血糖的影响。

建立食物血糖指数数据库是一个相对缓慢而艰难的过程。这是因为每一种食物都必须在许多参与者身上进行测试，并且每个参与者都必须接受多次测试。测试基本步骤是一样的。一个健康的参与者需要提前一晚禁食，第二天早上喝一杯溶解了50克葡萄糖的水（或者吃50克白面包）。在接下来的两小时内，研究人员间隔一定的时间采集参与者的血液样本，以测量其血糖水平。在另一次测试时，同一位参与者吃足够的测试食物，如煮熟的土豆、全麦面包、猕猴桃、冰激凌等，同样摄入50克含碳水化合物的食物，再在接下来的两小时内研究人员对其进行血液采样。某种食物的血糖指数可以通过一个人对测试食物的血糖反应水平与他对纯葡萄糖或白面包的血糖反应水平相比得出。表格中的数字代表百分比。例如，黑豆的血糖指数为30，这意味着它们升高血糖的幅度仅为纯葡萄糖的30%。

因为每个人对食物的消化程度和对葡萄糖的反应略有不同，所以表中的血糖指数通常是8～10名参与者的平均值。

一旦掌握了食物的血糖指数，计算血糖负荷就很容易了。它是用血糖指数乘以食物中碳水化合物的含量。例如，1/4个哈密瓜的血糖指数为65，含碳水化合物5.6克，血糖负荷约为3.6（65%乘以5.6）；一份土豆泥的血糖指数为74，含碳水化合物20克，则血糖负荷为15。

完整谷粒、全谷物和精制谷物

有各种描述谷物的术语，以下是我使用的重要术语。完整谷粒指那些几乎没有经过加工的谷物，即使它们已经被加工过，它们的外观看起来仍和收割时大致一样。全谷物包括完整谷粒，也包括经过研磨、切碎、蒸煮等加工过程但没有被除去任何部分的谷物。

"精制"一词意为"在粗制品上加工，除去杂质"，这当然适用于精制谷物。遗憾的是，通过精制除去的"杂质"包括膳食纤维、维生素、矿物质和其他各种有益的微量元素和植物化学物质。

让我们以小麦为例。小麦和美国各地庭院和公园里的草是亲缘植物。它空心的茎支撑着一个有许多麦粒的麦穗。我们的祖先经常会从这种植物中获得谷物，现在许多人的饮食中仍然有小麦仁。如今，大部分小麦都经过了加工、精制。首先，研磨会磨碎小麦仁，使富含淀粉和碳水化合物的中心（胚乳）与深色的、富含膳食纤维的麸皮和胚芽分离。然后，一系列研磨机器将胚乳磨成粉状，制成白色的面粉。如果小麦不去除麸皮和胚芽被研磨成细细的面粉，从技术上讲，它还是一种全谷物产品，因为小麦所有原始的部分仍然存在，但它不再是完整的了。

每次研磨小麦都会丢失一些成分。去除胚芽也会去除不饱和脂肪和脂溶性维生素，去除麸皮会带走膳食纤维、镁和更多的维生素。当小麦被制成白面粉时，最终的产品从科学和营养角度来看，都不如原产品好。

如果完整谷粒如此健康，为什么我们不食用它们，而食用经过精加工的产品呢？这其中部分原因是因为我们的认知。当我们一旦可以对小麦进行精加工，市场就会认为白面粉比全谷物面粉的纯度更高。起初，白面粉对上层阶级来说是一种新奇事物。由它制成的面包和糕点比那些用全谷物面粉制成的更轻盈膨松。随着时间的推移，购买白面粉成了社会地位上升的象征。这种转变也是由储存面粉的现实情况所导致的：白面粉因为几乎没有全谷物面粉中的健康油脂，所以可以保存更长时间；而全谷物面粉就必须更快地使用和（或）冷藏。

在过去的40年里，我和我的同事一直在研究精制谷物食品和全谷物食品对健康的影响，我们得到了20多万名参加护士健康研究、护士健康研究Ⅱ

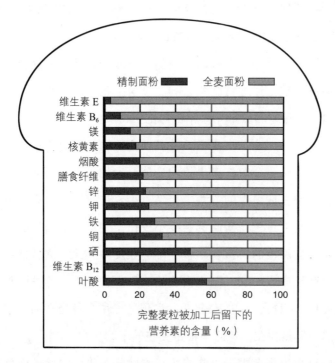

营养流失。当粗粮被精制后，重要的营养成分就流失了。正如图中所示，这种损失可能是巨大的。例如，精制面粉中维生素 E 的含量仅为全麦面粉的 5%。

全谷物食品和体重控制

因为全谷物食品对血糖和胰岛素的作用缓慢而温和，以及摄入大量膳食纤维后而产生的饱腹感，都有利于人更好地控制体重。我和同事研究了 3 项长期队列研究中近 17.3 万人受到的全谷物的影响。在 24 年的追踪调查中，那些每天吃全谷物食品的人比那些很少吃全谷物食品的人体重增加的可能性更小或增重更少。[11] 全谷物食品可以帮助你保持饱腹感，从而使你减少进食。

和健康专业人员随访研究的参与者的帮助。这项研究的结果令人信服：全谷物及其制成的食品显然比精制碳水化合物食物或土豆更有利于人保持良好的健康状况，并且前者还对各种慢性疾病有较强的预防作用。世界各地的其他研究也得出了同样的结论。

全谷物可以预防糖尿病

过山车般的血糖水平和含膳食纤维的麸皮的流失不仅会让你很快出现饥饿感，还会引发糖尿病。

我和同事研究了所有护士健康研究和健康专业人员随访研究的参与者的饮食数据：在20世纪80年代我们首次收集饮食数据时他们还没有患糖尿病，在20多年的追踪调查中，我们发现1.5万名参与者患上了2型糖尿病。饮食血糖指数高的参与者比饮食血糖指数低的参与者患糖尿病的概率小33%。[12]进行高血糖指数、低膳食纤维饮食的参与者患2型糖尿病的概率要大60%。研究发现，吃高膳食纤维、冷谷食早餐似乎有助于使患糖尿病的风险降低，而喝软饮料，吃白面包、米饭、炸薯条和煮土豆都可能使患糖尿病的风险升高。

尽早养成健康的饮食习惯，最好在儿童时期就养成，这对长期健康是有好处的。关于如何预防糖尿病的最好方法是，无论你多大年龄，如果你想现在就远离糖尿病，那么从今天开始就培养健康的饮食习惯，积极锻炼，这样未来患糖尿病的风险就会低。这是一个回报极大的投资，同时也会带来其他的好处，如降低患心脏病和癌症的风险。但其中一些益处可能需要数年才能显现。

全谷物意味着更低的心脏病发病率

除了糖尿病，精制谷物食品还会带来其他问题。它们还与心脏病和脑卒中的发病率有关。

护士健康研究的报告显示，那些食用全谷物食品的女性（平均每天食用2.5份）比那些很少食用全谷物食品的女性（大约每周1份）患心脏病的概率小30%。[13]她们吃的全谷物食品大部分是全谷物早餐麦片、糙米和全麦面包。我们估计，与不含膳食纤维的早餐相比，吃一碗含有约5克膳食纤维的冷谷物早餐可以将患心脏病的概率减小约1/3。其中，超重的女性比苗条的女性明显受益更多。这些益处在其他关于心脏病的长期研究中也得到了一致证实。已有一些长期队列研究的系统回顾和荟萃分析表明，高血糖指数和高血糖负荷的饮食会使与脑卒中和心脏病相关的死亡风险升高。[14]

全谷物也可以改善胃肠道健康

在美国，便秘是第一大胃肠道疾病。它影响着6000多万美国人，每年有400多万人因便秘去医院就诊，其中有3/4去急诊就医。[15]美国人每年在非处方泻药上的花费就超过10亿美元。但是，有一种方法可以解决这个问题：吃富含膳食纤维的食物。全谷物中的膳食纤维颗粒可以使粪便松软，有助于避免这个麻烦问题的出现。

另外两种常见的胃肠道疾病是憩室病（结肠内形成微小的、容易受刺激的囊袋）和憩室炎（在这些囊袋里发生的疼痛性炎症）。谷物、水果和蔬菜中的膳食纤维能使粪便保持松软，降低肠道内的压力，有助于预防憩室病。

对癌症的不确定影响

尽管早期有一些研究表明，摄入更多的全谷物或膳食纤维可以降低患口腔癌、胃癌、结肠癌、胆囊癌和卵巢癌的风险，但后来更大规模的研究并没有得到一致结论。来自护士健康研究、健康专业人员随访研究和世界各地的其他大型队列研究的结果表明，多摄入膳食纤维的人患结直肠癌的风险并不低。[16]

然而，摄入膳食纤维的时间可能很重要。在护士健康研究的中年参与者中，我们发现膳食纤维摄入量与患乳腺癌的风险之间并没有联系。在护士健康研究II中，我们发现在青少年时期摄入更多的膳食纤维，可以降低日后患乳腺癌的风险。[17]

即使富含膳食纤维的全谷物食品对癌症没有影响，它们对心脏病和糖尿病的影响也足以使我们有充分的理由吃全谷物食品，而不是那些精制谷物食品。

为什么完整谷粒和全谷物更好呢？

目前，人们已经发现全谷物中的一些成分是可以降低患心脏病和糖尿病风险的。但从全谷物中分离出能降低患心脏病和糖尿病风险的成分几乎是不可能的。全谷物中的膳食纤维可以延缓葡萄糖进入血液的速度，减少胰腺中胰岛素分泌细胞的工作。膳食纤维有助于降低血液中的胆固醇水平，还可以加速人体天然抗凝剂的分泌，有助于防止形成血栓，进而预防心脏病或中风。全谷物中的维生素E等抗氧化剂可以避免低密度脂蛋白胆固醇与氧发生反应，这是动脉粥样硬化早期形成的关键一步。植物雌激素可以预防某些癌症。许多谷物的麸皮含有必需的矿物质，如镁、硒、铜和锰，这些元素对降低患心脏病和糖尿病的风险可能很重要。

把小麦从颖壳中分离出来

什么是全谷物食品？这看起来不是一个很难答的问题，但它确实是。一部分原因是因为我们对所吃的食物缺乏了解；另一部分原因是食品制造商急于推销自己的产品，声称其对健康有益，于是他们紧紧追随膳食纤维/全谷物的潮流，一发不可收拾。在你最喜欢的超市里逛逛，你就会明白我的意思：通用磨坊托塔尔麦片是一种全谷物早餐麦片，而桂格麦片不是；纳贝斯克全麦饼干和小麦薄脆饼干都是全麦饼干，而奇宝妙香梳大多是由精制面粉制成的。

有时候全谷物食品很容易识别。糙米是全谷物食品，米饭不是。但是，大多数情况下，全谷物食品和精制谷物食品都需要精明的消费者来区分。你必须以食品评论家的敏锐眼光来阅读食品包装上的文字，注意全谷物食品和精制谷物食品之间的细微差别。如果包装上写着"由面粉制成"，那么它可能是全谷物产品，也可能只是一个广告噱头，实际是由完全精制的面粉制成，如最柔软、最精致的白色蛋糕粉就是"用面粉制成的"。真正的全谷物食品的包装上的配料表中应该是全麦、全燕麦、全黑麦或者其他全谷物。100%的全谷物产品的包装上不应该列有其他类型的谷物制品，但美国食品药品监督管理局在这一点儿上没有明确规定。事实上，如果一种产品所用的谷物中有51%是全谷物，那么它就可以被标注为全谷物产品；剩下的可以是精制淀粉。

全谷物麦片和麦芽粉严格来说都不是全谷物食物。全谷物麦片缺乏富含维生素和油脂的胚芽，而麦芽粉缺乏富含膳食纤维的麸皮。两者都缺少含有淀粉的胚乳。如果你的饮食有很多精制谷物，添加麸皮和小麦胚芽是有用的，但这种饮食还是不如全谷物饮食，比如谷物的外壳可以减缓身体对淀粉的吸收速度。

"哈佛健康饮食金字塔"和"哈佛健康饮食餐盘"强调了在日常饮食

低碳水声明

当阿特金斯饮食法风靡美国时，食品公司纷纷推出新产品。即使在今天，你仍然可以买到低碳水的面包、百吉饼、麦片、意大利面、冰激凌、巧克力和啤酒。书、杂志和网络提供了遵循低碳水生活方式的建议，你可以找到相当多的低碳水饮食建议！

虽然低碳水食品消费在 21 世纪中期达到顶峰，但如今美国人每年仍会购买价值数百万美元的"低碳水"产品。而"低碳水"一词并没有得到美国食品药品监督管理局的批准，该局并不允许食品公司在食品包装上使用这个词，因为它还没有明确的定义。但这并没有阻止精明的市场营销者，他们用诸如"智能碳水""友好的碳水""净碳水"之类的术语蒙混过关。

一些所谓低碳水食品是我们多年来一直食用的、碳水化合物含量本身就较低的食品，比如沙拉酱和花生酱，如今它们只不过被贴上了新标签；另一些则经过改造或重新调配，以减少可消化的碳水化合物。食品公司通过几种方式来做到这一点：用膳食纤维、大豆蛋白和低碳水高蛋白的大豆面粉来代替精制面粉；用不易消化的糖醇（如山梨糖醇）代替糖；添加更多的脂肪。

这些变化不一定是坏的，但可能会误导消费者。许多消费者错误地将"低碳水"等同于"低热量"。事实上，许多低碳水化合物食物提供的热量与普通碳水化合物食物一样多，有时甚至更多。但低碳水化合物食物的价格更高，进行低碳水饮食会让你在食物上的花费几乎翻倍。所以值得怀疑的是，你是否从中获得了最好的营养。

中加入全谷物食品的重要性。

付诸实践

吃全谷物食品对健康有诸多好处，为什么大多数美国人每天吃的全谷物食品很少呢？

第一，人们不习惯吃全谷物食品。第二，它们并不容易买到。目前，你只能在健康食品店和有机食品店找到像全谷物面食、全麦古斯米和碾碎干小麦等全谷物食品。要想在餐馆或自助餐厅找到它们是不太可能的。第三就是常见的时间问题：许多全谷物的烹饪时间比精制谷物食品的更长。例如，糙米的烹饪时间是大米的2倍。

碳水化合物与膳食纤维的比例

虽然"全谷物"已经成为健康饮食的热门词汇，但并不是所有贴有这个标签的食物都值得食用。例如，一些食品厂商会将含糖的水果谷物圈宣传为全谷物。要找到健康的全谷物，可以根据《美国居民膳食指南》的建议，选择那些在配料表中的任何谷物之前都有"全谷物"字样的食物，且食物含有少量或不含添加糖。水果谷物圈添加了10克糖且第四大原料才是全谷物燕麦粉，所以肯定不符合真正的全谷物的标准。你也可以查看全谷物协会关于"全谷物"的定义：如果一种产品每份含有至少8克的全谷物，那么该产品包装上可以印上"全谷物"标签。

还有一种方法可以确定食物是否为全谷物，即确保食物中每10克碳水化合物中至少含有1克膳食纤维（2～5克更好）。[18]为什么比例是1：10？因为这大概是真正的全谷物（如未加工的小麦）中膳食纤维与碳水化合物的比例。如果不是真正的膳食纤维，比如菊粉或其他人工添加的膳食纤维，那就不是这样的比例。

小心添加糖

我们的身体不需要大量碳水化合物，当然也不需要添加糖。然而，美国人平均每天摄入 20 多茶匙的添加糖，约为 300 多千卡的热量。其中大部分的糖来自加工食品和方便食品，最多的是早餐麦片和含糖饮料（如碳酸饮料和果汁）。例如，一份黄金燕麦脆含有 14 克糖，一半以上的热量由糖提供；一罐可乐含有 10 茶匙的添加糖。

《美国居民膳食指南（2015）》建议从添加糖中获取的热量不超过每日总热量的 10%（大约 13 茶匙糖）。美国心脏协会建议的标准甚至更少：对大多数女性来说，每天从添加糖中摄入的热量不应超过 100 千卡（约 6 茶匙或 24 克糖）；男性每天不应超过 150 千卡（约 9 茶匙或 36 克糖）。

由于美国食品药品监督管理局要求食品公司只在营养成分表上列出糖的总含量，所以要知道加工食品或包装食品中是否含有添加糖并不容易。由于食品中含有大量添加糖的成分，所以要计算添加糖的含量就变得更困难。以下是一些常见的添加糖：龙舌兰花蜜、红糖、蔗糖、玉米甜味剂、玉米糖浆、脱水甘蔗汁、果糖、浓缩果汁、葡萄糖、高果糖玉米糖浆、蜂蜜、转化糖、麦芽糖浆、麦芽糖、枫糖浆、糖蜜、原糖等。

美国食品药品监督管理局在 2016 年颁布了一项规定：食品公司必须在营养成分表中列出除总糖之外的添加糖，因此检测添加糖变得更加容易了。

一直在寻找新市场和新营销理念的食品行业正在试图打破最后的屏障。现在，越来越多的流行食品店提供了可供选择的全谷物食品。你现在可以选择速熟的糙米（尽管它的血糖指数更高），它和米饭一样，在

20分钟内就可以做好。当然更好的做法是，提前一天或用更长的时间慢煮糙米，需要吃时再用微波炉加热。

谷物中的麸质：对某些人来说是危险的

无麸质食品已经成为最新、最流行的健康食品。超市的过道上摆满了标有"无麸质"的产品，现在许多餐馆也提供无麸质的食品。

麸质是一种主要存在于小麦、黑麦和大麦中的蛋白质混合物。它帮助面团发酵并保持形状。

乳糜泻患者对麸质不耐受，哪怕是少量麸质。他们的身体错误地对这种蛋白质产生了免疫反应，而这种对麸质的攻击又损害了小肠黏膜。仅仅50毫克的麸质（只是一点儿面包屑的重量）就足以引起麻烦。由此产生的免疫反应会干扰食物中营养物质的吸收，还会引发许多症状，如胀气、腹胀、腹部绞痛、腹泻、体重减轻和皮疹。随着时间的推移，麸质可能导致骨质疏松、不孕症、神经损伤和癫痫等问题。

乳糜泻患者尽可能不吃含麸质的食物。尽管有大量无麸质食品可供他们选择，但麸质可能潜伏在意想不到的食物中，如酱油、炸薯条、肉制品、罐装汤和酱汁以及草药补充剂。

与其相关的一种疾病，称为麸质敏感或非乳糜泻的麸质敏感，会产生类似于乳糜泻的症状，但不会对肠道造成损害。许多人错误地认为麸质对健康有害，甚至对那些没有乳糜泻或没有麸质抗体的人也是如此。事实上，到目前为止，护士健康研究、健康专业人员随访研究或其他大型队列研究都没有证据表明麸质摄入量高与健康状况较差有关。

如果你和医生认为是麸质引起了你的健康问题，那你最好抽血化验以检查你体内是否存在可能会导致乳糜泻的抗体。要在饮食中去除麸质之前请先进行血液检查。如果在血液检查时你已经有一段时间没有摄入麸质，那你是否患有乳糜泻或麸质敏感就很难判断。因为检测是看你的身体对麸质的反应，如果你都没有吃过含麸质的食品，也就无法进行检测。

如果你打算吃无麸质食品，你就需要通过其他方式来补充缺乏的营养素。在美国，面包和谷物是叶酸和其他 B 族维生素的重要来源。许多无麸质面包和谷物则缺失了维生素。B 族维生素摄入不足对任何人来说都是一个问题，对于怀孕或备孕的女性则更令人担忧，因为她们需要充足的叶酸来预防胎儿的先天性脊柱裂。如果你打算进行无麸质饮食，请服用多种维生素及矿物质的补充剂，以确保能够获取所需的维生素和矿物质。

这里有一些在你的饮食中添加更多全谷物的建议。随着你对这些美味的胃口越来越大，你可以添加新的谷物或相关产品。

- **早餐吃全谷物**。养成每天早上吃一碗全谷物麦片的习惯。如果你偏爱热的食物，那试试老式燕麦片或钢切燕麦。即食燕麦片比其他的选择都好，但它的血糖指数比轻度加工的燕麦的要高。如果你更喜欢吃冷食，那就找一种配料表上有全麦、燕麦、大麦或其他谷物的麦片。你可以选择惠特斯麦片、宝氏全谷物麦片和葡萄干麦片、奇克斯无麸质麦片、碎麦片等。

- **选择全麦面包**。选择全麦面包而不是精制谷物面包。再检查一下面包的包装，确保配料表中第一种成分中有"全麦"的字样。你可以买到全麦的皮塔饼和小圆面包。

"假的"膳食纤维：那就算了吧！

一般为了提高无膳食纤维食物（如酸奶、饼干、冰激凌、减肥饮料等）中纤维素的含量，食品公司开始使用纤维添加剂，如纤维素、瓜尔胶、果胶、刺槐豆胶、羟丙基甲基纤维素、菊粉、麦芽糊精和聚葡萄糖等。你千万别被这些添加剂骗了，它们不像富含膳食纤维的天然食物那样有益于健康。

这些人造膳食纤维不像食物中的膳食纤维一样能够提供维生素、矿物质和其他微量元素。而且，它们也不会像部分包裹碳水化合物的全谷物纤维一样，会减缓消化系统对葡萄糖的吸收。

以前，食品公司可以在营养成分表上将合成纤维和经纯化的膳食纤维列为常见的膳食纤维。从2018年开始，美国食品药品监督管理局要求企业向其提交文件，以证明这些添加剂至少有一种对健康有益的效果，比如通便效果，但它们可能没有像真正食物中的膳食纤维那样还有一些其他好处。

花几分钟检查一下食物的配料表，看看食物中的膳食纤维来自哪里。如果包装上面列出的是人造膳食纤维，那么请考虑选择含有真正膳食纤维的食物。

- **少吃土豆**。用糙米代替土豆，或者大胆尝试一些"新式"谷物食物，如荞麦仁、碾碎干小麦、脱壳燕麦、未处理过的麦仁、小米、藜麦、脱壳大麦等。

- **全谷物意大利面也是一种很好的选择**。你可以在超市里找全谷物意大利面。如果你觉得这种面太难嚼，可以选择由半全麦面粉和半白面粉制成的意大利面。

- **用全麦面粉烘焙**。烘焙时试着用全麦面粉代替白面粉。先从一份全麦面粉和三份白面粉的混合物开始。如果你喜欢这样的口感，可以试着逐渐增加全麦面粉，减少白面粉。有一些公司出售一种叫"白小麦粉"的全麦面粉，它的口感和味道比传统全麦面粉的更好，因为它的膳食纤维含量较少。食品店里现在也售卖提前做好的全麦比萨面饼。

速览：糖的含量

阅读营养标签时请记住一点：

4 克糖 =1 茶匙糖 =15 千卡热量

第七章

选择来源更健康的蛋白质

未来的医生将不再用药物治疗疾病，而用营养来预防和治疗疾病。

——托马斯·爱迪生

我们对蛋白质在饮食和健康中的作用了解得相对较少，但这并不是说蛋白质并不重要，相反它非常重要。我们之所以了解得较少，是因为对蛋白质与健康和疾病之间的关系研究没有像食物的其他主要成分一样深入。迄今为止，相关研究的重点主要集中在儿童和成人所需的蛋白质最低摄入量上。摄入多少蛋白质才是最合适的，动物蛋白质好还是植物蛋白质好，高蛋白饮食是否比低脂高碳水饮食更有利于减肥或控制体重等重要问题就很少有人关注了。关于大豆和减肥之间关系的有趣研究引发了人们对蛋白质的兴趣，这些研究也给我们提供了更多的信息。

我们希望能获得更多关于蛋白质有益健康的消息，那么多摄入植物蛋白质（比如多吃豆类和坚果），多吃鱼肉和鸡肉，少吃红肉，少摄入乳制品是重要的健康饮食方法。

蛋白质是什么？

头发和皮肤是由大量蛋白质组成的。同样，肌肉和血液中携带氧气的血红蛋白以及维持生命和活力的多种酶也是如此。事实上，人体中至少有10000种不同的蛋白质，它们加起来约占人体重的15%。

从分子层面来看，蛋白质是由20多种氨基酸构成的长长的、复杂的链。人体每天都在不断地合成新的蛋白质，但无法储存氨基酸，所以每天都需要有氨基酸供应。

食物中的一些蛋白质是完全蛋白质，或者说是优质蛋白质，它们含有合成新蛋白质所需的20多种氨基酸。另一些则是不完全蛋白质，即缺少一种或多种**必需**氨基酸——不能由人体自身合成，也不能由其他氨基酸转化而来的氨基酸。红肉、禽肉、鱼、蛋和乳制品是完全蛋白质的良好来源，而植物中的蛋白质通常是不完全蛋白质。素食者要将食物搭配食用以补充营养，比如大米搭配豆类，花生酱搭配面包，豆腐搭配糙米。

你需要多少蛋白质？

在美国国家医学院设定的膳食营养素推荐供给量中，蛋白质为每千克体重0.8克。换算成实际体重，也就是一个体重为65千克的人每天摄入约50克蛋白质，体重为90千克的人每天摄入约70克蛋白质。

鉴于有大量富含蛋白质的食物（见第146页"蛋白质的食物来源"），你几乎毫不费力地就能达到每日蛋白质需求量的目标。例如，早餐一盒酸奶，午餐一份花生酱果酱三明治，晚餐一份鸡肉加上米饭和豆类，总共就有85克蛋白质。因为我们很容易获得蛋白质，所以从整个国家来看，健康

优质蛋白质摄入过多有害吗？

人体可以自身合成所需的大部分氨基酸，但有9种氨基酸（组氨酸、异亮氨酸、亮氨酸、赖氨酸、蛋氨酸、苯丙氨酸、苏氨酸、色氨酸和缬氨酸）必须来自食物。

优质蛋白质（完全蛋白质）含有人体合成新蛋白质所需的所有氨基酸。这种由所有氨基酸合成的完全蛋白质能够促进人体生长，对于发育中的婴儿、儿童、烧伤患者和其他需要额外生长发育的人尤其重要。但是对于成年人，优质蛋白质可能并不是必需的，甚至可能是有害的。

优质蛋白质中的3种必需氨基酸——亮氨酸、异亮氨酸和缬氨酸，也就是所谓的支链氨基酸能促进胰岛素样生长因子-1（IGF-1）的合成。顾名思义，这种激素能刺激生长。然而，过量促进胰岛素样生长因子-1会使患乳腺癌、前列腺癌和其他癌症的风险升高。

牛奶和乳制品是优质蛋白质的极好来源，有助于儿童和青少年的生长发育。但是，如果人在一生中喝太多牛奶可能会过度刺激生长。例如，牛奶是儿童和青少年长高的重要驱动因素之一。（牛奶消费量的急剧增长是日本男孩和女孩身高迅速增长的原因之一。）从社会角度来说，个子高是件好事，但它也可能增加患多种癌症（淋巴瘤、乳腺癌、前列腺癌、结肠癌和卵巢癌）的风险。[1]

随着年龄的增长，许多人的肌肉量开始减少，这增加了跌倒和骨折的风险。其中部分原因是缺乏锻炼，部分原因是生长激素分泌减少。在这一时期，摄入优质蛋白质可能有帮助。

的成年人很少有蛋白质缺乏的情况。

除了维持身体正常活动所需的最低蛋白质摄入量以外，关于膳食中蛋白质的理想摄入量或膳食中蛋白质生热比的最适宜比例，却没有人提及。各国推荐的蛋白质摄入量和各国居民整体健康状况的比较并没有太大的参考价值。美国人的日常饮食以肉类为主，其中蛋白质提供的热量约占摄入总热量的15%；而亚洲人的日常饮食则以大米为主，蛋白质提供的热量约占摄入总热量的12%。（我们认为大米是碳水化合物，它含有大约8%的蛋白质。）其他类型的研究并没有给予蛋白质太多关注。对高蛋白低碳水饮食和低蛋白高碳水饮食的观点相互矛盾，这使得人们的选择更加困难。

除非有足够的理由改变，对大多数人来说，按每千克体重摄入0.8克蛋白质是一个很好的建议，但我并不认为你必须计算并记录你每天的蛋白质摄入量。

蛋白质和人类健康

饮食中蛋白质的数量和种类曾经被认为与癌症和心脏病等慢性疾病有关，还可能导致儿童糖尿病、肥胖和胃肠道疾病。食物、空气和其他地方的特定蛋白质是出现多种过敏反应的原因，尽管本书没有详细阐述这个问题。

- **蛋白质和癌症**。没有充分的证据表明蛋白质的摄入量与人类患癌症的风险相关。你可能听说过中国和日本的癌症发病率较低，中国和日本的居民日常饮食中所含的蛋白质比美国居民日常饮食中所含的要少一些，当然动物蛋白质也更少。实际上，只是每个国家最常见的癌症类型不同而已，这些国家的癌症总发病率与美国的大致相同。

  在护士健康研究和健康专业人员随访研究中，约 13 万名男性和女性接受了长达 32 年的追踪调查。研究结果显示，蛋白质摄入量与癌症

蛋白质的食物来源

食物	份量	热量（千卡）	蛋白质（克）	每日需求量 %*
牛肉、牛里脊肉（烤）	85 克	155	26	52
鸡肉（烤）	85 克	162	25	50
三文鱼片（熟）	85 克	130	21	42
汉堡包肉饼（90% 瘦肉）	85 克	178	21	42
低脂希腊酸奶	200 克	146	20	40
金枪鱼（水浸）	85 克	73	17	34
豆浆	1 杯	140	11	22
大豆（熟）	1/2 杯	127	11	22
烤花生	45 克	242	10.5	21
茅屋干酪（低脂）	85 克	69	9	18
扁豆（熟）	1/2 杯	115	9	18
奶酪比萨	1 片	181	8	16
脱脂牛奶	1 杯	102	8	16
黑豆	1/2 杯	114	8	16
全脂牛奶	1 杯	149	8	16
杏仁	45 克	254	8	16
全麦面包	2 片	161	8	16
北豆腐	85 克	65	7.5	15
切达奶酪	30 克	115	7	14
煮熟的通心粉	1 杯	190	7	14
鸡蛋	1 大个	90	6	12
核桃	45 克	270	6	12
糙米（熟）	1 杯	248	5	10
烤土豆（带皮，中等大小）	1 个	161	4	8
烤玉米（中等大小）	1 根	99	4	8
西蓝花（熟，切碎）	1/2 杯	27	2	4

* 基于 2000 千卡热量的食物中含 50 克蛋白质。
资料来源 美国农业部国家营养标准参考数据库，2016 年第 28 期。

死亡率无关。[2]

不同的蛋白质来源可能会有不同影响。世界卫生组织下属的国际癌症研究机构已经得出结论：肉制品"对人类具有致癌性"，而红肉也"可能致癌"。[3]食用肉制品与患结直肠癌有关，但近期也有研究发现食用肉制品和红肉与患胰腺癌和前列腺癌有关。

年龄也会产生影响。大多数研究关注的是成年人的饮食，但癌症的种子可能在人年龄更小的时候已经埋下。护士健康研究的最新分析发现，在青春期吃较多的红肉会使绝经前患乳腺癌的风险升高，而食用较多的禽肉、坚果和豆类则使患病风险降低。[4]

- **蛋白质和心脏病**。各国关于蛋白质摄入量和心脏病的调查表明，摄入的植物蛋白质越多，患心脏病的概率就越小；而摄入的动物蛋白质越多，患心脏病的概率就越大。但是，各国居民的饮食和生活习惯（如饱和脂肪的摄入量、吸烟率和运动量）各不相同，使得此类研究结果难以解释。关于蛋白质和心脏病的前瞻性研究相对较少，其实蛋白质的来源研究至关重要。我们对 43000 多名男性进行的一项分析显示，蛋白质的总摄入量与心脏病的关系较小，而从肉类，尤其是红肉中获取的蛋白质则会使患心脏病的风险升高；[5]从植物、禽肉和鱼中获取的蛋白质会使患心脏病的风险降低。

- **蛋白质和糖尿病**。膳食蛋白质的来源对 2 型糖尿病也有重要的影响。多吃红肉会使患这种慢性疾病的风险升高，而多吃坚果、豆类和禽肉会使风险降低。

在牛奶中发现的一种或多种蛋白质可能（我强调的是可能）导致了儿童 1 型糖尿病，这也是婴儿应该尽可能喝母乳而不是牛奶的原因之一。

我的同事宋明阳领导的哈佛大学研究小组对人们的饮食习惯进行了一项大型分析。结果显示，摄入较多的动物蛋白质，早死的风险相对较高；而摄入较多的植物蛋白质，早死的风险相对较低。在一项对艾奥瓦州女性的前瞻性研究中也得出了类似的结论。[6]

- **蛋白质和其他慢性疾病**。大量医学文献中会将特定的蛋白质来源引起的过敏反应与关节炎、呼吸系统疾病、慢性消化系统疾病等联系起来。鸡蛋、鱼、牛奶、坚果和豆类会引起一些人的过敏反应。例如，发表在《新英格兰医学杂志》上的一份令人震惊的、有充分证据的报告显示，牛奶中的某些物质会引起过敏反应，导致一些幼儿出现严重的慢性便秘。[7] 在一组（65 名）患有慢性便秘的幼儿中，用豆奶代替牛奶两周可以解决 2/3 的幼儿的便秘问题，而他们恢复喝牛奶后又会出现便秘。更重要的是，他们在喝牛奶时还可能出现持续流鼻涕、支气管痉挛和皮炎等症状。这可能是一个信号，暗示了某种蛋白质和慢性疾病之间的联系。

    麸质是一种主要存在于小麦、黑麦和大麦中的蛋白质混合物，它会引发乳糜泻患者有误导性的免疫反应（见第 138 页"谷物中的麸质：对某些人来说是危险的"）。由于某些原因，这些患者的免疫系统将麸质识别为外来入侵者并攻击它，这种攻击会损害小肠黏膜。乳糜泻患者不能摄入任何麸质，即使是一丁点儿，比如只是一点点面包屑，他们也会出现免疫反应。

- **蛋白质和体重**。正如我在第六章中所描述的，高脂高蛋白低碳水的饮食往往比低脂高碳水饮食更有助于人们快速减重。这有两个原因：首先，鸡肉、牛肉、鱼、豆类和其他高蛋白食物会减缓营养物质从胃向小肠的运动速度，胃排空缓慢会让你有很长时间的饱腹感；其次，蛋白质对血糖的作用相当温和稳定，避免了白面包或烤土豆等含碳水化合物的食物造成的血糖水平急剧上升和下降。

　　同样，蛋白质的来源也很重要。护士健康研究和健康专业人员随访研究对参与者的体重变化进行的长期详细分析发现，红肉、带皮鸡肉和普通奶酪会使体重增加更多，然而酸奶、花生酱、核桃等坚果、无皮鸡肉、低脂奶酪和海鲜会使体重增加较少。[8]

- **蛋白质和骨骼健康**。早期的研究提出了一个理论问题，即摄入大量蛋白质可能对骨骼有害。蛋白质被消化时会将酸释放到血液中。在蛋白质摄入量正常的情况下，血液中的钙和其他物质会中和这些酸。然而，高蛋白饮食需要额外的钙来中和这些酸。一些专家担心，这会导致钙会从骨骼中流失。对 61 项研究的系统回顾发现，这种情况似乎没有发生。[9]

注意蛋白质的来源

　　来自肉类的纯蛋白质对健康的影响可能与来自豆类或坚果的差不多。正如我之前所提到的，要关注蛋白质的来源以及与蛋白质一起的其他成分，比如是健康脂肪还是不健康脂肪，是有益的膳食纤维还是隐性盐，这些都对健康有很大的影响。

　　牛肉是完全蛋白质的良好来源，但它含有大量饱和脂肪。全脂牛奶或由全脂牛奶制成的乳制品，如黄油、冰激凌和奶酪也一样。禽肉和坚果也是很好的蛋白质来源，但与红肉或牛肉不同，它们还提供健康的不饱和脂肪。

　　蛋白质比脂肪更重要。经常吃热狗、腊肠、培根及其他肉制品的人比不吃的人更容易患2型糖尿病和结肠癌。这可能是因为这些产品中含有盐、硝酸盐和其他添加剂。与不经常摄入乳制品的男性相比，饮食中有大量乳制品的男性似乎更容易患前列腺癌，尤其是迅速扩散（转移性）的前列腺癌。[10]乳制品会提高血液中胰岛素样生长因子-1的水平，而胰岛素样生长因子-1又会使患前列腺癌的风险升高。

肉类的制作方式不同，对健康的影响也不同。将红肉、禽肉和鱼煎炸或烤到熟透的程度，会导致一些蛋白质转化成被称为杂环胺类的化学物质，这种物质会导致动物罹患癌症。这在很大程度上使人类患癌症的风险升高，但目前尚无明确定论。

吃点儿坚果吧！

下次当你绞尽脑汁考虑吃什么小食或做什么晚餐的时候，可以考虑吃一些坚果或将坚果作为配菜。这样会让你的味蕾和心脏都感觉舒服。

有些人认为坚果是垃圾食品。事实上，它们富含蛋白质和其他营养物质。30克的杏仁、核桃、花生或开心果可以提供8克蛋白质，相当于一杯牛奶提供的蛋白质。当然，坚果确实含有相当多的脂肪（但主要是健康的不饱和脂肪），能降低有害的低密度脂蛋白胆固醇，且提高保护性高密度脂蛋白胆固醇。

与那些很少吃坚果的人相比，经常吃坚果的人患心脏病或死于心脏病的可能性更小。包括艾奥瓦州女性健康研究和护士健康研究在内的几项大型队列研究显示，每周吃几次坚果，可将心脏病或心脏病发作的概率减小 30% ~ 50%。经常在饮食中加入坚果似乎也有助于预防 2 型糖尿病和胆结石。

食用坚果的价值在地中海式饮食预防医学研究（见第 97 页）中得到了证明。在这项为期 5 年的试验中，除了地中海式饮食外，每天吃 30 克坚果的参与者比那些进行低脂饮食的参与者患心脏病的风险更低。[11] 值得注意的是，吃坚果的人并没有比进行低脂饮食的人增加更多的体重。

坚果对健康有益的证据已经足够充分，以至于美国食品药品监督管理局允许食品公司在包装上宣称"坚果是低饱和脂肪和低胆固醇饮食的一部分，每天食用 40 克可以降低患心脏病的风险"。

坚果如何有益于心脏？可能有多种方式。它们的不饱和脂肪有助于降低有害的低密度脂蛋白胆固醇，且提高保护性的高密度脂蛋白胆固醇。在核桃中发现的 ω-3 脂肪（ALA）似乎有助于预防血栓形成和潜在的恶性心律失常（见第 80 页"ω-3 脂肪——有特殊的益处"）。坚果中还富含精氨酸，这种氨基酸用于合成微小但重要的分子——一氧化氮。一氧化氮有助于舒张血管并促进血液流动，还能降低血小板（参与凝血的微小血液颗粒）的黏附性，避免血栓形成。坚果中含有的维生素 E、叶酸、钾、膳食纤维和其他植物营养素也有益于心脏健康。

不管是什么方式，坚果所带来的结果都是一样的：如果你食用适量坚果的话，对你的心脏和身体的其他器官都有好处。

错误的做法是，在平常的小食和正餐之外再吃坚果。例如，每天吃一把杏仁而又不减少其他任何食物的食用量，一年下来你就可能增加 5 ~ 10 千克的体重。额外增加的体重会抵消坚果带来的任何好处，反而会导致心脏病。

正确的方法是，将坚果作为零食，代替薯片或糖果。它们会像垃圾食品一样消除饥饿感，且味道和垃圾食品的一样好，甚至更好，并且它们还有益健康。

更好的做法是，在主菜中用坚果代替肉。在地中海传统菜肴和其他地区的传统菜肴中，坚果常被用来制作各种美食和酱汁。

蛋白质的来源

食物	蛋白质（克）	饱和脂肪（克）	单不饱和脂肪（克）	多不饱和脂肪（克）	ALA*（克）	海洋 ω-3 脂肪**（克）	膳食纤维（克）	钠（毫克）
西冷牛排（110 克）	33	4.6	4.9	0.4	0.4	0	0	66
烤三文鱼（110 克）	30	1.1	2.1	1.5	0.3	1.0	0	104
去皮鸡腿肉（110 克）	28	2.7	3.9	2.0	0.1	0.1	0	120
火腿牛排（110 克）	22	1.6	2.2	0.5	0.5	0	0	1439
小扁豆(1杯，煮熟的)	18	0.1	0.1	0.3	0.3	0	4	4
牛奶（230毫升）	8	3.1	1.4	0.2	0.3	0	0	115
花生酱（2 汤匙）	7	3.3	8.3	4.0	0	0	1.6	136
烤杏仁（无盐，30克）	6	1.2	9.4	3.4	0	0	3.1	1

*α-亚麻酸，还包括少量的其他 18：3 ω-3 脂肪
**主要是 EPA 和 DHA
资料来源 美国农业部国家营养标准参考数据库，2016 年第 28 期。

抗生素耐药性：一种新的饮食危害

多年来，医生可以使用多种抗生素来治疗几乎任何类型的细菌感染。不过，现在这种情况有了改变。最近几年出现了几种对抗生素具有耐药性的细菌菌株。这些所谓的超级细菌已遍布全球，包括美国。

在食品生产中使用抗生素导致了这些超级细菌的出现。[12]健康的动物经常被喂抗生素以长得更快，这就是细菌产生抗生素耐药性的原因。因为细菌也会基因突变，健康的动物长时间使用抗生素就会使产生抗药性的细菌大量繁殖。这是真正的进化。意识到这个问题后，美国食品药品监督管理局在2016年宣布了一项规定，限制在食品生产中使用抗生素。[13]美国主要的禽肉生产商已经表示，他们将停止常规使用抗生素。一些食品生产商很快就开始把这点作为一个向消费者推销的卖点，宣称他们的禽类在饲养过程中没有使用抗生素。但要想牛肉和猪肉生产商也在饲养过程中不使用抗生素，似乎太难了，因为牛和猪的饲养时间较长，并且它们的饲养环境不太卫生。

作为消费者，少吃肉会减少摄入抗生素的可能性。如果你打算吃肉，试着找那些不含抗生素的产品。有些公司在食品包装上注明了这一点，有些则没有。

一勺大豆

在21世纪之初，一些研究小组把他们的注意力转向大豆和大豆蛋白。媒体经常用标题耸人听闻的文章大肆鼓吹大豆的作用，比如《华盛顿邮报》上的一篇文章——"大豆的超级功效：富含蛋白质的大豆对胆固醇的积极作用的研究可能只是开始"，宣称大豆能降低胆固醇水平，预防心脏病，缓解更年期潮热及其相关问题，改善记忆力，预防乳腺癌、前列腺癌和其他癌症。但这些观点并未得到证实。

- **大豆和心脏病。**《新英格兰医学杂志》发表的一篇文章称，用大豆来代替红肉可以降低有害的低密度脂蛋白胆固醇的水平。[14] 美国食品药品监督管理局基于此在 1999 年批准了关于大豆的健康声明。每份至少含有 6.25 克大豆的食物可以在标签上标明"低饱和脂肪和低胆固醇饮

各种坚果和种子中的脂肪

种类	热量（千卡）	总脂肪（克）	饱和脂肪（克）	单不饱和脂肪（克）	多不饱和脂肪（克）	不饱和脂肪与饱和脂肪之比
榛子（27～30 颗）	275	26.5	1.9	19.8	3.6	12.3
杏仁（30～36 颗）	246	22	1.7	14.1	5.5	11.5
松子仁	286	29.1	2.1	8	14.5	10.7
亚麻籽	224	17.7	1.5	3.2	12.1	10.2
山核桃（27～30 个）	293	31.6	2.7	18.7	8.7	10.1
核桃（12～16 个）	270	25.5	2.3	3.5	18.6	9.6
开心果（73～77 颗）	243	19.5	2.4	10.4	5.7	6.7
芝麻酱（2 汤匙）	178	16.1	2.3	6.1	7.1	5.7
芝麻	240	20.4	2.9	7.7	8.9	5.7
混合坚果（30～36 颗）	258	22.7	3.4	14.7	4.2	5.6
夏威夷果（15～18 颗）	323	32.2	5.1	25.2	0.6	5.1
花生（42～45 颗）	250	21.1	3.3	11.1	4.2	4.6
腰果（24～28 颗）	244	19.7	3.9	11.6	3.2	3.8
顺滑花生酱（2 汤匙）	191	16.4	3.3	8.3	4	3.7
巴西坚果（9～12 颗）	280	28.5	6.9	10.1	10.4	3.0

资料来源　美国农业部国家营养标准参考数据库，2016 年第 28 期。

食（每天食用 25 克大豆蛋白）可能会降低患心脏病的风险"。

请记住，你每天需要喝 230 毫升豆浆（它会提供 600 千卡的热量）或者吃 30 克的豆腐才能获得 25 克大豆蛋白。单靠大豆本身并不能消除高热量、含有饱和脂肪饮食的影响，也不能消除缺乏锻炼的影响。后来的研究并没有完全支持这份关于大豆的健康声明，一些试验表明大豆蛋白对胆固醇水平几乎没有影响。

关于大豆研究的一个问题是营养，你选择吃什么来代替你不喜欢吃的东西是极其重要的。如果在主菜中用豆制品代替红肉，那么你患心脏病的风险将大大降低，部分原因是因为大豆中所含的脂肪比红肉中所含的脂肪要健康得多。

- **大豆和乳腺癌**。从生物学的角度来讲，大豆及豆制品能抗癌是有原因的：大豆富含植物雌激素。植物雌激素主要有两类——异黄酮和木脂素。它们的作用有点儿像人体分泌的雌激素，有时被错误地称为"女性荷尔蒙"。然而，植物雌激素的具体作用取决于它们的量和作用部位。在一些组织中，植物雌激素与雌激素的作用类似。而在其他组织中，它们会阻止雌激素发挥作用。雌激素刺激乳房和乳腺癌细胞的生长和增殖，而大豆雌激素有阻断作用且可以预防乳腺癌的发生。

  2009 年在中国上海进行的一项队列研究支持这一观点。上海居民的大豆食用量历来远远高于美国居民的。[15] 这项研究的结果显示，在上海，在儿童时期和成年早期多吃豆类及豆制品的女性在天然雌激素水平较高的绝经前期患乳腺癌的可能性较小，但她们在绝经后患乳腺癌的可能性则与此没有明显关系。在青春期和成年早期，大豆蛋白摄入量最高的女性比摄入量最低的女性在绝经前患乳腺癌的风险低了将近 60%。

  在西方人群中，很少发现大豆摄入量和乳腺癌之间的关系，这可能是因为这些人群食用大豆的量相对较少。

- **大豆和潮热**。更年期是雌激素分泌减少的时期。植物雌激素在乳腺组织中阻止雌激素发挥作用，在体内其他部位则与雌激素的作用类似，它们可以提供一种自然的方法来减轻潮热并缓解困扰许多更年期女性的其他问题。最近对大豆食品临床试验的荟萃分析表明，食用大豆食品似乎有助于降低潮热发生的频率，并可能有助于缓解阴道干涩，但对盗汗没有作用。[16] 然而，该分析所包含的研究存在明显的局限性，因此很难判定绝经期的女性是否应该多吃大豆。

- **大豆和前列腺癌**。大豆食品也被认为可以预防前列腺癌，因为大豆可以抑制促进前列腺癌细胞生长的激素。一些前瞻性研究支持这一观点。[17] 但因为大多数研究都是小规模的，所以我们还需要更多的研究来证实。我们对预防前列腺癌所需的大豆蛋白的量知之甚少，也不知道人们应该从什么时候开始吃大豆可以获得最大的好处。

- **大豆和大脑**。大豆能让你随着年龄的增长仍保持超强的记忆力吗？这是个有趣的想法。女性和男性体内雌激素水平的自然下降，被认为是导致与衰老相关的记忆力丧失和认知问题的一个可能原因。有一些关于使用异黄酮补充剂的研究表明，多吃大豆可以改善记忆力和思维能力。另一些研究则表明，多吃大豆不会有任何好处。[18]

大豆的缺点

如果大豆蛋白是完全蛋白质且安全无副作用，那么关于大豆和健康的颠覆性研究就不会引起太大的关注。我们不知道真实情况是不是如此。两项令人不安的研究指出，在某些情况下，摄入大豆蛋白过量可能弊大于利。

一项研究让有可疑乳房肿块的女性连续14天服用含有45毫克异黄酮的大豆补充剂，在定期乳房活检中她们的乳腺细胞比未服用大豆的女性的分裂得要多。[19]虽然这暗示了大豆和乳腺癌之间可能存在联系，但我之前描述的上海某大型研究以及亚洲的其他前瞻性研究，都已证实大豆不会引发乳腺癌。

另一项研究与居住在夏威夷的日裔老人有关。研究结果表明，那些继续以传统豆制品为日常饮食的老人比那些吃西方饮食的老人更有可能出现记忆力丧失和其他认知问题。[20]在亚洲的另外两项研究也指出了类似的认知问题的增加，但美国的研究普遍显示食用大豆食品对记忆力没有不良影响，甚至可能有好处。

这些研究指出，绝对有必要对大豆进行更深入的研究，以了解大豆食品对处于不同生命阶段的人、不同身体组织的影响。植物雌激素能够阻断雌激素的活性，对年轻女性有益。因为雌激素会促进她们的乳房、卵巢和其他组织发育，但如果雌激素分泌过多，可能会引发癌症。此外，植物雌激素会导致成年人出现记忆力问题。步入晚年后，人分泌的雌激素会减少，所以一味地建议多吃大豆预防乳腺癌是一种无知的表现。

关于大豆，我们可以肯定的是它所含的植物雌激素是一种不错的生物制剂。遗憾的是，它们对乳腺癌和前列腺癌的发展或记忆力丧失是否有推动、抑制作用或没有影响，这仍是一个悬而未决的问题。这就是为什么你应该像对待一种完全未经测试的新药一样对待浓缩的大豆补充剂或异黄酮药片。

这些发现并不意味着你要完全远离大豆。你可以偶尔吃，只要不是每天吃就可以了。

付诸实践

蛋白质是任何一种饮食的关键组成部分。一般人按每天每千克体重摄入0.8克就可以。很多人可以毫无困难地达到这个摄入量。但对健康更重要的可能是你从哪些食物中获取的蛋白质。红肉、禽肉、蛋、鱼、牛奶和乳制品，以及其他动物性食品可以提供大量蛋白质。豆类、坚果、种子和其他植物性食物也可以。

没有必要摄入太多的蛋白质，而不吃其他食物。不吃水果、蔬菜和全谷物，你就会错过纤维素、维生素、矿物质和其他你不能从蛋白质中获得的植物营养素。补充剂可以补充一些主要的植物营养素，但仍会遗漏数百种对长期健康同样重要的其他营养素。你还需要注意含蛋白质的食物中所含的其他成分，如一份三文鱼可为你提供19克蛋白质、2克不那么健康的饱和脂肪和74克健康的不饱和脂肪。一个标准的汉堡包同样能提供19克蛋白质，但含有4.5克饱和脂肪（是三文鱼的2倍多）和5克不饱和脂肪。选择高蛋白、低饱和脂肪的食物对我们的心脏有帮助，甚至可以帮助我们减小腰围。

以下是一些建议，可以帮助你打造最佳蛋白质含量的饮食。

- **尽可能从植物中获取蛋白质。**豆类、坚果、全谷物和其他植物性食物中的蛋白质对你的健康有好处。如果你喜欢牛奶和乳制品，请适量摄入；如果你喜欢红肉，可以像传统地中海式饮食那样，少量食用或在特殊场合才食用；鸡肉、火鸡肉和鱼是比红肉更好的选择。

- **混合搭配。**如果你摄入的大部分蛋白质来自植物，请搭配食用豆类、坚果、全谷物食品和蔬菜，以确保蛋白质的一些必要成分不会缺失。

- **平衡碳水化合物和蛋白质。**多摄入蛋白质，少摄入碳水化合物（尤其是精制碳水化合物），可以改善血压，降低血液中的甘油三酯和保护性高密度脂蛋白水平，所有这些都可以降低你患心脏病、脑卒中或其他心血管疾病的风险。然而，如果额外摄入来自红肉和乳制品的蛋白质，你患心血管疾病和糖尿病的风险可能会升高而不是降低。

鱼、汞和鱼油

如果你喜欢吃海鲜，或者认为自己应该多吃一点儿，你可能会进退两难。鱼是一种很好的食物，原因有很多：味道很好，是比红肉更健康的蛋白质来源，并且大多数海产品中的 ω-3 脂肪对心脏有好处。然而，有些鱼含有汞、多氯联苯和其他污染物。那么，应该停止吃鱼吗？还是应该少吃鱼？还是保持现状？

答案取决于你是谁。

大剂量的汞和多氯联苯绝对是危险的，但这只会在工业事故中看到。一般情况下，鱼体内只有少量的汞和多氯联苯，它们的影响不是那么明显。

对幼儿和怀孕、备孕、正在哺乳的女性来说，他们要对汞尤其小心。这种金属来自大自然和工业排放，可能会影响大脑和神经系统的发育。但与此同时，在怀孕和哺乳期间从鱼和其他食物中获得足够的 ω-3 脂肪也相当重要，因为它们是儿童发育中的神经系统的重要构成成分。

至于在 20 世纪 70 年代就被禁止使用但现在仍存在于环境中的多氯联苯呢？大剂量的多氯联苯可以杀死鱼，并导致实验大鼠患癌症；小剂量的可能会引起婴儿较轻的发育问题。对于成年人，目前的研究并未发现多氯联苯与癌症或其他疾病之间存在联系。

所以为了安全起见，儿童和育龄期妇女应该远离汞含量高的鱼，如鲨鱼、剑鱼、鲭鱼和方头鱼（也被称为金鲷鱼或金鲈鱼）。避免食用在工业区附近捕获的鱼也是明智的，因为那里多氯联苯的含量很可能是最高的。安全的选择是鳕鱼、黑线鳕、三文鱼、沙丁鱼、虾和罗非鱼等。美国环保局和美国食品药品监督管理局的"关于食用鱼的建议"提供了选择健康海产品来源的有关信息。

但这并不意味着你完全不能吃海产品，而是你最好每周吃340克（平均两餐）汞含量低的鱼和贝类，如三文鱼、鳕鱼、鲶鱼和虾，以获得你需要的 ω-3 脂肪。

金枪鱼罐头值得特别关注，因为它食用方便又便宜，人们往往会经常吃它。但遗憾的是，有些金枪鱼罐头也含有一定量的汞。为谨慎起见，请食用罐装淡金枪鱼，它的汞含量比罐装白（长鳍）金枪鱼的要少。

那么，男性和老年女性呢？你如果已经到了担心心脏病的年龄，那么吃海产品的好处肯定会大大超过（汞和多氯联苯可能带来的、微乎其微的）坏处。谨慎的做法是每月只吃一次你已知的汞含量高的海产品，因为即使是汞含量低的鱼，你可能也并不想每天都吃它们。

吃鱼的好处不仅仅局限于心脏和动脉，对你的大脑也有好处。芝加哥拉什大学的玛莎·克莱尔·莫里斯在 2016 年的一项研究中详细地阐明了鱼对大脑健康的诸多益处。在对饮食和大脑功能的长期研究中，她解剖了已经死亡的参与者的大脑。研究结果显示，多吃鱼使阿尔茨海默病的有害影响减少。虽然食用鱼也与大脑中的汞含量有关，但与有害的变化无关（但没有导致有害的变化）。

如果你不喜欢吃鱼或者担心污染，鱼油补充剂是一个替代选择。它们富含两种必需的 ω-3 脂肪：EPA 和 DHA，而不含汞。对鱼油补充剂的几项化学分析表明，这些补充剂中金属的含量可以忽略不计。然而，从蛋白质来源的角度考虑，它们并不像鱼一样可以提供健康蛋白质，即鱼可以作为牛排等不太健康的蛋白质来源的替代品。你如果有以下情况，则可以考虑和医生商量服用一种含有 600 ~ 800 毫克 EPA 和 DHA 的鱼油补充剂：

有心绞痛（胸痛），有过心脏病发作病史，或处于高风险之中。（你可以使用哈佛大学陈曾熙公共卫生学院提供的在线计算器计算自己是否有患心脏病的风险。）

从事高强度运动或体力活动。即使患心脏病的风险在运动强度高的人群中普遍较低，但这些人在剧烈运动期间和运动后仍然有可能突然出现致命性的心律失常。关于鱼油补充剂对这一人群的作用尚未有正式研究。即便如此，如果你运动强度太大，那么你可以多摄入 ω-3 脂肪。

- **适量食用大豆。** 大豆、豆腐和其他豆制品是红肉的一个不错的替代品，但不要过量食用。你可以一周吃几次，而不是一天吃几次。处于更年期、饱受潮热和其他雌激素减少导致的问题困扰的女性，增加大豆摄入量可能不会造成任何伤害，所以值得一试。与此同时，大豆可能并不比酊剂更有效。对患有乳腺癌的女性来说，适度食用大豆才是有意义的。除非有明确的医学理由，否则任何人都不应服用含有浓缩大豆蛋白或纯异黄酮的药片。

速览：小心蛋白质补充剂

运动员、健美运动员和其他一些人会服用蛋白质补充剂，如乳清蛋白粉来增肌。在不运动的情况下服用蛋白质补充剂增肌没什么效果，且服用它也不能代替运动。服用蛋白质补充剂也是一个花费较大的方法，它并不比高蛋白饮食更好。此外，试图用蛋白质补充剂来促进肌肉生长可能会加速癌细胞的发展，这些癌细胞会潜伏多年，直到很久以后才会出现（见第144页"优质蛋白质摄入过多有害吗？"）。

/ 第八章 /

多吃水果和蔬菜

只要提供适当水平的维生素、矿物质和其他营养素，人体本身就可以
战胜疾病。

——莱纳斯·泡令

当你是一个孩子时，你肯定讨厌听到"多吃水果和蔬菜"。十几岁
的时候，你暗下决心，永远不会对自己的孩子说这句话。但作为一个成年
人，"多吃水果和蔬菜，对你有好处!"会脱口而出，其实它像古老的谚语
一样代代相传。

这实际上是一个很好的建议。"多吃水果和蔬菜"是科学研究一直在
探索的、永恒的建议。这个包含着美味的建议不仅简单好记，而且在健康
饮食习惯排名中处于榜首。

水果和蔬菜对你有哪些益处呢? 让我细数一下。

- 降低心脏病、脑卒中或糖尿病的发病率。

- 降低血压。

- 避免出现便秘和肠道憩室炎。

- 预防两种常见的与年龄有关的眼病：白内障（晶状体混浊）和黄斑变性，它们是 65 岁以上人群失明的主要原因。

- 延缓或防止记忆丧失和思维能力下降。

- 以更少的热量让你有饱腹感，从而控制你的体重和腰围。

- 使食物变得多样，色香味俱全。

注意，我一直在说的是"水果和蔬菜"，从植物中提取的包含一种、两种或十种物质的药片是不行的。为什么不行呢？

植物含有数不清的化合物，这些物质在人体内具有生物活性。迄今为止，只有极少数的植物化学物质被发现，研究人员认为它们可能是对健康有益的成分，但这方面的可靠证据少得惊人。还有绝大多数的植物化学物质没有被发现、命名，研究人员无法对它们进行化学特征标记或从生物学角度评估。我列出的水果和蔬菜的益处很可能源自发现的这些许多不同的物质，也很可能源自它们的相互作用。

什么是水果和蔬菜？

对植物学家来说，水果含有种子，是植物的一部分；蔬菜则是植物的其他部分：叶子、茎、花、根。然而，在厨房里，这样的分类就变得模糊起来，因为很多通常被看作蔬菜的食物实际应该是水果。在本书中，我坚持把水果看作甜品，甚至是像零食一样，而把蔬菜看作开胃菜、沙拉或者

为什么补充剂不能代替水果和蔬菜?

到目前为止,还没有人能找到一种灵丹妙药,能像水果和蔬菜一样有效地对抗心脏病、癌症和许多其他慢性疾病。理论上,你可以把植物所能提供的所有有益物质(如纤维素、维生素、抗氧化剂、植物激素等)都塞进一颗药丸中。但是,它必须是一颗非常大的药丸,并且科学家也坦白地说他们不能确切地知道应该在药丸里加入什么,或者按什么比例加入。

以抗氧化色素类胡萝卜素为例。当你吃番茄或胡萝卜时,它们所含的各种类胡萝卜素最终会进入你体内不同类型的细胞和细胞的不同部分去发挥作用,使细胞免于氧化。当你食用的是营养成分比例合适的食物时,类胡萝卜素和其他植物化学物质以我们尚不完全了解的方式共同作用而使细胞受益。但当你食用营养成分比例不合适的食物或缺少一些必要成分的补充剂时,比如食用的是一种设计不当的补充剂,那么某种类胡萝卜素或其他植物化学物质的过量供应可能会阻碍其他类胡萝卜素的活性。

这并不是说维生素和矿物质补充剂毫无价值。如第十一章所述,维生素补充剂是极好的保障,但它们不能代替健康的饮食。

撇开健康问题不谈,药丸最大的缺点是没有味道,它无法带给你新鲜玉米的泥土气息,沐浴在午后阳光下的多汁的番茄的甜味,咬起来嘎吱响的苹果的清香,绿色豌豆和西蓝花或者光滑的牛油果的味道。坚持食用真正的水果和蔬菜,它们含有丰富的植物化学物质,这些物质并不是药物里有的,并且水果和蔬菜的味道也更好。

晚餐类的食物。

虽然土豆和玉米是最受美国居民欢迎的"蔬菜"，但我并没有把它们归为蔬菜一类（见第181页"没用的土豆"）。在你的消化系统中，它们的作用更像是碳水化合物。

水果还是蔬菜？

关于某些食物是水果还是蔬菜的争论已经存在多年，早在1893年，美国最高法院就裁定番茄是一种蔬菜，此后番茄也一直被认为是蔬菜。为什么美国最高法院要做出这样一个虽合法但有点儿奇怪的规定呢？水果进口商约翰·尼克斯、乔治·尼克斯和弗兰克·尼克斯曾起诉纽约州海关税务官爱德华·赫登，要求退回从西印度群岛进口的一批番茄的关税。在当时，进口水果免税，而进口蔬菜要交税。在裁决中，法院最终判定番茄是蔬菜。人们普遍认为番茄、黄瓜、南瓜、豆类"都是生长在菜园里的蔬菜"，它们通常在晚餐中作为配菜，而不是作为甜品。[1]

各科植物的营养

在研究水果、蔬菜和健康之间的联系时，讨论植物的分类是很有用的。最常见的分类方法之一是按植物的科来分类。在市场上或餐桌上常见的水果和蔬菜有下面这些。

- 十字花科植物包括一些儿童（和一些成人）本能但不明智地避免食用的蔬菜，如西蓝花、球子甘蓝、甘蓝、花椰菜、羽衣甘蓝、芥蓝、芥菜、芜菁甘蓝、萝卜和豆瓣菜等。十字花科的一些蔬菜是异硫氰酸酯、吲哚、硫氰酸酯和腈的极好来源。这些化学物质可以预防乳腺癌和其他类型的癌症。

- 葫芦科植物包括黄瓜、夏季南瓜（如南瓜和西葫芦）、冬季南瓜（如小青南瓜和冬南瓜）、哈密瓜和甜瓜。

- 杜鹃花科植物包括蔓越莓、蓝莓、越橘等。这些水果富含一种叫作花青素的黄酮类化合物，它也许可以预防糖尿病、心脏病和痴呆。

- 豆科植物包括紫花苜蓿、豆角、豌豆和大豆。豆类含有大量纤维素、叶酸和蛋白酶抑制剂，所有这些都可能对心脏病和癌症起到一定的预防作用。

- 百合科植物包括芦笋、香葱、蒜、大葱、洋葱和红葱。这些蔬菜含有许多含硫化合物，特别是二烯丙基硫化物，有一定的抗癌作用。

- 蔷薇科植物包括苹果、杏、樱桃、桃子、梨、李子、覆盆子和草莓。

- 芸香科植物包括葡萄柚、柠檬、青柠、橙子和橘子。柑橘类水果富含维生素 C 和类胡萝卜素 β - 隐黄质，还含有柠檬烯和香豆素，这些化合物在实验动物身上被证明具有抗癌作用。

- 茄科植物是一个种类繁多的家族，包括茄子、辣椒、土豆和番茄。番茄中含有大量番茄红素，这是一种抗氧化剂，对预防前列腺癌和其他癌症具有重要作用。

- 伞形科植物包括胡萝卜、块根芹、芹菜、欧芹和欧防风。胡萝卜是人体用来制造维生素 A 的 β - 胡萝卜素的极佳来源。已有强有力的证据表明，β - 胡萝卜素以及相关化合物类胡萝卜素有助于提高老年人的记忆力。也有其他研究表明，它们可能预防某些癌症。

虽然任何一种水果或蔬菜都含有几十种，甚至上百种不同的化合物，它们能给你的身体提供能量，但没有任何一种水果或蔬菜能提供你身体所需的全部物质。这就是建议你每周食用一些常见的水果和蔬菜的原因。

选择色彩丰富的食物

按颜色搭配来吃东西，也是一个好主意。红色的番茄、橙色的胡萝卜、黄色的南瓜、绿色的菠菜、靛蓝色的蓝莓、紫红色的李子、紫色的茄子等各种颜色的水果和蔬菜使你的饮食呈现丰富的色彩。这不仅能让你的饮食看起来更具吸引力，还能确保你得到各种有益的植物营养素。

没有达标

美国和世界其他地方都出产如此多的水果和蔬菜，但我们很少有人能充分利用它们。普通的美国人平均每天应食用10多份水果和蔬菜，但每人每天只食用了4份水果和蔬菜，这其中还包括了土豆。最近的一项美国全国性调查显示，9个美国人中只有1个能达到每天5份水果和蔬菜的最低推荐摄入量。[2]吃水果和蔬菜的好处是显而易见的，但如此低的摄入量令人遗憾。

水果和蔬菜可以预防心血管疾病

含有大量水果和蔬菜的饮食有助于控制血压和胆固醇，甚至能预防高血压和胆固醇过高——这是心脏病和脑卒中的两个主要先兆。更好的是，富含植物的饮食可以减小人患心脏病和脑卒中的概率。

高血压通常会引发脑卒中、心脏病和其他循环系统疾病。高血压影响着全世界10多亿的居民。[3]随着人年龄的增长，患这种疾病的风险会越来越高：在美国20～34岁的人群中，患有高血压的人不足10%；在75岁以上的人群中，患有高血压的人超过75%。90%以上的美国人最终都会患上高血压。高血压有时被称为"沉默的杀手"，因为它不会出现明显的症状。这也是至少1/3的患者不知道自己患有此病的原因之一。就算在那些很清楚自己有高血压的人当中，也有很多人很难控制住自己的血压。

在你的饮食中添加更多的水果和蔬菜，这么做对血压的影响虽然不像运动那么大，但还是值得一试。在参加护士健康研究和健康专业人员随访研究的18.5万名参与者中，每天吃4份及以上水果和蔬菜的参与者在15年内患高血压的概率比每周吃4份以下水果和蔬菜的参与者小7%[4]。似乎特别有帮助的食物包括花椰菜、胡萝卜、豆腐、大豆、苹果等。

其他研究和荟萃分析表明，一周摄入大约30份水果和蔬菜（或每天4～5份）可以使患缺血性脑卒中（最常见的一种脑卒中）的概率减小30%，这种疾病因血凝块阻塞动脉或阻塞通向大脑的动脉造成。[5]我和同事计算过，每天多吃一份水果或蔬菜，可以将患缺血性脑卒中的概率减小6%左右。这项研究表明，西蓝花、菠菜、羽衣甘蓝、罗马生菜和柑橘类水果中的许多营养素有助于降低脑卒中的患病风险。其中一个营养素是叶酸，它已被证明可以作为补充剂来降低患脑卒中的风险。[6]

一项名为防治高血压饮食的创新研究清楚地表明，食用更多的水果和蔬菜可以大幅降低血压，尤其是饮食中动物性脂肪较低时。[7]防治高血压饮食研究不是我们的普通营养研究，而是一个全面的临床试验，就像测试新药一样。共有457位参与者参与到这项研究中来，有些有高血压，有些没有高血压，他们随机选择一种饮食：对照饮食组进行典型的美国人饮食——每天约3份水果和蔬菜，每天近40%的热量来自脂肪，每天一种乳制品；水果蔬菜饮食组的饮食与对照饮食组的相似，但每天有8份水果和蔬菜；组合饮食组的饮食包括每天9份水果和蔬菜、3份低脂乳制品。防治高血压饮食研究的优点在于，研究期间所有参与者的食物都是由医院厨房特别提供的，这种方法最大限度地减少了参与者之间的人为差异。

8周后，组合饮食组中高血压参与者的血压大大降低了。水果蔬菜饮食组也取得了同样的效果，尽管没有那么明显。这两种试验性饮食与治疗轻度高血压的药物降低血压的幅度差不多。在没有高血压的人群中，组合饮食和水果蔬菜饮食也能降低血压，这表明这两种饮食可能是一种简单且无副作用的预防高血压的方法。防治高血压饮食研究表明，低盐版本的防治高血压饮食可以使血压再降低一些（见第十一章）。

防治高血压饮食中的许多成分都有助于降低血压。一项后续研究表明，最重要的一种成分是水果和蔬菜提供的钾。

多吃水果和蔬菜似乎也会影响胆固醇水平。这可能是水果和蔬菜降低患心脏病和脑卒中风险的方式之一。没有人确切地知道水果和蔬菜是如何降低胆固醇的。因为食用更多的植物性食物通常意味着肉类和乳制品的食用量减少。因此，低胆固醇水平可能是因为少摄入了饱和脂肪，也可能是因为水果和蔬菜中的可溶性膳食纤维减弱了人体从食物中吸收胆固醇的能力。尽管有食品公司声称，可溶性膳食纤维对胆固醇的影响相对较小。

眼睛疾病

多吃水果和蔬菜有助于使"心灵的窗户"保持健康和清晰。这远远超出了常见的"吃胡萝卜来改善视力"（实际上是改善夜视）的忠告。经常吃菠菜和羽衣甘蓝等深绿色叶菜的人不太可能患上这两种常见的与年龄有关的眼病：白内障和黄斑变性。白内障是眼球内的晶状体变混浊。晶状体是一个圆盘形东西，主要由蛋白质构成，可将光线聚集在能感光的视网膜上。晶状体经历了几十年的光线"伤害"后，就会变得混浊。这就像打了蜡的地板因为鞋子的撞击和划伤而变得晦暗无光。黄斑变性是老年人失明的主要原因，它是由视网膜中央黄斑累积损伤引起的。黄斑变性刚开始时，人的视野中心会有一个模糊的点。随着黄斑变性慢慢发展，人的视野也在逐渐缩小。

在这两种疾病中，自由基被认为是造成大部分伤害的罪魁祸首。自由基是一种高度活跃的、不受控制的物质。刺眼的阳光、香烟烟雾、空气污染都会使眼睛内产生这种物质。深绿色叶菜含有两种色素：叶黄素和玉米黄质（眼睛视网膜中发现的唯一一类胡萝卜素），它们可以在眼睛里积聚。这两种物质以及被称为类胡萝卜素的植物化学物质，能在自由基损害眼睛的敏感组织之前将其清除。[8]从水果和蔬菜中获取叶黄素和玉米黄质可能比吃补充剂要好，莴苣、甘蓝、芜菁、羽衣甘蓝、菠菜和花椰菜都是叶黄素和玉米黄质很好的食物来源。

肠道疾病

你不能消化的水果和蔬菜和你能消化的食物一样健康，这正是我稍后所要介绍的（见第174页"膳食纤维：不易消化的营养素"）。膳食纤维或某些所谓的粗粮是肠道保持健康必不可少的。如果饮食中没有足够的不易消化的物质，就会导致大便很难排出。膳食纤维会像海绵一样吸收水分，并在通过消化系统时膨胀，这可以缓解肠胃不适。通过促进肠道的正常运动，膳食纤维可以缓解或预防便秘。膳食纤维的膨胀和软化作用还可以减轻肠道内的压力，因此可能有助于预防憩室病和憩室炎。大约20年前，我和同事发现，多吃膳食纤维的人（男性）不太可能患憩室病。[9]最近，英国一项近70万妇女参与的为期6年的研究也证实了这一点。[10]

控制体重

在你的饮食中添加更多的水果和蔬菜不一定会帮助你减轻体重，甚至不能维持体重，除非你少吃一些其他食物。正如我之前所讲述的，最理想的方法是少吃精制碳水化合物食物（如面包、饼干、其他由白面粉制成的食物以及含糖饮料）和红肉（见第46页"低碳水饮食法可能有帮助"）。也就是说，护士健康研究和健康专业人员随访研究的数据显示，在24年内多吃水果和蔬菜的男性和女性与那些并没有多吃水果和蔬菜的人相比，前者更容易减肥成功。[11]

一个有趣的现象出现了：多吃浆果、苹果、梨、大豆和花椰菜的人的体重能减轻或保持，而多吃土豆、豌豆的人的体重会增加。

它们能预防癌症吗？

30年前，两位著名的流行病学家估计，因"饮食因子——摄入不足或摄入过多"而死亡的人数占美国癌症死亡人数的35%，与当时吸烟引起的死亡人数大致相同。美国国家科学院的报告《饮食和健康：降低慢性疾病风险的意义》和世界癌症研究基金、美国癌症研究所的报告《食品、营养、体育活动和癌症预防：全球视角》都支持这一结论。虽然35%这一数据可能过于乐观，但多吃植物性食物能预防各种癌症的基本论点是完全正确的。

到目前为止，已有数百项研究探讨了吃水果和蔬菜与患癌症之间的关系。研究人员估计，如果每人每天吃5份水果和蔬菜，主要癌症的发病率可能降低50%。基于此，美国国家癌症研究所大力推广"一天5份水果和蔬菜"活动。

大多数早期研究是病例对照研究。简而言之，这些研究包括比较一组患某种癌症的人和一组没有患这种癌症的人在饮食、习惯和其他可能导致癌症的原因方面的差异。这样的比较并不是没有偏差。例如，癌症患者往往会寻找自己患病的原因，并且可能比那些没有患癌症的人对饮食更挑

速览：为蓝莓叫好

在我们对特定水果和蔬菜与疾病之间联系的分析中，有一类食物高居榜首：浆果。一些研究表明，食用这些可口的水果，尤其是蓝莓，可以降低患心脏病、糖尿病、雌激素受体阴性乳腺癌、帕金森病等疾病的风险。浆果不是什么神奇的食物，请注意，吃浆果并不能消除那些不健康的食物所带来的危害。你可以把浆果撒入谷物食品、加入水果沙拉、作为零食咀嚼，浆果是你饮食的一个极好的补充。

剔。病例对照研究结果产生了一个明显结论，即多吃水果和蔬菜有助于预防癌症。

队列研究在人们患癌症、心脏病和其他疾病之前收集其饮食和生活方式的信息，这样往往会得到更可靠和更持久的结果。10多年前，我的哈佛大学公共卫生学院的团队将我们的两项大型队列研究（护士健康研究和健康专业人员随访研究）中关于水果、蔬菜和癌症的信息进行了整合。结果显示，在已经被追踪调查了近20年的、约11万名参与者中，有9100名患了某种癌症。那些平均每天吃8份及8份以上水果和蔬菜的人与每天吃不到1.5份水果和蔬菜的人相比，两者患癌症的概率大致相同。[12]此外，两项随机试验还将纤维补充剂和高纤维低脂饮食进行比较，结果显示多摄入膳食纤维并不会减少新息肉的出现。[13]在欧洲进行的一项大型前瞻性研究则证实了多摄入膳食纤维与总体癌症发病率没有密切关系。[14]

我们的研究结果是否意味着吃水果和蔬菜对癌症没有任何影响？不。虽然它们没有完全的抗癌作用，但某些种类的水果或蔬菜对特定的癌症有疗效，一些相关的例子如下。

- **膀胱癌**。吃像花椰菜这样的十字花科蔬菜有助于降低膀胱癌的发病率。

- **乳腺癌**。乳腺癌不是一种单一的疾病，它是几种不同的疾病组成的，每一种疾病都有自己的危险因素。其中一种是雌激素受体阴性乳腺癌，它侵袭性特别强，并且更可能是致命的。通过对世界各地队列研究的数据进行综合研究，我的研究小组通过检测乳腺癌患者的雌激素受体状况观察其病情，发现食用更多的蔬菜可以降低患雌激素受体阴性乳腺癌的风险。[15]吃花椰菜和其他十字花科蔬菜有助于降低患乳腺癌的风险。[16]

- **结肠癌和直肠癌**。强有力的证据表明，叶酸有助于预防结肠癌和直肠癌。像菠菜和甜菜这样的蔬菜是叶酸的良好来源，因此它们能预防这些癌症。然而，今天有这么多富含叶酸的食物（见第十一章），来自水果和蔬菜中的这种维生素对预防结肠癌和直肠癌的效果可能正在减弱。

- **前列腺癌**。番茄中的番茄红素以及煮熟或加工过的番茄制品（如番茄酱）似乎能预防前列腺癌。例如，在健康专业人员随访研究中，每周吃几次番茄、番茄酱和喝几杯番茄汁的男性患晚期前列腺癌的可能性更小。[17]对血液中番茄红素和其他类胡萝卜素水平的研究也支持了这一结论。

尽管水果和蔬菜的抗癌效果并不像几年前人们想象的那么大，但有一点点抗癌作用都是好的。水果和蔬菜的益处也可能被低估了，因为迄今为止，几乎所有的研究都调查的是人在中老年时期水果和蔬菜的食用量，而预防癌症的关键时期应该是儿童期、青春期或青年期。例如，在为数不多的青少年饮食调查研究中，其中一项研究结果显示，这一时期多吃水果和蔬菜比起在中年时期多吃水果和蔬菜，更能降低患乳腺癌的风险。[18]

你从父母那里遗传的基因在决定你是否会患某种癌症方面起着重要作用。吸烟、酗酒、在阳光下暴晒和不锻炼等同样会使患癌风险升高。你的职业也可能起到一定作用。不过，进行营养饮食（包括大量水果和蔬菜）仍然是保持健康的重要手段。

膳食纤维：不易消化的营养素

从健康的角度来看，食用水果和蔬菜的好处之一是它们含有很多你无法消化的物质。许多赋予植物力量和柔韧性的物质并不会被人的胃或肠道中的酸和酶分解。这些物质一般被称为膳食纤维，包括纤维素、果胶和树胶等。膳食纤维分为两类：可溶性膳食纤维和不可溶性膳食纤维。它们通过消化系统时基本上都不会受到影响，最大的区别是可溶性膳食纤维会溶解在肠液中，而不可溶性膳食纤维不会溶解。

豌豆、苹果、柑橘类水果、燕麦以及其他谷物和种子中都含有丰富的可溶性膳食纤维。通过肠道时，这种膳食纤维会形成黏糊糊的果冻状团块。这种黏性物质会吸附胆固醇，并通过粪便将其带出体外。你排出的胆固醇越多，可转移到血液中的胆固醇就越少，你的血液胆固醇就会降得越多。胆固醇越低，患心脏病和其他循环系统疾病的风险就越低。

不可溶性膳食纤维来自植物的细胞壁，主要成分是纤维素，这是一长串葡萄糖分子，它们以人体消化系统无法分离的方式连接在一起，所以也不能在肠液中溶解。

几十年前，对南非班图人的研究表明，高纤维饮食是他们结肠癌发病率低的原因。正因为不可溶性膳食纤维通过肠道没有发生变化，所以可想而知，这种膳食纤维可携带部分消化的食物，通过加快食物通过消化系统的速度，减少肠道对食物中有毒或致癌物质的接触。在几项小型研究得出了大致相同的结论后，人们对膳食纤维开始疯狂追捧。媒体报道促使很多人开始将麦麸片或麦麸松饼作为早餐，食品制造商开始在谷物食品、面包和糕点中添加膳食纤维。然而，事实上，大多数研究并未显示从谷物产品中摄入更多膳食纤维的人患结肠癌的风险更低。对72.5万名男性和女性参与的13项研究的综合分析发现，膳食纤维摄入量与患结肠癌的风险无关。[19]早期研究的分析也并没有发现膳食纤维和结肠息肉（结肠息肉是大多数癌症的起因）之间的联系。另外，两项比较膳食纤维补充剂和高膳食纤维低脂饮食的随机试验结果显示，多摄入膳食纤维并不能减少新息肉的产生。这些发现说明，高膳食纤维饮食似乎并不能有效预防结肠癌。

多摄入膳食纤维并不会降低患结肠癌的风险，尽管这点让人感到失望，但请不要扔掉你的全麦面包。不可溶性膳食纤维将部分消化的食物带入肠道，可延缓肠道对糖和淀粉的吸收——它们都很容易转化为血液中的葡萄糖，升高血糖，所以摄入不可溶性膳食纤维有助于降低饭后血糖和胰岛素的峰值。同样，不可溶性膳食纤维也可以降低甘油三酯的峰值，甘油三酯是将脂肪从肠道运送到组织的颗粒。血液中持续高水平的胰岛素和甘油三酯会增大心脏病发作的概率，而人体内反复需求大量胰岛素会增加患2型糖尿病的风险。不出所料，许多研究表明，多摄入膳食纤维可以降低患心脏病或糖尿病的风险，这为多吃水果、蔬菜和全谷物食品提供了更多的证据支持。

消化系统中存在着庞大的微生物群落，被称为肠道菌群，它们可在食物通过肠道时更有效地消化食物。肠道菌群还能产生某些维生素，以分解毒素，改善免疫系统。肠道菌群在保持你的健康方面起着重要作用，这可能有助于你减重和增重。保持菌群健康的一个有效方法是向其提供大量膳食纤维，这是肠道微生物的首选食物。

在过去十年左右的时间里，对动物的研究表明，在饮食中添加更多的膳食纤维可以使肠道菌群的作用从使体重增加转变为使体形更苗条。如果肠道中缺乏膳食纤维，那么微生物可能会以肠道黏膜分泌的保护性黏液为食，这可能引发疾病。膳食纤维在人类身上的应用是一个热门的研究领域。

植物营养素的作用

　　水果和蔬菜如何保护我们免受某些癌症、心脏病、胃肠道疾病（如憩室炎）、老年性眼病和其他疾病的困扰，至今仍然是一个谜。虽然我们食用植物已经有上亿年了，认真研究它们也有几十年了，但今天我们对它们的认知还只是冰山一角。

　　确定水果和蔬菜的益处是一项具有挑战性的工作，因为植物的营养元素具有巨大的可变性。单一类型的植物，如蜜脆苹果的化学成分并不稳定。相反，它的化学成分随着季节、生长的土壤、获得的水量、虫害程度、采摘和食用时的成熟度以及储藏条件而变化。更重要的是，这种苹果所提供的营养物质取决于其加工或烹饪方式。

　　我们还需要花上几十年的时间才能确定食物中所有复杂化合物，而要真正了解它们之间的相互作用以及它们在我们体内的作用需要更长的时间。即便如此，科学家还是分离出了一些植物产生或储存的物质，这些物质可能对我们保持健康起着关键作用。这些物质如下。

- **维生素**。第一组被发现的植物化学物质就是我们今天常见的维生素。根据定义，维生素是人体需要的少量含碳化合物，用来维持组织和代谢活动。传统上，维生素是通过研究维生素缺乏性疾病来定义的，如佝偻病（缺乏维生素 D）、糙皮病（缺乏维生素 B_5）和脚气病（缺乏维生素 B_1）。癌症、心脏病、脑卒中、糖尿病、骨质疏松症和其他慢性疾病在某种程度上似乎都是缺乏性疾病。而人体到底缺乏什么是当今深入研究的重点。叶酸摄入不足可能是导致心血管疾病和某些癌症的一个危险因素。某些特殊的维生素能捕获并中和自由基，它们被称为抗氧化剂，如果摄入太少，可能会引起心脏病、癌症、老年性眼病、痴呆和衰老（见第十一章）。也许一些已知的或尚未发现的植物化学物质也会像维生素一样，起着预防这些疾病的作用。你可以把水果和蔬菜看作维生素，因为它们已经被证明具有预防这些新的缺乏性疾病的能力，但它们的作用远不止这些。

- **必需元素**。植物富含钾、镁和其他人体需要的重要元素。镁和钾有助于控制血压，并可能降低发生致命性心律失常的风险。

- **植物激素**。美国食品制造商已经得到了美国食品药品监督管理局的批准，他们可以在广告中和食品包装上声称，大豆蛋白可以降低患心脏病的风险。大豆中发现的一类化合物——异黄酮，具有模拟或抑制雌激素的作用（见第七章）。另一类化合物是植物甾醇，可以影响胆固醇的吸收和代谢。

- **类胡萝卜素**。这些色素使植物呈现橙色或红色。其中一些类胡萝卜素，如 β - 胡萝卜素和 α - 胡萝卜素，可以转化为维生素 A，因此被认为是维生素。其他的类胡萝卜素，如叶黄素和隐黄质虽不能转化为维生素 A，但有强有力的证据表明，它们在保护视力和记忆力方面发挥着重要作用，这可能是通过抗氧化作用实现的。

因为水果和蔬菜的化学成分差别很大（胡萝卜和蓝莓有什么共同之处呢？），所以我们不应该期望它们对健康都有相同的影响。现在有一些规模足够大的研究，包括护士健康研究和健康专业人员随访研究，可以研究特定的水果和蔬菜对人类的影响。例如，在一项对18.5万名男性和女性进行的长达24年的研究中，我们研究了特定水果的摄入量与患糖尿病的风险之间的关系。蓝莓、葡萄和李子似乎特别有助于预防糖尿病，而橘子、草莓和哈密瓜没有这个功能。[20]喝果汁则使得患糖尿病的风险升高，可能是因为其含有大量能被快速吸收的糖。

我们的健康依赖于植物

我们今天吃的食物与我们的祖先在几十万年前所吃的食物完全不一样。他们以狩猎采集为生，吃各种各样的水果和蔬菜，采摘和食用他们能找到的任何可食用的食物。随着时间的推移，人类可能在代谢上变得依赖于植物产生的数百种化合物。这些植物化学物质能清除植物中的有害物质；使人体内的一些酶能对抗癌症，保护细胞免受病毒感染，促使细胞分裂，并与其他物质一起合作来修复受损的细胞。到目前为止，这些物质中只有一小部分被列为必需营养素。

著名的癌症专家约翰·波特曾经写道："蔬菜和水果中含有我们已经适应的抗癌成分，如果食用不够，我们就会有危险。"

吃太多也未必是一件好事

吃太多的水果或蔬菜对人有害吗？答案是肯定的。

几乎所有的必需营养素如果摄入过多，都可能变成有毒物质。这种警告可能也适用于水果和蔬菜。传奇的生物化学家布鲁斯·埃姆斯曾经指出，植物在演化过程中产生的化学物质对可能吃它们的昆虫和其他动物有毒，也可能用来抵御细菌、酵母菌和其他生物体的感染。[21]经测试，这些化学物质中有许多是天然致癌物质，但正如埃姆斯所指出的那样，我们已经进化出多种解毒机制来保护自己。但以植物制造的药剂有可能溜过我们的防线。我们还通过对甜味等许多植物特性的选择性培育来改变植物（尤其是水果和蔬菜）中的化学成分，而这就可能增加植物中的天然致癌物质。

以下是一些存在潜在风险的水果和蔬菜。

- **菠菜**。这种绿叶蔬菜是一种有益健康、用途广泛的植物。你可以用它做沙拉生吃，可以把它当作三文鱼的配菜，也可以将它炒熟吃。但是，菠菜的草酸含量很高，肾脏可以将这些天然存在的酸转化为肾结石。摄入草酸越多，患疼痛性结石的风险就越高。[22] 但这并不意味着你不能吃菠菜，只是如果你已经有肾结石，那么最好限制每周食用菠菜的次数。而且，要多吃其他草酸含量较低的绿色蔬菜。你也可以将奶酪或其他乳制品和菠菜一起食用，因为这些食物会减少草酸的吸收。

- **葡萄柚**。这种流行的水果含有能影响许多药物代谢的强效化合物。根据药物的不同，它会导致血液中的药物变得过多或过少（见第 182 页"果汁和冰沙对健康没有好处"）。所以，如果你正在服用药物，又喜欢喝葡萄柚汁或吃葡萄柚，请与医生讨论一下它们与药物是否存在相互反应。

- **球子甘蓝**。许多人喜欢这种十字花科蔬菜明显的苦味。但这种苦味有时是潜在致癌化学物质发出的信号。在一项对队列研究的汇总分析中，我和我的同事发现，每周食用 3 次球子甘蓝的人罹患胰腺癌的概率略有增大。[23] 在另一项分析中，大量食用球子甘蓝会使患高血压的风险升高。[24] 球子甘蓝的形状与众不同，层层叶子裹成小球，长在茎上。根据我们的发现，每周食用这种蔬菜不超过一次最好，当然这需要更多的数据来证实。

随着我们更加深入地研究特定水果和蔬菜的作用，我期望看到更多意想不到的结果。与动物相比，植物可能看起来是简单的有机体，但它们的生物学特征是复杂的。

付诸实践

我并不知道每日摄入多少或什么样的水果和蔬菜的组合可以达到最佳的健康状态。相反，我提供的建议只有2个关键词："5份"和"多样化"。请记住，土豆和玉米并不包含在水果和蔬菜里，并且即使你一天喝2～3杯果汁，也只能把果汁算为一份水果。

- **食用 5 份水果和蔬菜**。每天以至少食用 5 份水果和蔬菜为目标，结果证明这是个不错的选择。一项大型荟萃分析表明吃较多的水果和蔬菜会降低患心血管疾病和过早死亡的风险。每天吃 5 份水果和蔬菜便能得到其最大的益处。[25] 一天吃 5 份以上的蔬菜和水果当然是很好的，但是你不必将其列为头等大事。

  在第 168 页所述的防治高血压饮食研究中，每天食用 9 份水果和蔬菜无疑是有益的。但是，我们没有办法知道一天食用 5 份、6 份或 7 份是否会产生同样的效果。

- **食用不同品种的水果和蔬菜**。每天吃 5 份水果和蔬菜很重要，但其品种也很重要。在大多数日子里，至少各食用一份以下水果和蔬菜：深绿色、多叶的蔬菜，黄色或橙色的水果和蔬菜，红色的水果和蔬菜，豆类，柑橘类水果。[26]

- **食用熟的番茄**。请自己烹饪番茄：用橄榄油对番茄进行加工处理。番茄富含番茄红素，它是一种强大的抗氧化剂，可以预防前列腺癌并避免记忆力减退。因为番茄红素与细胞壁紧密结合在一起，你的身体很难从生的番茄中提取出它。而烹饪可以破坏细胞壁，油会溶解番茄红素，以帮助其进入你的血液。

- **新鲜的是最好的**。每周应该吃几份新鲜的、未煮熟的水果和蔬菜，因为烹饪会损害或破坏一些重要的植物化学物质。例如，维生素 C 和叶酸对热相当敏感。另外，你吃的水果和蔬菜的物理状态并不是很重要。冷冻的水果和蔬菜与新鲜的一样好，前者甚至比为防止成熟而已经存储数周或数月的"新鲜"水果和蔬菜更有营养，罐装水果和蔬菜尽管很多都添加了盐和糖，但通常也是很好的选择。

没用的土豆

就像我之前说的，土豆和玉米在营养学角度来看不应该被称为蔬菜。当然，它们符合最低要求，毕竟它们是植物，但也仅限于此。说到健康饮食的时候，最好把土豆和玉米当成像大米和意大利面一样的淀粉类物质，因为它们主要提供的是易于消化的淀粉。

土豆是《美国居民膳食指南》中提到的几种淀粉类蔬菜之一。美国农业部宣称，裹有面粉的冷冻土豆（即用来做炸薯条的土豆）可以被归类为新鲜蔬菜。

几年前，美国甚至还在大力推广土豆。当时，在美国国家土豆委员会的支持下，来自缅因州、艾奥瓦州和其他土豆种植州的参议员将土豆列入了可以用政府妇女、婴儿和儿童特别补充营养计划的代金券购买的食品列表中。在2014年，由美国农业部控制的综合拨款法案要求将各种新鲜、完整或切好的蔬菜加入该计划的食品列表，其中包括土豆和炸薯条。当然，这仅仅是为了促进农业企业的发展而不是为了改善美国人民健康状况的又一个例子。

200多项研究表明，吃大量水果和蔬菜的人患心脏病、脑卒中、癌症、便秘或其他消化问题的概率会减小。然而，同样的证据表明土豆不会有这种健康益处，甚至可能导致健康状况不佳。以下仅举两个例子。

在对体重的长期分析研究中，吃水果和高膳食纤维、低血糖负荷的蔬菜，并不会使体重增加太多。而多吃含淀粉的蔬菜，如土豆、玉米和豌

果汁和冰沙对健康没有好处

吃水果和蔬菜毫无疑问对健康是有益的，而把它们打成果汁和冰沙就不一样了，原因如下。

摄入的热量更多。吃普通的水果和蔬菜摄入的热量相对较低，但把它们（尤其是水果）变成果汁或冰沙，几乎总是会增加热量。以橙汁为例，吃一个中等大小的脐橙可以提供大约 12 克的糖，一杯橙汁的含糖量是它的 2 倍多，因为你喝的橙汁可能是由 2 个脐橙榨成。我们从果汁中吸收热量的速度也比从整个水果中更快，因为在水果中糖被锁在细胞内部，这样减缓了它向血液中释放的速度。

过犹不及。羽衣甘蓝成了一种神奇的食物，受到名人如格温妮丝·帕特洛、凯文·培根和贝特·米德勒的推崇。这种绿色的蔬菜富含维生素 K、维生素 A 和维生素 C，能提供膳食纤维。它可以用来制作沙拉、汤或者精美的配菜。一点点羽衣甘蓝就很好了，那更多的羽衣甘蓝则更好，是这样吗？遗憾的是，并不是。作为十字花科中的成员，羽衣甘蓝含有阻碍甲状腺激素形成的化学物质，而甲状腺激素可以促进新陈代谢。摄入过多的羽衣甘蓝（吃蔬菜的话很难做到，但喝甘蓝汁很容易实现）会减缓甲状腺分泌甲状腺激素。这种情况被称为甲状腺功能减退症，症状包括疲劳、畏寒、体重增加、肌肉疼痛和僵硬、脱发、抑郁、记忆力减退等。

最好按照水果和蔬菜原本的生长方式食用，而不是制作成果汁或冰沙。

豆，则会使体重明显增加。

高血压困扰着数百万美国人，使他们面临着患脑卒中和心血管疾病的风险。土豆富含钾元素，有助于降低血压。但土豆的血糖负荷也很高，这又会使患高血压和糖尿病的风险升高。我们已经证明，大量食用土豆有可能患2型糖尿病，尤其是与食用相同数量的全谷物食品相比。[27]

为了直接评估现在美国人吃土豆对血压的总体影响，我们通过查阅护士健康研究和健康专业人员随访研究的数据发现，吃更多土豆（以烘烤、煮熟、捣碎和油炸的方式）的人更有可能患上高血压。[28]

土豆、玉米和其他淀粉类蔬菜的利弊取决于你的饮食和生活方式的其他方面，尤其是体力活动。我祖父是密歇根州的一个农场主。他从早到晚都忙个不停，瘦得像他田地旁边的铁轨。他经常吃土豆，但他的身体能够承受它的高血糖负荷，而今天大多数久坐不动的美国人无法承受这样的血糖负荷。

我建议大多数人不要经常食用土豆，转而食用胡萝卜、花椰菜和菠菜等非淀粉类蔬菜时，这个建议有确凿的证据支持。

新鲜水果和蔬菜

最新鲜的农产品是你自己种植并刚刚采摘的。但你不需要一块农田或一个大院子来种水果和蔬菜。我的后院只有12米长、6米宽。然而，在这个离繁忙的哈佛广场不远的地方，我和妻子种了一棵桃树和一棵梨树，它们每年都结许多果实；我们还种了在6月和12月都能收获的树莓、蓝莓、葡萄和药草。我们曾经还种过番茄、黄瓜和其他绿色蔬菜，但是由于果树的遮挡，它们长得并不好，所以我们还是去农贸市场买这些蔬菜。一年中至少有4个月，我家的后院为我们提供了新鲜、可口和健康的食物。

/ 第九章 /

喝什么很关键

你吃的食物可以是最安全、最有效的药物，也可以是慢性的毒药。

——安·威格莫尔

"祝你健康！"传统的祝酒词捕捉到了营养建议的要点：喝什么和喝多少与吃什么和吃多少对你的健康来说一样重要。

你身体的一半以上是由体液构成的，它类似能孕育原始生命的海水。体液可以缓冲和润滑细胞、组织和器官；它赋予细胞形状并向细胞提供营养物质；它形成了在人全身运输营养物质、废物、激素和其他物质的道路。

体液与我们的生存息息相关：如果你"干"了，你就死了。你的皮肤、肾脏、鼻腔和一些激素共同作用，以防止你的体液飘散到空中。但是，仅仅防止其流失是不够的，你需要摄入足够的液体来完成各种重要的代谢任务——比如产生尿液来带走消化和新陈代谢过程中的有毒副产物，维持血容量，防止体内盐分过高，同时补充流失的水分。

一般人每燃烧1千卡热量就要消耗约1毫升水。每天摄入2000千卡热量大约需要2000毫升水。你每天究竟需要摄入多少液体取决于你自己。你的需求部分是由基因决定的，但在很大程度上也取决于你的饮食、你所处的环境和你的体力活动。

- **饮食**。你如果吃了大量水果和蔬菜（它们中大部分是水），可能不需要像那些吃了很多肉、面包或盐的人那样喝太多的水。在坦桑尼亚西部，人们喝的水比世界上其他地方的人少得多，这是因为他们通过吃富含水分的熟香蕉来补充身体日常所需的水分，他们的饮食中有大量香蕉。

- **环境/天气**。当温度非常舒适时，你每天会通过皮肤蒸发的水汽、呼出的湿润气体、尿液流失大约2000毫升水分。天气太热时，你会失去更多的水分。在冬天，当相对湿度骤降，干燥的空气会将水分从你的皮肤中"抽走"。

需要每天喝8杯水吗？

你可能听说过每天需要喝8杯水的说法。这是医学上的一个神话，是那些经常被重复的"事实"之一，它具有真理的光环。[1]这个说法的来历不为人知。可能的来源是生理上的需要，即每天燃烧2000千卡能量需要大约2000毫升水。

你的身体需要的一部分水来自你的食物。如果你吃了很多水果和蔬菜，喝了很多汤，你就不需要像吃干燥食物的人那样喝那么多水。还有一部分水来自你喝的东西。水当然是你最好的选择，但咖啡、茶、果汁、碳酸饮料、运动饮料、啤酒和其他饮料也能补充你流失的水分。

- **体力活动**。你体力活动得越多，需要的水就越多。当你的肌肉燃烧葡萄糖时，它们会产生热能。当你坐下来阅读本书时，一些热能有助于你的体温保持在 36.5℃ 左右。但当你绕着跑道跑步时，你的身体很快就会产生比你需要的更多的热能。这些多余的热能必须被释放出去，否则你就会冒着那些对温度敏感的蛋白质被煮熟的风险——这就是汗水的作用。当汗水在你的皮肤上出现并蒸发时，会将热能从你的身体带走。当你进行真正的锻炼时，你每小时会失去多达 1000 毫升的水。

因为你的身体没有一个简单易读的测量仪来告诉你何时体液不足，所以你通常会有这样的几种做法：在渴的时候喝水；在渴之前先喝水；喝足够的水，保证尿液是透明或浅黄色的，而不是暗黄色的。然而，这些做法都不太对。

当你感到口渴的时候，你体内的水已经很少了，尤其是当你拼命工作或尽情玩耍时，你会迅速失水。随着年龄的增长，人们的口渴感与体液水平脱钩，许多老年人会在没有意识到的情况下出现脱水。尿液的颜色会受到你吃的食物和一些维生素补充剂的影响。

如果你每天没有摄入足够的液体，轻度脱水会让你脾气暴躁和疲倦，重度脱水会让你有生命危险。慢性轻度脱水是便秘的一个原因，而对于老年人，它也会推动肾结石和膀胱癌的发展。重度脱水虽然相对少见，但是致命的。天气炎热时，儿童、老年人以及耐力运动员容易出现重度脱水。

水中毒也是个问题。喝太多的水、运动饮料或任何其他饮料都会破坏身体的水和矿物质的平衡。水中毒已经导致了马拉松运动员、橄榄球运动员和其他运动员的死亡。防止水中毒（可能导致致命的低钠血症）的一种方法是，在进行长时间高强度运动时，均衡补充饮用水和含矿物质的饮料（如佳得乐）。

将补水看作是每天要做的工作。在起床后、每餐和两餐间以及运动前和运动后，都至少喝一杯水或饮料。当然，如果你觉得渴了更要喝水。

到目前为止，在谈论液体摄入量时，我一直在刻意地泛泛而谈，而不具体指定喝哪一种。其实，水、果汁、碳酸饮料、牛奶、咖啡、茶等都符合这个要求。有些比其他的还要好，尤其是作为普通的解渴的东西。让我们看一看都有什么，这份清单可能会让你大吃一惊。

水

水是最好的选择。它可以满足你100%的需求——纯H_2O，不含一点儿添加剂。而当水从水龙头里流出时，每杯水的成本只有几分钱。

在美国，许多人认为瓶装水比自来水安全，这并不一定。事实上，一些瓶装水并不是来自其包装上的图片中的山泉。瓶装水不需要达到美国政府环境保护署制订的要求定期检测细菌和化学污染物的标准。相比之下，公共供水必须符合这些标准，并且报告必须公开。

人们还普遍认为瓶装水的味道比自来水的好。不过，在味觉盲测中，自来水通常是最受欢迎的。当然也有例外，因为一些自来水氯的含量会让水有一种"不新鲜"的味道。

就成本而言，自来水无疑是赢家。在波士顿，每天喝8杯自来水的成本大约是1.25美元/年。如果是喝大桶饮用水的话，成本将高出200倍，而如果喝小瓶饮用水的话，则成本将高出400倍。

还有环境方面的考虑。制作装饮用水的水桶或水瓶、运输桶装水和瓶装水还要使用化石燃料，这会导致全球变暖。

果汁

一杯真正的果汁或蔬菜汁尝起来是非常可口的。它们还能提供水、维生素、矿物质和一些膳食纤维。作为清晨的活力之源或你的液体摄入量的一小部分，真正的果汁（不是果汁味的糖水）可以看作健康饮食的一部分。事实上，第二次世界大战后坏血病（一种由维生素C缺乏导致的缺乏性疾病）在美国被消除的部分原因是许多人在早餐时喝一小杯橙汁。橙汁也是β-隐黄质的良好来源，这是一种有益健康的类胡萝卜素，但在我们的饮食中含量很低。

然而，作为一种普通的饮料，果汁会使得摄入的热量大大增加（见第61页"小心液体热量"）。例如，一杯355毫升的橙汁含有大约150千卡的热量，相当于3块巧克力曲奇或一罐含糖碳酸饮料的热量。如果你只是需要一些东西来解渴，那么这些东西的热量是非常多的。

喝果汁最根本的问题是，人们很容易在几分钟内就摄入大量水果和随之而来的糖分。试想一下你自己做一杯果汁，大概需要3个橙子（当然这取决于橙子的大小），但几乎没有人会一次吃3个橙子；一天当中把这3个橙子分开吃，对你的血糖的影响会比较小。但是，如果是把3个橙子制作成果汁一次性喝下去，那这3个橙子对你的血糖的影响是相当大的，并且如果你不注意的话，你一天可能会喝好几杯果汁。

如果你喜欢喝果汁，试着用普通的水或苏打水稀释一下。先从两份果汁加一份水开始，然后逐渐变成一份果汁加三份或四份水。增加水的味道的技巧是在水里放一些新鲜的柠檬或青柠。蔬菜汁的热量往往比果汁的低，但你也要查看包装上的标签确定，同时还要查看钠含量：一些蔬菜汁的钠含量就接近了人一天的钠摄入量。

用果汁代替水的最大问题是，很多人并没有减少吃的食物以减少摄入的热量，所以这变成了一个循序渐进的增肥方法。

在众多果汁中，葡萄柚汁需要特别提一下，因为它改变了一些人吸收和代谢某些药物的方式。葡萄柚汁可减少过敏药物盐酸非索非那定（阿莱格拉）、地高辛（用于治疗充血性心力衰竭）、氯沙坦（用于控制血压）和抗癌药物长春碱的吸收。葡萄柚汁还可以提高其他药物的血液浓度，有时达到危险的程度。这类药物包括：钙通道阻滞剂，如非洛地平缓释片（波依定）、硝苯地平片（心痛定）和尼索地平缓释片（吉尼乐尔），它们可用来控制血压；卡马西平片（得理多），用来治疗癫痫；一些广泛使用的降胆固醇药物，如洛伐他汀片（美辛杰）、阿托伐他汀钙片（立普妥）和辛伐他汀片（舒降之）；环孢素，一种主要用于器官移植的免疫抑制剂；还有丁螺环酮（布斯帕），用来解决酗酒、抑郁、惊恐障碍和其他各种问题。

碳酸饮料和其他含糖饮料

想象一下在一碗麦片里加上7～9勺糖，是不是太甜了，吃不下？然而，这就是一罐355毫升的可口可乐、百事可乐、橙汁或其他含糖饮料的含糖量。我们每人每年饮用近500杯355毫升的碳酸饮料、奎宁水或其他饮料，其中大部分是含糖饮料。请记住，这只是平均值，而许多人的饮用量是平均值的好几倍。然而，碳酸饮料是一种完全没有营养价值的饮料。

我这样说是因为碳酸饮料只提供热量，这与你可能从天然果汁中得到的健康营养物质完全不同。这些营养物质包括维生素、矿物质、其他植物化学物质，也许还有一些膳食纤维。这是一个复杂的问题。

如果你正少吃一些食物，那么一天喝一瓶355毫升的碳酸饮料似乎也没什么大不了的。但如果你不少吃食物，那么一天喝一瓶355毫升的碳酸饮料，你就多摄入了150千卡热量，一年就会导致体重增加7千克！饮用含糖碳酸饮料和果汁的危险在于，许多人把"液体热量"与"食物热量"区别对待，并且通常不会通过少吃食物以抵消饮用碳酸饮料或果汁中的热量。

碳酸饮料中的单糖会导致血糖急剧升高，从而导致胰腺分泌越来越多的胰岛素。当这种情况在餐后血糖和胰岛素升高的基础上一天发生好几次时，人患2型糖尿病的风险就会升高，尤其是对那些细胞对胰岛素产生抵抗、葡萄糖无法进入细胞的人来说。一项荟萃分析对50多万名男性和女性追踪研究了22年，发现每天饮用碳酸饮料或果汁的人患2型糖尿病的风险高了13%。[2]值得注意的是，这种风险升高超过了碳酸饮料对体重增加的影响，而体重增加本身就是糖尿病一个重要的风险因素。摄入大量容易消化的碳水化合物（如碳酸饮料中的）会提高血液中甘油三酯的水平，并降低高密度脂蛋白胆固醇的水平。这两种变化都会使人们更容易患上心脏病。这一点毫不奇怪，这正是我们在护士健康研究中研究碳酸饮料的摄入量时所发现的。[3]

饮用碳酸饮料也会增大患肾结石的概率。在护士健康研究和健康专业人员随访研究中，每天喝一杯或更多碳酸饮料的参与者在8年内患肾结石的概率比那些一周喝不到一杯的参与者大33%。[4]

那么，无糖碳酸饮料可不可以喝呢？美国食品药品监督管理局已经批准了6种用于食品和饮料中的代糖：乙酰磺胺酸钾（安赛蜜）、纽甜（纽特）、糖精（低脂糖）和三氯蔗糖（善品糖/蔗糖素/甜蜜素）。另外两种所谓的非营养性甜味剂——甜叶菊和罗汉果提取物均来自植物，因此它们不是"人工的"。相反，它们属于美国食品药品监督管理局的"公认的安全"的类别。[5]

作为一种饮料，无糖碳酸饮料比含糖碳酸饮料更好，但无糖碳酸饮料的价格更高。但你要是想通过喝无糖碳酸饮料减肥，那就别抱太大期望了。人工甜味剂可能会影响人体对摄入的热量的计算。[6]我们的大脑对甜味做出反应，发出想要得到更多的信号。人工甜味剂虽然不含热量，但可能会使我们渴望更多的甜食和饮料，而这些会增加额外的热量摄入。很多超重的人都愿意为了实现减重目标而选择无糖碳酸饮料，这使得无糖碳酸饮料和肥胖之间的因果关系很难确定——对某一个时间点进行简单分析可能表明无糖碳酸饮料与超重和肥胖有关。针对这个问题，我和同事经过一段时间的仔细研究后发现，无论男女，喝无糖碳酸饮料的人体重增加的幅度要小于喝含糖碳酸饮料的人。[7]一项对喝含糖碳酸饮料和无糖碳酸饮料的青少年进行比较的随机试验也得出了类似的结论。[8]同样，超重人群喝这种饮料似乎也不会使患糖尿病的风险升高。

尽管你可能在网上读到或在媒体上听到，非营养性甜味剂可能不会对成年人的健康构成危害。然而，现实情况是，其中大多数结论还没有在长期的人体研究中得到充分的检验。没有人知道它们对儿童有什么影响，而人一生中可能会大量食用这些甜味剂。

当白开水和加一点儿柠檬汁或少量果汁的水是更健康的选择时，为什么还要犹豫不决，无法做出选择呢？我的方法是：把无糖碳酸饮料想象成戒烟产品，它可以帮助你改掉喜欢喝含糖碳酸饮料的习惯，但你不能长期依赖这个方法。

奶

来自奶牛、绵羊、山羊和其他动物的奶是优质蛋白质、钙和磷等矿物质以及其他营养物质的良好来源，这些物质能使动物幼崽（包括人类）快速生长。对年幼的孩子来说，奶是母乳的一种很好的替代品；对大一点儿的孩子来说，奶有助于孩子健康成长。奶和乳制品对需要额外蛋白质和其他营养物质的老年人可能有好处。但是对青少年和大多数成年人来说，喝太多奶可能有潜在的危害。这就是为什么我认为你应该把奶和乳制品作为你饮食的可选部分，适量摄入即可，而不是作为每天的必需品。

《美国居民膳食指南》一直建议大多数美国人每天摄入3份牛奶或乳制品。这一建议被收入了旧版"膳食指南金字塔"中，并在"我的餐盘"中再次提及。《美国居民膳食指南（2015～2020）》指出，健康饮食计划包括脱脂或低脂乳制品（奶、酸奶、奶酪和/或强化大豆饮料等），但仍将每天3份牛奶或乳制品定为大多数人应达到的目标。

该建议的主要理由是奶和乳制品可以为我们提供强化骨骼所需的钙。奶也被吹捧为可以减肥的食品。

但正如我在第十章中指出的那样，我们不需要每天吃2～3份乳制品来预防骨质疏松症和骨折。虽然有研究表明饮用酸奶有助于控制体重，但并没有说明喝奶和体重有直接关系。[9]

你可能会想，如果我每天没有摄入足够的钙，为什么不每天喝3杯牛奶，这样不更稳妥一点儿吗？这里有几个不能这么做的因素：乳糖不耐受，额外的饱和脂肪，额外的热量，不必要的激素，患心脏病或癌症的风险升高。

- **乳糖不耐受**。所有的婴儿都有消化牛奶的能力。有些人，尤其是北欧血统的人，会终生保持着这种能力。然而，随着身体停止合成一种叫作乳糖酶的物质，大多数儿童会逐渐失去这种能力。事实上，世界上只有大约 1/4 的成年人可以充分消化牛奶。对很多人来说，喝一杯牛奶可能导致恶心、腹胀、痉挛和腹泻等不良后果。

为了使乳糖不耐受的人能够喝牛奶、吃奶酪和冰激凌，美国农业研究局（美国农业部的下属机构）付出了很多努力。他们将其开发的无乳糖牛奶称为力康特，称其为过去 50 年里最伟大的成就之一。乳糖不耐受的人可以将各种各样的乳糖消化粉或药片添加到牛奶中，也可以在吃乳制品之前服用，乳糖消化粉或药片都可以买到。乳制品的支持者指出，大量研究表明，乳糖消化困难的人在一天内可以忍受少量乳糖，尤其是与其他食物一起摄入时。但是，由于有更容易获得足够钙的方法，我认为那些消化乳糖有困难的人不需要花费额外的金钱或时间去摄入牛奶或乳制品。如果你想这么做，那也是完全没问题的，但你不必强迫自己去做，或者因为不做而感到内疚。毕竟，你与世界上 3/4 的成年人是一样的。

- **饱和脂肪。**一杯 230 毫升的全脂牛奶含有近 5 克的饱和脂肪，每天喝 3 杯就相当于吃 12 片培根或一个巨无霸加一份炸薯条。这是相当多的饱和脂肪。奶酪也可以提供大量饱和脂肪。一份由全脂牛奶制成的 30 克奶酪的钙含量和一杯牛奶的钙含量差不多，当然饱和脂肪含量也差不多。

科学界和大众媒体对饱和脂肪的争议不断，但它确实会引起健康问题。正如在第五章中所讨论的，饱和脂肪曾经被诋毁为唯一有害的脂肪和引起心脏疾病的主要原因。但我们现在知道，反式脂肪对心血管系统的危害更大，饱和脂肪和精制淀粉、糖的热量大致相同。如果你的目标是保持健康，那用不饱和植物油代替黄油和其他乳脂来源是朝这个方向迈出的第一步。

这并不是说你应该完全远离牛奶、奶酪和冰激凌。如果你真的很喜欢它们，那就尽量少喝、少吃，且购买你能负担得起的最优质的食物，然后安心享用它们。

你可能会认为，如果有足够多的人转而喝低脂或脱脂牛奶，那么心脏病的发病率就会随之降低。但这种事不会发生。这是因为一旦一头奶牛的奶被挤出，牛奶中的脂肪就会进入食物供应链中，最终总会有人摄入它。从牛奶中除去的大部分脂肪会以黄油和奶油的形式再次出现，它们被用来制作冰激凌、糕点、饼干和糖果等高脂零食。同样，很多已经改喝脱脂牛奶的人会在睡前吃一杯冰激凌，而往往那些较贫穷、受教育程度较低或者对健康知识不太了解的人会选择喝全脂牛奶或根本不喝牛奶，所以他们会从牛奶脂肪制成的高脂产品中摄入越来越多的脂肪。

- **额外的热量**。每天喝 3 杯全脂牛奶会给你的饮食增加 450 千卡的热量——这几乎是一个人每天推荐摄入热量的 1/4。你如果每天喝 3 杯低脂牛奶，则摄入 330 千卡热量，额外摄入的热量会少一些，但如果你的主要目标只是获得更多的钙，那你摄入的热量仍然过多。

- **不必要的激素**。奶牛体内的激素和人类的激素是一样的。在农业综合企业出现之前，牛奶中的激素不是问题，但今天，这可能是一个令人担忧的问题。

多年来，人们一直在饲养奶牛以获得牛奶。奶牛通常在怀孕时被挤奶，这使得产奶量居高不下。对养牛户和牛奶生产商来说，产奶量高是好事，有助于使牛奶保持在相对较低的价格，但这也意味着现在的牛奶比几年前的含有更多的激素。牛奶中自然存在的激素包括雌激素和孕激素、睾酮和其他雄激素以及类胰岛素样生长因子等。雌激素和孕激素会诱发乳腺癌，睾酮会诱发前列腺癌，胰岛素样生长因子水平的升高会导致乳腺癌、前列腺癌和结肠癌。

20 年前，我和同事开始了今日成长研究。研究招募了 25000 多名志愿者，他们都是护士健康研究的参与者的孩子。这些孩子像他们的母亲一样，完成了关于饮食、锻炼、生活方式和健康状况的问卷调查。在这一群体中发现，青少年痤疮（一种主要由激素引起的病症）在牛奶饮用者中更为常见。[10] 这很重要，因为这表明牛奶中的激素足够多或足够丰富，会刺激腺体，如皮肤中的皮脂腺，可能还有乳房中的乳腺等组织。低脂牛奶、脱脂牛奶与痤疮的关系比全脂牛奶与痤疮的关系更密切。这可能是因为去除牛奶中的脂肪也会去除脂溶性的雌激素，而脂溶性雌激素可以对抗牛奶中的脂溶性雄激素的粉刺驱动作用（雄激素会引起痤疮）。

- **心血管疾病**。目前尚不清楚牛奶或乳制品与心血管疾病之间的联系。这在很大程度上是因为人们选择的牛奶替代品会影响他们的整体健康，把牛奶换成饮料会让你的健康状况恶化。把牛奶换成水、咖啡、茶或加了一点儿果汁的水可以减少摄入的热量，从而有益于心脏和血管。吃花生酱三明治而不是奶酪三明治，或者在沙拉上撒些坚果而不是奶酪，都可以降低患心脏病的风险。

- **前列腺癌**。富含牛奶或乳制品的饮食被认为是诱发前列腺癌的危险因素。一项汇总了 32 个队列研究的荟萃分析显示，全脂乳制品、牛奶、低脂牛奶和奶酪都与前列腺癌的高风险显著相关。[11] 在这些研究中最详细的是健康专业人员随访研究，该研究显示，每天喝 2 杯及 2 杯以上牛奶的男性患晚期或转移性前列腺癌的概率几乎是不喝牛奶的男性的 2 倍。

　　二者之间有什么联系呢？喝牛奶会提高血液中胰岛素样生长因子 -1 的水平，而胰岛素样生长因子 -1 使得患前列腺癌的风险升高。这种生长因子是帮助儿童和青少年长高的部分原因，它在整个生命过程中持续促进细胞增殖，但它也会刺激癌细胞的生长。钙也可能使患前列腺癌的风险升高。在健康专业人员随访研究中，每天从食物和钙补充剂中摄入

2000 毫克钙的男性患晚期前列腺癌的可能性几乎是每天摄入少于 500 毫克钙的男性的 3 倍，而前者患转移性前列腺癌的可能性则是后者的 4 倍以上。在前列腺和身体的其他部位，维生素 D 的活性形式可能起到抑制癌细胞生长和分裂的作用。过多的钙会减缓甚至阻止非活性维生素 D 转化为其活性形式，因此可能会破坏人体的天然抗癌机制。

- **子宫内膜癌**。子宫内膜癌是一种影响子宫的腺癌，较高的雌激素水平会促进它的发展，无论这些雌激素是身体自然产生的还是服用过多激素药物带来的。考虑到牛奶中天然存在的激素，我们在护士健康研究中调查了牛奶与这种癌症的相关性。总的来说，牛奶摄入量越高，患病风险就越高。在没有服用激素药物的绝经后妇女中，每天摄入 3 份或 3 份以上乳制品的妇女患乳腺癌的风险要高 60%。[12] 这一发现进一步证明，牛奶中含有大量激素，这一发现在生物学中具有重要意义。

- **其他癌症**。总的来说，中老年人饮用牛奶与患乳腺癌之间没有什么关系。[13] 他们喝牛奶可以降低患大肠癌的风险，几乎可以肯定这是牛奶中的钙带来的益处，但最好是从没有额外热量或饱和脂肪的其他来源获取钙。然而，在儿童和青少年时期喝牛奶则可能是另一回事。喝很多牛奶的儿童和青少年往往比那些不喝很多牛奶的个子高，而身高过高会导致患乳腺癌、结肠癌和其他癌症的风险升高。[14] 如今，我们只有有限的数据能直接将人在儿童和青少年时期的牛奶消耗量与成年期患癌症的风险联系起来，但风险升高的可能性表明，在这些发育时期，要谨慎摄入大量乳制品。

- **骨折**。正如第十章所指出的，在牛奶消耗量最大的国家中，髋部骨折的发生率最高，这一直是一个看似矛盾的现象。根据身高与许多癌症有关这一重要发现，我们在今日成长研究中汇总了我们在青春期饮食研究方面的数据,以确定哪些食物最可能使人身高增加并最终实现了身高增加。答案简单明了,是牛奶。[15] 如果你从红肉中摄入同样数量的蛋白质,身高也不会明显增加。这并不奇怪,因为牛奶的完美设计,它可以促进包括人类在内的年轻哺乳动物的生长。但我们是唯一一种在断奶后还继续饮用牛奶的哺乳动物。

20 年前,我的研究团队发表了一篇论文,表明过高的身高是髋部骨折的一个重要风险因素,这可能源于一个简单的物理原理:长棍比短棍更容易被折断。[16] 我猜测,青春期大量饮用牛奶可能使得身高和日后的骨折风险同时升高。幸运的是,我们有数据来验证这个猜测,因为我们在成人队列研究中询问了这些参与者在高中时的牛奶饮用量。正如预测的那样,他们在高中时的牛奶饮用量与他们成年后的身高相关。而且,我们还预测男性在以后的生活中髋部骨折的风险更高。每天每多喝一杯牛奶,患病风险就会高 9%。[17] 在女性研究中,我们没有看到喝牛奶和髋部骨折有关系,可能是因为女孩比男孩更早地停止长高。虽然这些关系还需要进一步的研究,但是喝牛奶和骨折之间的关系并不像你看到的那样矛盾。

- **环境问题**。按照美国的惯例,生产牛奶需要大量水和能量。奶牛养殖和牛奶生产过程中产生的温室气体在全球温室气体总量中占有很大比重。[18] 目前,美国人平均每天消耗大约一杯半的牛奶或等量的乳制品。如果我们每天喝 3 杯牛奶,就会明显地增加奶牛养殖和牛奶生产对环境的巨大影响——从用水、水污染到温室气体的排放。

咖啡

咖啡是一种非常安全和健康的饮料,这可能是你在一本关于食品和健康的书中未曾预料到的观点。咖啡的可疑名声可以追溯到几百年前。

多年来，人们已经进行了数百项关于咖啡对健康影响的研究。早期的一些研究将咖啡的苦味与乳腺癌、胰腺癌和心脏病联系起来。许多这样的研究都有一个重大缺陷：它们没有考虑到人的一个关键习惯——吸烟，而这个习惯曾经和喝咖啡密切相关。对照研究最终表明，是吸烟而不是喝咖啡导致了健康问题。

事实上，越来越多的研究表明，咖啡对我们有好处。我并不是说咖啡和水一样好。事实并非如此。咖啡、茶、许多碳酸饮料和巧克力中的咖啡因都具有一定的药物活性。咖啡因所带来的刺激和轻微的快感可能是大多数人喜欢喝咖啡和其他含咖啡因饮料的原因。和任何药物一样，咖啡因也有坏处。太多的咖啡因会让你身体发抖，烦躁不安，无法入睡。很多人并没有把咖啡因和睡眠问题联系起来；对一些人来说，午饭后摄入任何咖啡因都可以让自己不再有睡意。它还有轻度的成瘾性。经常喝咖啡的人如果某天早晨没有喝，往往就会感到头疼。喝意式浓缩咖啡、法式咖啡或其他不通过滤纸过滤的咖啡会提高你的胆固醇水平。然而，如果适量饮用咖啡，则咖啡对健康的危害很小，甚至还有很多好处。除了提神外，咖啡还有以下益处。

- **降低患肾结石的风险。**没有什么比肾结石更让人痛苦的了。仅在美国，每年就有成千上万的成年人受到这些含有钙、草酸和磷酸盐结晶的结石的折磨。结石的形成有多种原因：没有喝足够的水、慢性尿路感染和痛风等疾病以及一些药物的副作用。健康专业人员随访研究和护士健康研究显示，喝咖啡的人比不喝咖啡的人患肾结石的可能性要小。[19]虽然我们还不确定为什么会这样，但咖啡因作为一种天然的利尿剂，可以刺激身体排出更多的水，稀释尿液，避免形成肾结石。

- **减小形成胆结石的概率。**每年，大约有 100 万美国人被诊断为胆结石。

这些凝固的胆固醇或胆盐可以像一粒沙子那么小，也可以像一个高尔夫球那么大。喝咖啡的人不太容易患胆结石。咖啡究竟是如何起作用的目前还不太清楚。但它会刺激胆囊有规律地收缩，这种收缩足以使胆囊里的东西动起来从而避免形成结石。咖啡因还会干扰胆固醇结晶的形成，这是形成胆结石的一个关键步骤。喝咖啡能促进新陈代谢，所以喝咖啡还能降低患胆结石和 2 型糖尿病等代谢疾病的风险。

- **降低患 2 型糖尿病的风险**。一项汇总了 28 项研究的荟萃分析显示，喝咖啡和患糖尿病之间存在明显的联系——喝得越多越好。[20] 这些研究对 100 多万名男性和女性进行了为期 11 年的追踪调查。结果显示，与不喝咖啡的人相比，每天喝一杯咖啡的人患 2 型糖尿病的风险要低 8%，而每天喝 6 杯咖啡的人患 2 型糖尿病的风险要低 33%。含咖啡因和不含咖啡因的咖啡都有类似的作用，这表明可能是咖啡豆中的强效抗氧化剂在起作用。

咖啡饮品中隐藏的热量

就咖啡本身而言，它是一种低热量的饮料：一杯 225 毫升的咖啡只含有 2 千卡热量，但加入一勺糖和一汤匙奶油，就变成了一杯含有 50 千卡热量的饮料。一天喝 3 杯这样的咖啡就像喝一杯碳酸饮料一样。如果不减少从其他食物中摄入的热量，这就意味着你一年可能额外增加 7 千克的体重。

真正的热量来自特色摩卡、拿铁和混合咖啡饮料。它们通常是超大杯的，可能含有 500 千卡或更多的热量。如果你喜欢咖啡味的饮品，那就把它们当作一种对自己的奖励或甜品来享用，并且坚持日常生活中饮用无糖或少糖的咖啡。

- **降低自杀率**。咖啡和其他含咖啡因的饮料就像温和的抗抑郁药。来自护士健康研究、健康专业人员随访研究和其他队列研究的结果表明，喝咖啡的人的自杀率比不喝咖啡的人要低 50%。[21]

- **降低患帕金森病的风险**。至少在 50 年前，人们首次提出了喝咖啡可以预防帕金森病。在一项最新的分析中，喝咖啡的人患帕金森病的可能性降低了 25%。[22] 每天喝 3 杯咖啡的益处最大。

- **降低患肝癌的风险**。多喝咖啡可以降低患肝癌的风险。在亚洲、欧洲和美国，喝咖啡使得肝癌的发病率明显降低。[23] 尽管肝癌在美国是一种相对少见的癌症，但在世界其他地方很常见。

- **降低总体死亡率**。综合所有这些好处可以看出，与那些很少喝咖啡的人相比，每天喝 3 杯及 3 杯以上咖啡的人患心脏病和过早死亡的风险似乎要低一些。[24]

小结：鉴于对咖啡的大量研究，我可以肯定地说，看起来混浊的咖啡并没有太大的健康危害。简而言之，适量饮用咖啡不会对你的健康造成威胁。事实上，它还有一些重要的好处。其中一些好处是咖啡因带来的，但脱因咖啡似乎也有助于降低患2型糖尿病的风险。

茶

根据中国神话，神农在公元前2737年发现了用茶树的叶子泡茶的方法。过了大约5000年，茶和咖啡成了世界上消耗量最大的饮料，仅次于水。长久以来，人们都认为茶有益于健康，但直到现在，人们才对其进行了应有的科学研究。

茶有一些和咖啡一样的好处，比如提神醒脑，降低患肾结石和胆结石的风险。一些研究表明，喝茶可以预防某些特定类型的癌症，但一项大规模的研究发现，没有明确的证据表明喝茶可以降低一般癌症的发病率。[25]
茶中的黄酮类化合物可以降低患心血管疾病的风险。在实验室中，茶和黄
酮类化合物被证明能降低胆固醇水平、改善动脉功能，但在现实生活中，
试验证据混杂且常常相互矛盾。

黄酮类化合物并不只存在于茶中，其他良好的来源包括浆果、苹果、
番茄、花椰菜、胡萝卜和洋葱。但同时需要观察它们的作用，以确定目前
是否有必要追捧黄酮类化合物。

小结：茶可以降低患肾结石的风险，品茶可以作为开启或结束一天的
一种愉快方式。除此之外，茶还有其他好处。

酒精

传统上，公共健康运动一直敦促人们少喝酒或不喝酒。对酒精的担忧
无疑是合理的。在所有的致命性交通事故中，约1/3的事故与酒精有关。在
美国，酗酒是导致可预防性死亡的主要原因。酗酒还会导致肝病、癌症、
高血压、出血性脑卒中、心脏衰弱和肌肉萎缩。过量饮酒也会破坏人与人
之间的亲密关系。

不过，适量饮酒也有益处。饭前喝一杯可以改善消化功能，在紧张的
一天结束后喝一杯可以作为一种放松方式，和朋友喝一杯也可以成为一种
社交方式。这些生理和心理影响有助于人保持健康，提升幸福感，并且受
益的大多数是中老年人。

饮酒有助于提高高密度脂蛋白的水平，还能避免形成血栓，这些血
栓会阻塞心脏、颈部和大脑的动脉，最终导致心脏病发作和最常见的脑卒
中。有充分的证据表明，适量饮酒可以预防心脏病、缺血性脑卒中、糖尿
病和胆结石。适量饮酒所带来的益处几乎不适用于年轻人。

适量饮酒到底是什么意思？这是一个棘手的问题，也是时下研究的焦

点。对男性来说，一项又一项研究表明，每天喝一两杯含酒精饮料的男性心脏病发作的概率比完全不喝酒的男性小30%～40%，这与强效降胆固醇药物的效果差不多。对患心脏病风险极高的糖尿病男性患者来说，每天喝一两杯酒也有类似的好处。一天喝两杯酒会进一步增强酒精保护心脏、预防脑卒中的作用，但也可能加重酒精的不良影响。

对女性来说，要定义"适度"就有点儿难了。女性喝酒也可以提高高密度脂蛋白水平，预防血栓形成。但是，护士健康研究和其他研究表明每天喝两杯酒会使患乳腺癌的概率增大20%～25%。这并不意味着每天喝两杯

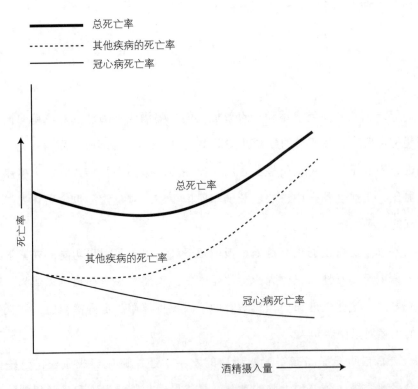

酒精和死亡率。酒精对不同的疾病有不同的影响。随着酒精摄入量的增加，心脏病导致的死亡人数逐渐减少，而意外事故、肝病和其他原因导致的死亡人数在增加。起初人数是缓慢增加的，但在酒精摄入量增加的情况下急剧增加，最终曲线呈现为J形。适量饮酒的人的死亡率最低，不饮酒和过度饮酒的人的死亡率较高。个人最适宜的饮酒量取决于年龄、性别、叶酸摄入量和其他因素，但一般来说，男性每天一到两杯即可，女性每天不超过一杯。

酒的女性中有20%～25%会得乳腺癌。相反，这种差异是指每100名女性中有12人罹患乳腺癌（美国人目前的平均风险）与每100名女性中有14～15人罹患乳腺癌的不同。虽然饮酒与乳腺癌的关系并没有吸烟和肺癌的那么大，但风险的升高仍然令人担忧。

患乳腺癌风险的升高程度与饮酒量直接相关。通过护士健康研究，我们发现即使每隔一天喝一杯酒（啤酒、葡萄酒、威士忌以及其他含酒精的饮料），乳腺癌的发病率也会小幅上升。[26]

而对女性进行的大规模前瞻性研究得出了不一样的结论，叶酸摄入不足的女性饮酒更易患乳腺癌。结肠癌也是如此，患病风险升高也主要发生在叶酸摄入量较低的人群中。所以，正如我在第十章中所阐述的，如果你喝酒，那么服用含有叶酸的复合维生素就显得尤为重要。

对男性和女性来说，即使是适量饮酒也会带来一些风险。酒精会影响睡眠。众所周知，它还会影响你的逻辑思维能力。酒精，特别是大量酒精与多种药物会相互作用，具有潜在危险。这些药物包括对乙酰氨基酚、抗抑郁药、抗惊厥药、止痛药和镇静剂。它还会让人上瘾，尤其是对有酗酒家族史的人来说。

那么，谁会从每天的酒精饮料中受益呢？对于孕妇和胎儿、正在戒酒的酗酒者、肝病患者以及正在服用一种或多种与酒精相互作用的药物的人，酒精几乎没有任何益处，还会有一些潜在的风险。年轻人也是如此，因为他们患心脏病的风险本身就很低，并且不可能把酒精带来的益处存起来。对一个父亲在61岁时死于心脏病、胆固醇高的60岁男性来说，他每天喝一杯酒可以对心脏提供一些保护作用，这可能超过酒精带来的潜在危害（假设他不酗酒）。

对一个姐姐患乳腺癌的60岁妇女来说，风险和收益的计算就有点儿困难了。每年死于心脏病的女性是死于乳腺癌的10倍以上——每年约有40万女性死于心血管疾病，而每年死于乳腺癌的女性仅4万。然而，研究表明，与患心脏病相比，女性更害怕患上乳腺癌。这种担忧是有充分依据的，因为死于乳腺癌的人往往比死于心脏病的人更年轻，并且我们知道的预防心脏病的方法比预防乳腺癌的方法要多。

所谓法国悖论是指尽管法国人的饮食通常是高脂饮食，但心脏病的发病率却出人意料地低。早期研究曾得出一个结论，即适量饮酒可以预防心脏病。一些研究人员认为红酒在这里面起到了主要作用，葡萄酒行业对此表示极大的支持。但在法国，喝红酒并不是导致心脏病发病率较低的唯一原因。在这个国家的部分地区，特别是南方地区，当地人与地中海地区的人的饮食和生活方式很相似，这几乎可以肯定就是心脏病发病率较低的部分原因。最近的研究表明，任何含酒精的饮料都能提供同样的好处。红葡萄酒、白葡萄酒、啤酒、香甜酒和杜松仁酒、苏格兰威士忌等烈性酒对心血管疾病的影响似乎都是一样的。红酒和葡萄汁中发现的少量白藜芦醇和其他抗氧化剂可以预防心脏病的说法还有待证实；如果它们确实能提供任何额外的益处，那也可能很小。

个人的饮酒习惯似乎比酒精饮料的种类更重要。我和同事对近4万名男性的饮酒习惯以及他们的健康状况和生活方式进行了12年的追踪调查。每周至少饮3次酒的人患心脏病的概率比每周饮酒少于1次的人小30%。酒精饮料的类型和是否随餐一起饮用对此影响不大。[27]

在酒精与心脏病的联系的研究还处于早期阶段时，大多数科研人员在科学论文中以及在与记者或公众交谈时使用的标准警示性话语是，任何人都不应仅出于对心脏有益的目的饮酒。既然饮酒的一些好处已经得到了充分而持久的证明，那么你可以参考以下更具体的指导方法。

- 如果你不饮酒，就不要强迫自己开始饮酒。你可以通过开始锻炼（如果你还没有锻炼的话）或者增加运动的强度和时间来获得类似的好处。

- 如果你饮酒，请适量。

- 对你而言，每天喝一杯或每周喝三杯及三杯以上远远要比每天喝三杯及三杯以上更好。

- 如果你是一个没有酗酒史却有心脏病中高风险的人，每天喝一杯酒可能有助于降低这种风险。

- 如果你是一个没有酗酒史的女人。每天喝一杯酒的好处可能会被患乳腺癌的风险升高所抵消。摄入足够的叶酸（每天至少 4 毫克）可以降低患这种病的风险（见第十一章）。

- 如果你的保护性高密度脂蛋白胆固醇水平很低，而健康饮食和大量锻炼并不会使它升高，那么酒精对你可能很有益处。

- 和医生谈谈，你可以权衡饮酒的利弊。

付诸实践

你一生中喝的和吃的东西都会影响你的健康。从纯粹的生理角度来看，你需要喝一些东西来补充失去的水分。当你可以选择的时候，喝水是最明智的选择。其他饮料也是完全可以的，只要它们不增加你摄入的热量。

- **水合作用需要一天的时间**。每餐至少喝一杯你选择的饮料，在两餐之间喝一杯或更多。如果你经常锻炼或者发现自己很少小便，那就增加液体的摄入量。

- **偶尔可以喝点儿含糖饮料，如碳酸饮料、果汁和运动饮料**。但它们的液体热量会使你的体重增加。相比于每天只喝一杯 100% 的纯果汁，更好的做法是，以吃水果来代替喝果汁。

- **成年人不需要喝牛奶**。将其视为你饮食中的一个可选项，而不是你每天需要喝的东西。

- **咖啡和茶都是健康饮料**。只是不要在其中添加过多的糖、鲜奶油和其他高热量的添加剂。

- **适量饮酒**。如果你选择喝酒，也别担心，我们建议女性每天饮酒不超过一杯，男性不超过两杯。

/ 第十章 /

钙：缺乏？

当某种疾病也涉及精神的时候，任何医疗手段都无法直接治愈你。除非你的精神世界开始做出积极的改变，正如这场疾病旨在激励你的那样。

——卡罗琳·迈斯

毫无疑问，钙是健康饮食的重要组成部分，但是牛奶和乳制品并不一定是获取它的最佳来源。而且，摄入过多的钙可能危害大多数成年人的健康。

营养专家关心钙，是因为钙与骨质疏松症有关。骨质疏松症是随着年龄增长而出现的一种缓慢的、不易察觉的骨质流失。在美国，骨质疏松症影响了1000万人。每年它会造成200多万人骨折，其中包括25万人髋骨骨折。老年人髋骨骨折可能会导致残疾，甚至危及生命：1/4髋骨骨折的老年人在第二年死亡，通常是死于受伤引起的并发症。

钙是构建和加强骨骼的关键元素。但几乎没有证据表明，将钙的摄入量增加到目前推荐的高水平可以防止骨折。因为对钙的过度关注反而使我

每日钙摄入量：过多？

目前美国人每日的钙参考摄入量如下。

年龄（岁）	毫克/天
1 ~ 3	700
4 ~ 8	1000
9 ~ 18	1300
19 ~ 50	1000
51 ~ 70（男性）	1000
51 ~ 70（女性）	1200
70 岁以上	1200

资料来源　美国国家医学研究院食物与营养委员会。钙和维生素 D 的饮食参考摄入量（2010年 11 月 30 日）。

大多数成年人不需要那么多钙，尤其是牛奶和乳制品中的钙。这也会带来不必要的、不健康的额外饱和脂肪和热量。

们无暇顾及其他，无法采取真正有效的方法，比如锻炼可以获得足够的维生素D和K，不需要摄入过多的维生素A或其他补充剂。

正如我在接下来的内容中所描述的，牛奶和乳制品不必在你的饮食中占据重要的位置，也不应该成为预防骨质疏松症的国家级战略的核心。相反，有证据表明你的膳食钙应该有多种来源。如果你需要更多的钙，最好从便宜的、无热量、零饱和脂肪、易于服用的补充剂中获取。然后，你可以把牛奶和乳制品作为健康饮食的可选部分，如果有需要的话，摄入也要适量。

为什么需要钙？

你的身体含有大约1千克的钙，大约99%的钙被锁定在骨骼中。钙可以看作是"混凝土"，增加了骨骼的强度和硬度。其余的钙溶解在血液和细胞内外的液体中，这些溶解的钙有助于传导神经冲动，调节心率，控制细胞功能。

就像一个痴迷的改造者，你的身体会不断地构建和分解骨骼。在生命早期，骨骼构建占主导地位。在整个中年时期，二者通常会平衡。然而，再后来，骨骼分解的速度可能会超过骨骼构建的，导致骨骼脆弱或骨折。

很多因素都会影响骨骼构建。让骨骼反复承受压力（比如举重或小跑），都会促进骨骼的生长。如果骨骼缺乏压力（比如整天坐着），则会导致骨骼的退化。雌激素和睾酮等性激素刺激骨骼构建，青春期这些激素的分泌也促进了青少年的生长发育。然而随着年龄的增长，这些激素分泌也开始减少——男性逐渐减少，女性突然停止——激素水平的异常导致骨质严重流失，这一变化对女性来说可能是突然而剧烈的。用于构建骨生成细胞（成骨细胞）的钙质会影响骨骼构建，就像维生素A、维生素D、维生素K一样。但是，正如我将要简单介绍的那样，我们每天到底需要多少钙是一个有争议性的问题。

我们需要多少钙？

我们无法确定最健康、最安全的膳食钙的摄入量是多少。不同的科学方法产生不同的估计值，因此考虑所有的证据是很重要的。

传统意义上，人每日钙的需求量是通过平衡研究得出的。这是一种相对简单的研究：招募一组志愿者，在几天或几周内向他们提供含有一定量的钙的饮食（或钙补充剂），然后测量他们尿液和粪便中钙的含量。钙的

食物中的钙

食物	份量	毫克	每日需求量 *
全谷物	1 杯	1000	83
牛奶（脱脂）	1 杯	299	25
橙汁（含强化钙）	170 毫升	274	23
豆腐	1/2 杯	253	21
希腊酸奶	1 盒	187	16
英式松饼（全麦）	1 块	176	15
羽衣甘蓝（熟）	1/2 杯	134	11
大豆（煮熟）	1/2 杯	130	11
菠菜（熟）	1/2 杯	122	10
杏仁	40 克	114	10
全麦面包	2 片	104	9
芥菜	1/2 杯	63	5
无花果（干）	4 个	56	5
橙子（中等大小）	1 个	60	5
瑞士甜菜（煮熟）	1/2 杯	51	4
甘蓝（煮熟）	1/2 杯	47	4
红薯（烤，中等大小）	1 个	43	4
奶油南瓜（烤）	1/2 杯	42	4
鹰嘴豆（煮熟）	1/2 杯	40	3
葡萄干	1/2 杯	41	3
西蓝花（煮熟）	1/2 杯	31	3
花生	40 克	39	3
黑龟豆（煮熟）	1/2 杯	23	2
绿豆（煮熟）	1/2 杯	28	2
球子甘蓝（煮熟）	1/2 杯	28	2
白面包	2 片	26	2
巧克力棒	40 克	10	1
碾碎干小麦（熟）	1/2 杯	9	1

*50 岁或 50 岁以上的男性或女性每日需求量为 1200 毫克，但这远远高于世界卫生组织推荐的量。
资料来源 美国农业部国家营养素数据库标准参考

摄入量与钙的排出量相等时便达到了平衡点。平衡研究表明，对普通成年人而言，每天摄入约550毫克钙是最理想的。

另一种估计人每日钙的需求量的研究叫作最大钙保留量研究，通常也只持续几个星期。参与者服用不同剂量的钙，研究人员试图确定他们的身体（主要是他们的骨骼）能够吸收和保留的最大钙量。

随后，研究人员用X光机测量服用钙补充剂一年左右的人的骨密度，结果发现他们的骨密度增加了1%~2%，这点令人欣喜。如果骨密度能持续5年或10年增加，那么增加钙的摄入有助于骨骼防御未来损伤的结论就是正确的。

但是，这些研究也存在一些问题，其中一个问题与骨骼本身的特点有关。骨骼中不断进行变化和再生的那部分被称为"空隙"，含有的钙很少。如果你在一年左右的时间里使钙的摄入量大大增加，比如每天喝几杯牛奶或服用钙补充剂，那么这个空间就会额外吸收钙。你骨骼的钙含量会增加1%~2%，但这也只是暂时的。第一年之后，被填满的"空隙"将不能再容纳更多的钙，所以继续补充钙或高钙饮食将不会对骨密度产生进一步的影响，但钙可能会影响身体的其他部位。更重要的是，当钙的摄入不足时，骨强度也会减弱。2015年，一项荟萃分析汇总了59项从食物或补充剂中摄入钙的临床试验，证实了这一结论，即骨骼中钙的含量可在短期内小幅增加，但一年后没有进一步增加。研究人员得出的结论是，骨密度的微小增加并不能明显降低脊柱或髋骨骨折的风险。[1]

一个根本的问题是，仅持续几周或至多一两年的研究只能观察到骨骼重塑空间中发生的情况，而不是整体骨骼强度的情况。

这些短期研究未能捕捉到的是人体不可思议的适应能力。一项针对斯堪的纳维亚囚犯（全部为男性）的独特研究表明，经过几年的低钙饮食（每天500毫克钙），他们的身体通过排出更少的钙和更有效地利用钙适应了这种饮食。60多年前，在秘鲁进行的另一项研究发现，那些多年来每天摄入的钙都低于500毫克的囚犯已经达到了可持续的钙平衡。

毫不奇怪，当我和同事分析有成千上万人参与的全国性大型调查数据时，我们发现正常的钙摄入量和骨骼中的钙含量之间没有联系。[2]在儿童中缺乏类似关联的报道。

关注骨折

在现实生活中，相比钙短期流入和流出人体的情况或骨密度的测量标准，骨折是一个更客观的钙水平的衡量标准。

这里有一个长期以来公认的悖论：即在居民平均钙摄入量高的国家髋骨骨折（最严重的骨折类型）的发生率往往较高，而在居民平均钙摄入量低的国家往往较低。[3]

虽然这种国家间的研究不能证明钙的摄入量与骨折之间的因果关系，但它们确实提出了关于多摄入钙的问题。同时也清楚地表明，低钙摄入并不一定会导致髋骨骨折。

一些前瞻性队列研究表明，额外补充钙可以预防骨折，另一些研究则显示额外补充钙没有益处，还有一些研究表明，补充更多的钙会使骨折的

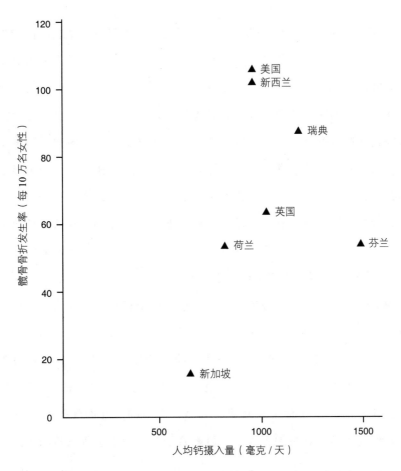

钙和骨折。髋骨骨折在居民钙平均摄入量高的国家（如美国和新西兰）比在居民钙平均摄入量低的国家（如新加坡）更常见。

速览：世界各国的钙推荐摄入量

　　基于基本相同的证据，不同的国家对每天摄入多少钙提出了不同的建议。世界卫生组织说，人每天需要 400 ～ 500 毫克的钙来预防骨质疏松症和骨折。英国建议 19 岁以上的人每天摄入 700 毫克钙。加拿大和美国建议成人每天摄入 1000 ～ 1200 毫克钙，具体取决于年龄和性别。

风险升高。美国、英国和瑞典的研究人员对大量人群进行了长时间的追踪研究，这几项长期前瞻性研究的综合结果显示，多摄入钙并没有显著降低骨折的风险。[4]

随机试验的结果是混乱的，部分原因是除了钙之外，有些试验还测试了维生素D的作用，而另一些试验则没有。一项汇总了大多数小型试验的荟萃分析比较了不含维生素D的钙补充剂和安慰剂的作用，其结果显示，额外补充钙对骨折的总体风险没有实际影响；事实上，服用钙补充剂的人髋骨骨折的风险更高。在为数不多的建议服用钙补充剂以降低骨折风险的小型试验中，参与者还服用了维生素D，因此无法知道骨折风险低归因于维生素D、钙还是联合用药，或者也只是偶然。

美国国立卫生研究院进行了最大规模的随机试验，来评估钙补充剂对骨骼健康的影响。钙和维生素D试验是妇女健康倡议研究的一部分，在此试验中有3.5万多名女性参与，这些女性的年龄在50～79岁，她们每天服用含有安慰剂或1000毫克钙和400国际单位维生素D的补充剂长达7年。在试验结束时，服用额外钙和维生素D补充剂的女性的髋骨密度略好，但是她们发生髋骨骨折的可能性并没有降低，且她们患肾结石的可能性也更大。[5]

美国预防服务工作组是一个独立的专家小组，它负责评估筛查和预防性干预。该小组不建议绝经后的妇女服用钙补充剂来预防骨折，并且男性和绝经前的妇女补充钙和维生素D是否有益尚无定论。[6]

钙的其他作用

虽然膳食中的钙主要与骨骼强度有关，但钙在健康方面还发挥着其他作用。

- **预防大肠癌**。在过去的 20 年里，不同类型和大小的研究表明，从牛奶或补充剂中获取更多的钙可以预防大肠癌。但并没有必要摄入大量钙：每天合理饮食就能够摄入 700 ~ 800 毫克的钙。

- **降血压**。富含钙的饮食或服用钙补充剂可能会稍微降低血压，尽管证据并不充分，并且补充剂的任何益处可能主要适用于从食物中摄入钙相对较少的人。

- **减肥**。喝牛奶被认为是一种神奇的方法——可以在减脂同时不减少肌肉量。这是一种误导。一项基于老鼠和人的研究认为，摄入乳制品有助于减肥，但前提是摄入的总热量也减少了。所以，重要的是少吃，而不是多摄入钙。补钙对体重没有影响。[7]

钙的负面影响

正如我在第九章中所描述的，喝太多牛奶也有不好的一面：摄入了额外的饱和脂肪、热量和不需要的激素；可能会使男性患前列腺癌、女性患子宫内膜癌的风险升高。另外，在儿童期和青春期喝太多牛奶可能会使日后骨折的风险升高。牛奶的一些负面作用可能是由于牛奶中除钙以外的其他因素引起的，但这很难确定，因为在西方国家，牛奶是钙的主要来源。

摄入多少钙是很重要的。例如，2013年，一项汇总了对低钙人群研究的荟萃分析显示，钙与脑卒中的发病风险呈负相关，特别是在乳制品消耗量较低的亚洲。但对每天钙摄入量超过700毫克的人群来说，多摄入钙使得骨折的风险略高。[8]在牛奶和乳制品的消耗量都很高的瑞典，每天钙摄入量超过1400毫克同时还服用钙补充剂的女性，过早死亡的风险升高了一倍多。[9]

钙对于所有生物都是必不可少的。人类已经可以自我调节钙量：如果摄入的钙不足，身体会尽可能吸收摄入的大部分钙，而通过尿液排出体外的量会减少；如果钙的摄入量很多，身体会让大部分的钙通过尿液排出。每天钙的摄入量达到600～1000毫克（略低于美国的建议）有助于保持身体健康。在此基础上，摄入更多的钙似乎并没有什么益处，甚至可能会对身体造成伤害。我不建议你每天严格计算你的钙摄入量。稍后，我将介绍如何在不计算的情况下，确保钙摄入量在安全范围内。

如果没有钙，还能依靠什么？

骨骼健康受到许多不同因素的影响。毫无疑问，我们需要一些钙来保持骨骼健康。但骨骼健康也受到体育锻炼、激素水平以及维生素A、维生素D、维生素K等营养物质的影响。

- **体育锻炼**。骨骼受到外力作用时就会弯曲。如果外力过大，骨骼弯曲就变成了骨折。施加一个很小的力，骨骼弯曲的幅度虽然很小，但在生理上很重要，特别是一次又一次重复的弯曲。那就是你走路或做其他运动时发生的事情。骨骼中的细胞感知到身体的紧张和压力，并组织了一系列无声的活动，重塑骨骼，使其更加致密、强壮。对于儿童和年轻人，进行剧烈的活动是强化骨骼的基础。锻炼越多，骨骼承受的健康压力越大，骨骼就越结实。对于成年人，体育锻炼有助于维持骨骼构建和骨骼分解之间的平衡。对于老年人，体育锻炼会限制骨质流失。

  请记住，体育锻炼并不能使所有的骨骼都得到强化，只有那些承受了压力的骨骼才是如此，所以你需要各种各样的锻炼或活动来保持所有骨骼的健康。

  毫无疑问，体育锻炼可以强化骨骼，减少骨折的风险。这在一项又一项的研究中得到了一致的证实。我们仍然不确定的是，能使骨骼保持强壮的最佳体育锻炼组合是什么。混合了肌力训练和负重运动的锻炼几乎肯定是最好的。这种组合不仅能持续刺激骨骼生长，还能强化肌肉，改善平衡，从而防止骨折。

- **激素**。雌激素和睾酮影响骨骼健康。尽管女性和男性都能产生这两种激素，但雌激素有时被称为女性荷尔蒙，睾酮有时被称为男性荷尔蒙。大量研究表明，这两种激素对于在生命早期形成新骨骼以及骨骼在接下来的 70 年或更长时间内保持强壮非常重要。激素水平下降就会影响骨骼健康，女性在绝经期后性激素的分泌直线下降，而男性是逐渐下降。

  在老年女性中，激素治疗（通常是雌激素加孕激素）曾是预防骨质疏松症和心脏病的一线治疗方法。但这一疗法最后被终止，因为由美国政府资助的妇女健康倡议研究指出这一疗法会带来副作用，即绝经后妇女长期使用雌激素和孕激素，会导致乳腺癌、脑卒中的发病风险显著升高和心脏病发病风险的暂时性升高。激素疗法在短期内仍然对缓解更年期症状有帮助，但如果有可能的话最好不使用孕激素。这些副作用在单独使用雌激素时没有观察到，而单独使用雌激素可减缓骨质疏松症的发展。

  男性性激素分泌的减缓并不像女性那样突然或不可预测。如果身体发出骨质疏松的警告信号，比如意外骨折，那么对 65 岁以上的男性来说，最好做睾酮检测。如果这种激素水平低，每天服用睾酮释放凝胶或定期注射睾酮，都可以让它恢复正常。

  在没有仔细权衡利弊和评估风险，并无法确定疾病情况之前，不要服用激素。最好寻求一个值得信赖的医生提供帮助。

- **药物**。科学家已研制出许多强化骨骼的药物：双膦酸盐，如阿仑膦酸盐片（福善美）、羟乙膦酸钠片（邦特林）、伊班膦酸钠（艾本）、利塞膦酸盐（积华固松）和唑来膦酸注射液（密固达）；选择性雌激素受体调节剂，如盐酸雷洛昔芬片（易维特）、降钙素（复能素）；单克隆抗体、地舒单抗（普罗力）；人工合成的甲状旁腺激素，特立帕肽注射液（复泰奥）。这些药物都没有令人恢复健康、重建年轻骨骼的神奇功效，并且还都有副作用。所以，在你决定开始服用强化骨骼的药物之前，请咨询医生。

- **限制预成型维生素 A 的摄入**。你需要一些维生素 A 来保持良好的视力，尤其是夜间视力。最好从食物中获取维生素 A，而不是补充剂。

  正如我在第十一章中所描述的那样，在许多补充剂中都能找到的大剂量的预成型维生素 A，会刺激破骨细胞的活动，从而破坏骨骼。一些研究表明，摄入超过 5000 国际单位（相当于 1500 微克）预成型维生素 A，会使骨密度降低、髋骨和其他部位骨折，以及患癌风险升高。目前的指南建议男性每天摄入 3000 国际单位维生素 A，女性每天摄入 2333 国际单位。

- **维生素 D**。这种脂溶性维生素最突出的功能是帮助消化系统有效地吸收钙和磷。维生素 D 还有助于构建骨骼和维持骨骼健康。

  几项研究表明，骨折的老年人比没有骨折的老年人更容易缺乏维生素 D。与没有骨折的老年人相比，骨折的老年人更容易患维生素 D 缺乏症。在护士健康研究中，每天至少摄入 500 国际单位维生素 D 的老年女性骨折的概率比每天摄入低于 200 国际单位的老年女性小 1/3。[10] 关于维生素 D 和骨折的随机试验的结果是好坏参半的，但是每天服用 700 国际单位或更多的维生素 D 会带来一些益处，每天服用较少剂量则没有作用。[11]

  目前，官方推荐的维生素 D 摄入量是 19 ~ 70 岁的人每天摄入 600 国际单位（15 微克），70 岁以上的人每天摄入 800 国际单位（20 微克）。很少有含有维生素 D 的天然食物，所以你需要从阳光或补充剂中获取大部分维生素 D。一汤匙鱼肝油能提供超过 1200 国际单位维生素 D。许多复合维生素含有 1000 国际单位维生素 D。一些钙补充剂中添加了维生素 D，这是一个好办法，研究表明补充维生素 D 比补充钙获得的益处更大。

额外的维生素 D 可以预防骨质疏松症导致的骨折吗？虽然证据并不完全一致，但补充维生素 D 可能是预防骨质流失的有效方法。我当然同意《新英格兰医学杂志》中一篇评论的总结："增加维生素 D 的摄入量可能比许多其他干预措施对骨质疏松症和骨折的影响更大。"[12]对大多数人而言，最简单的方法就是服用含有维生素 D 的补充剂。第十一章中将对此进行详细的介绍。

- **维生素 K**。长期以来，人们认为维生素 K 只有辅助凝血蛋白合成这一生理作用。然而，事实证明，维生素 K 在钙的合成、骨骼代谢等方面也发挥着一种或多种作用。[13]它主要存在于绿色蔬菜中，如生菜、花椰菜、菠菜、球子甘蓝和羽衣甘蓝。

  护士健康研究的结果表明，摄入的维生素太少可能会导致骨质疏松症。每天维生素 K 的摄入量略高于目前推荐摄入量的女性发生髋部骨折的概率比摄入量低于推荐摄入量的女性小 30%。[14]

  目前，女性维生素 K 的每日推荐摄入量为 90 微克，男性为 120 微克。每天吃一份或多份富含维生素 K 的食物应该能提供足够的这种维生素。如果你服用苄丙酮香豆素（华法林）或其他预防血栓的药物，请在增加每天维生素 K 的摄入量之前先咨询你的医生。

付诸实践

理想的预防方法是阻止不良事件的发生。摄入大量钙（主要从牛奶和乳制品中）被认为是预防骨质疏松和骨折的关键方法，但这么做不仅无法达到有效预防的要求，而且还相去甚远。所有的证据都不支持长期摄入大量钙可以预防骨折的说法，并且有大量证据表明每天喝2～3杯牛奶对于降低骨折的风险并没有什么帮助。更重要的是，乳制品被证实会带来一些潜在问题。所以，如果你担心自己会患骨质疏松症，那么其他的预防方法比喝更多的牛奶更有用。

我们究竟需要多少钙来达到最佳的健康状态还无法确定。但就像我之前说的，每天摄入600～1000毫克的钙是一个很好的目标。锻炼身体、摄入足够的维生素D以及饮食健康的人，他们需要的钙比其他人要少。

以下是如何在不精心计算钙的毫克数的情况下使自己摄入的钙在一个合理的范围内的方法。几乎你吃的每一种食物都含有一些钙（见第210页"食物中的钙"）。当然还有一些食物，比如绿色蔬菜和全谷物食品，比其他食物还含有更多的营养素。没有牛奶或其他乳制品的合理饮食可以让你每天轻松获得大约300毫克的钙，吃这些食物除了摄入足够的钙外，还有很多其他的好处。

乳制品种类很多，每杯牛奶或等量的奶酪、酸奶含有约300毫克的钙。每天增加1份牛奶、酸奶或其他乳制品几乎可以确保你能充分获得所需的钙，每天增加2份牛奶会让你的钙摄入量达到合理范围的上限。而每天增加3份牛奶会让你的钙摄入量远远超过合理范围，同时你还会摄入额外的热量，所以这是我不建议喝这么多牛奶的原因之一。

如果你不在饮食中添加牛奶或乳制品而又担心无法获得足够的钙，那么我建议你可以每天服用含500毫克钙的补充剂。但要记住，不要超过这个量。现在很多食物都添加了钙，包括早餐麦片、橙汁、豆奶等。这些食物可以很轻松地使你的钙摄入量超过每天2000毫克。但这并不是一件好事，因为美国国家医学研究院已经将每天摄入2000毫克钙设定为50岁以上的人的钙摄入量上限。

每个人都可以采取以下4项措施来降低患骨质疏松和骨折的风险。

- **尽可能多锻炼身体**。通过各种各样的锻炼来保持骨骼健康和肌肉强壮。

- **每天摄入 800 ~ 1000 国际单位维生素 D**。许多复合维生素中维生素 D 的含量都符合这个标准。

- **获取足够的维生素 K**。你可以通过每天至少吃一份绿叶蔬菜来实现这一点。

- **除非医生给你开处方，否则不要摄入过量的维生素 A**。每天服用的维生素 A 补充剂要低于 2000 国际单位。

/ 第十一章 /

摄入复合维生素

疾病不会突然降临，而是从日常的小问题发展而来的。当小问题积累得足够多的时候，疾病就会突然出现。

——希波克拉底

维生素曾一度被认为是人体仅需的少量营养物质，用来预防那些有着古怪名字的疾病，比如脚气病、糙皮病、坏血病和佝偻病。早期的营养指南关注于预防这些疾病所需的维生素的摄入量。维生素在20世纪变得越来越宝贵，似乎绝大多数美国人都在努力摄入足够的维生素。维生素的摄入量超过预防所谓维生素缺乏症所需的量其实是一种浪费。或者，就像我的一个同事曾经写的那样，维生素补充剂除了给美国人"世界上最丰富的尿液"之外，可能没有什么作用。[1]

一些创新思维和精彩、合乎逻辑的科学对话已经改变了我们对维生素、矿物质和其他微量营养素的看法。最大的转变是人们认识到患上许多慢性疾病，如心脏病和某些癌症，可能部分原因是缺乏微量营养素，就像脚气病和坏血病一样。新的发现表明，某些人（可能是很多人）没有获得足够的必需微量营养素。通过增加必需微量营养素的摄入量（主要从食品中获取，也可从营养素补充剂中获取），我们也许可以大大改善自己的长期健康状况。

揭开维生素缺乏症与维生素之间联系的真相始于人们发现 B 族维生素——叶酸的摄入不足与出生缺陷相关，比如脊柱裂和无脑畸形（都属于神经管畸形）。胎儿神经管畸形通常发生在孕期的头 28 天。脊柱裂会导致瘫痪和其他残疾，无脑畸形患儿出生时都没有大部分的脑组织和脊髓；他们要么死产要么出生后仅存活很短时间。全世界每年约有 30 万名婴儿出生时患有神经管缺陷。

神经管缺陷在营养不良的贫困人群中最常见。这种关系引发了研究人员对营养方面的关注。1976 年，一个英国研究小组发现，患有神经管缺陷的儿童的母亲体内微量营养素的水平相对较低。[2]其他研究小组发现，影响叶酸吸收的药物也会使新生儿出现神经管缺陷的风险升高。随后出现了并不罕见的拉锯战：一些研究表明叶酸水平低与这些先天缺陷有关，而另一些则表明无关；一些小型试验显示了叶酸的益处，而另一些则没有显示。最后，两项大型试验给出了确凿的证据，证明叶酸摄入不足的妇女更有可能生下脊柱裂或无脑畸形的婴儿，服用叶酸补充剂可以预防约 70% 的出生缺陷。[3]对一种简单便宜的维生素药丸来说，这确实是一项了不起的成就。

起初，关于叶酸的建议是谨慎的。1991 年，美国疾病控制与预防中心关于叶酸的最初指南仅针对那些生育了有神经管缺陷的孩子的妇女。一年后，该中心扩大了指南的范围，建议所有育龄期妇女每天摄入 400 微克叶酸——比以前建议量的 2 倍还多。因为许多妇女没有注意到这一建议，美国食品药品监督管理局采取了特别的措施，即要求在大多数营养丰富的面包、面粉、玉米粉、意大利面、大米和其他谷物制品中添加叶酸，同时添加其他B族维生素和铁，这一措施已实行多年了。这使得人们每天平均叶酸摄入量增加了约100微克。

这种额外的叶酸补充每年可减少大约1300例神经管缺陷病例。[4]现在有大量证据表明，补充叶酸会产生意想不到却非常受欢迎的"副"作用：降低心血管疾病和癌症的发病率。如后文所述，这两种疾病都与低叶酸水平有关。

本章并没有详尽地介绍所有维生素和矿物质，而是介绍了常见营养素缺乏症之外有争议的维生素和矿物质。同时，本章还指出了如何从你的饮食中获得更多的维生素和矿物质，以及你可能想要或需要从补充剂中获得哪些维生素和矿物质。第258～260页的表格中列出了目前建议的每日维生素和矿物质的摄入量。

维生素是什么？

维生素的经典定义是：一种对人体正常功能至关重要的少量含碳化合物。简单地说，维生素是一种人体无法制造且必须从食物中获取的营养素。维生素通常分为脂溶性维生素和水溶性维生素两大类。脂溶性维生素（如维生素A）容易在体内积聚，水溶性维生素（如维生素C）则不会。

维生素 A

几乎所有的高中生物课本都介绍了维生素A对于视觉的作用。它把照射到视网膜上的光转换成电信号，大脑再将电信号转换为图像。虽然维持视觉是维生素A的重要作用和功效，但这也只是维生素A重要作用的一小部分。维生素A的其他重要作用还包括维持上皮组织的正常形态与功能，促进白细胞的产生，促进骨骼构建，调节细胞分裂和分化的过程。这表明，人体可使用维生素A来避免正常细胞变成癌细胞，并防止癌细胞的分裂和扩散。

维生素A的来源主要有两种：预成型维生素A主要存在于动物肝脏、鱼油、肉、蛋和一些维生素补充剂中；而α-胡萝卜素、β-胡萝卜素以及其他维生素A原存在于水果和蔬菜中，它们能在人体内转化为维生素A。

初步研究表明，维生素A摄入太少可能使患癌症的风险有所升高。研究还表明，一旦你体内的维生素A达到了一定的阈值水平，那么摄入再多的维生素A也不会有什么好处。该阈值目前在维生素的每日推荐摄入量范围内（参见下面的"推荐摄入量"）。

正如我之前提到的，摄入太多预成型维生素A可能会伤害你的骨骼。大量摄入视黄醇（维生素A的活性形式）会刺激破骨细胞的生成，而破骨细胞可以分解骨骼。有几项研究表明，摄入的预成型维生素A超过1500微克（5000国际单位）会增大骨质变薄、髋部或其他部位骨折或患癌症的概率。[5]为什么过量的预成型维生素A会带来这些问题呢？因为大量维生素A可以阻止维生素D发挥作用，而维生素D对骨骼和肌肉都有益处，对癌细胞也有镇静作用。

人们一不小心就会从维生素补充剂中摄入过量的维生素A。所以除非你有特殊的医学原因，我建议避免限用维生素A补充剂。在购买复合维生素补充剂时，要找β-胡萝卜素补充剂，它在人体内可以转化为维生素A，可以达到补充维生素A的效果。而且，尽量将你每天从补充剂中获得的预成型维生素A的摄入量控制在2000国际单位以下。

每日推荐摄入量：男性3000国际单位（视黄醇当量900微克），女性2333国际单位（视黄醇当量700微克）。

良好的食物来源：食物可以提供给你预成型维生素A和能转化为活性维生素A的维生素A原。富含预成型维生素A的食物（如动物肝脏、鱼油、鸡蛋和乳制品）通常也会给你带来你并不特别需要的东西，比如额外的热量和饱和脂肪。维生素A原包括几种类胡萝卜素，包括α-胡萝卜素、β-胡萝卜素和β-隐黄质。富含维生素A原的水果和蔬菜包括胡萝卜、黄南瓜、红辣椒、青椒和菠菜、羽衣甘蓝等绿叶蔬菜。如果富含胡萝卜素的食物和脂肪一起食用，如将辣椒或青菜用橄榄油炒，人体对类胡萝卜素的吸收就最好。

安全性：预成型维生素A在摄入量略高于推荐摄入量的情况下会对骨骼造成伤害，摄入较多可能会使胎儿出现某些类型出生缺陷的风险升高，而摄入过多会有其他严重的影响。相反，维生素A原（来自食物中的类胡萝卜素）是非常安全的。摄入过多的类胡萝卜素会让你的皮肤变成橙色，通常你的手掌会先变成橙色，但这似乎没有任何严重或长期的影响。

3 种 B 族维生素：维生素 B_6、维生素 B_{12} 和叶酸

实际上，B族维生素有8种，麦片包装盒或复合维生素补充剂的标签上都列有这8种维生素：维生素 B_1、核黄素、烟酸、泛酸、维生素 B_6、生物素、维生素 B_{12} 和叶酸。它们都能帮助人体内的各种酶发挥作用，包括释放碳水化合物和脂肪中的热量、分解氨基酸、将氧气和含能量的营养物质输送到全身。我仅介绍其中的3种——维生素 B_6、维生素 B_{12} 和叶酸，因为有证据表明它们可能在预防心脏病和癌症方面发挥关键作用。

维生素 B_6

这种维生素实际上是6种相关化合物。它们的主要作用是将食物中的蛋白质分解成氨基酸，而氨基酸是蛋白质的基本组成单位，可被用于合成新的蛋白质。维生素 B_6 摄入不足会导致一种叫作糙皮病的疾病。糙皮病的症状包括皮炎、贫血、抑郁、精神错乱和抽搐。维生素 B_6 摄入不足也会使血液中的同型半胱氨酸水平升高，这种氨基酸可能会使患心脏病的风险升高（见第232页“同

型半胱氨酸和心脏"）。

很多人会额外补充维生素B$_6$来预防各种疾病，不过这种做法并没有得到科学证据的支持。维生素B$_6$被推荐为治疗经前期综合征的药物，作为药物的剂量远远超过目前的每日推荐摄入量。一项证据综述表明，每天服用50～100毫克维生素B$_6$可以改善经前期综合征的一部分生理症状和抑郁，但这方面的证据不足，也没有证据表明增加剂量有好处。[6]维生素B$_6$被断断续续地用于治疗腕管综合征。尽管几乎没有证据表明这是有效的，但有些人似乎在服用100～200毫克维生素B$_6$后，症状得到了缓解。

维生素B$_6$能将体内少量色氨酸转化为血清素，血清素是大脑和神经系统的重要化学信使。因此，维生素B$_6$被推荐为一种治疗抑郁、注意力缺陷和其他与血清素相关问题的药物，当然同样没有确凿的证据表明它对这些问题有效。

每日推荐摄入量：维生素B$_6$的每日推荐摄入量在1.3～1.7毫克，具体取决于你的年龄和性别。

良好的食物来源：普通美国人从强化早餐谷物麦片中获取每日所需的大部分维生素B$_6$，其他良好的食物来源包括肉、坚果和豆类。

安全性：服用大剂量补充剂会导致维生素B$_6$摄入过量（如250毫克/天），造成神经损伤。美国国家医学研究院设定了维生素B$_6$的可耐受量的上限——每天从补充剂中摄入100毫克。

维生素 B$_{12}$

在20世纪早期，恶性贫血是一种可怕的、不可避免的致死性疾病，开始时人只是面色苍白、感觉疲劳，后逐渐伴有四肢刺痛、麻木、记忆丧失、定向障碍，甚至出现幻觉。在某些情况下，记忆丧失、定向障碍和幻觉是仅有的3个症状。1934年，3名美国科学家因发现注射肝提取物能有效治疗恶性贫血这一现象而获得了诺贝尔生理学或医学奖。这些提取物之所以有效，是因为肝脏中含有大量维生素B_{12}，而维生素B_{12}的主要功效是促进红细胞发育和成熟。

如今，严重的恶性贫血已经不常见了。但维生素B_{12}摄入不足仍会导致一系列问题，包括记忆力减退、痴呆、肌肉无力、食欲不振以及四肢刺痛。维生素B_{12}摄入不足还会导致同型半胱氨酸的积聚，因为维生素B_{12}参与了同型半胱氨酸转化为氨基酸——蛋氨酸的过程。

因为维生素B_{12}只存在于肉类和其他动物性食物中，纯素食者和严格素食者往往会突然出现维生素B_{12}缺乏的情况。此外，有1/6的美国老年人的血液中维生素B_{12}含量较低，对他们中的许多人来说，问题不在于所吃的食物中缺乏维生素B_{12}，而在于无法吸收食物中的维生素B_{12}。（如果不能从食物中吸收维生素B_{12}，可以从强化食品或复合维生素补充剂中吸收。）到50岁时，我们大多数人的体内已经积累了足够的维生素B_{12}，并储存在肝脏中，即使我们从食物中获取它的能力下降了，这些维生素B_{12}也能在我们体内保存多年。

患有炎性肠病或艾滋病的人可能会无法很好地吸收食物中的维生素B_{12}。饮酒过多也会干扰这种维生素的吸收。其他一些药物也是如此，包括一些用于治疗溃疡的中和胃酸药物、治疗痛风的秋水仙碱和用于治疗癫痫的狄兰汀。

每日推荐摄入量： 目前维生素B_{12}的每日推荐摄入量为2.4微克。

良好的食物来源： 动物肝脏显然是维生素B_{12}最有效的食物来源，每30克可提供23微克维生素B_{12}。金枪鱼、酸奶、茅屋干酪和鸡蛋也是不错的食物来源。

安全性： 尽管人体可以处理大剂量的维生素B_{12}——美国国家医学研究院尚未设定一个可耐受量的上限——但最好不要摄入过量的维生素B_{12}。

叶酸

叶酸是维生素B_9的天然形式。人们可以从水果、蔬菜和其他食物中获取叶酸（见下页"叶酸的良好来源"），添加了叶酸的强化面包和麦片是获得叶酸的另一种方法。

如本章前面所述，叶酸有助于胎儿脊髓的发育。叶酸摄入不足的孕妇会增大胎儿患脊柱裂或无脑畸形的概率。叶酸摄入不足也可能导致其他孕期问题。[7]

叶酸和维生素B_6、维生素B_{12}还有助于人体分解同型半胱氨酸，因此可能有助于预防与同型半胱氨酸相关的心脏病。波士顿塔夫茨大学美国农业部人类衰老营养研究中心的科学家让•马耶尔的一项研究表明，自从1998年美国开始实施所有谷物类产品都要含叶酸这一规定以来，著名的弗雷明翰心脏研究的参与者的平均血叶酸水平增加了一倍多，平均血同型半胱氨酸水平下降了7%。[8]根据叶酸水平定义的叶酸缺乏症在美国几乎消失了。

一项荟萃分析汇总了有82000人参与的30个随机试验，证实额外从补充剂中获得叶酸可使患脑卒中的风险降低10%，患心血管疾病的风险降低4%。叶酸水平较低的参与者受益最大。[9]

叶酸在构建DNA中的关键作用意味着它在细胞分裂中起作用，因此叶酸可能也有助于预防癌症。摄入足够的叶酸似乎可以降低患结肠癌和乳腺癌的风险。我们在护士健康研究和其他研究人员的研究中得到的一个有趣的结论是：对于平均每天饮酒超过一杯的女性，服用叶酸可能会降低其患乳腺癌的风险。[10]对于结肠癌也是如此，这是另一种在饮酒人群中更常见的疾病。然而，每天饮酒但摄入600微克或更多叶酸的人的患病风险并没有升高。[11]这是有原因的，因为酒精会阻碍叶酸的吸收，同时也会使循环中的叶酸失活。

每日推荐摄入量： 成年女性和男性每天至少应摄入400微克叶酸，最好是从食物中摄入。

良好的食物来源：叶酸有很多良好的来源。现在大多数早餐麦片中都添加了叶酸，每份都含有100微克；有些产品的叶酸含量高达400微克，是人一天的叶酸需求量。绿叶蔬菜是叶酸的最佳来源，豆角、小扁豆、鹰嘴豆和黑豆每份可提供20～50毫克叶酸。橙子和橙汁是叶酸的另一种良好来源。全谷物也是叶酸的良好来源，但精加工过的谷物不是，因为叶酸会在谷物加工过程中流失。如前所述，强化精制面粉每天会给美国人的日常饮食增加约100微克叶酸，但这取决于每个人食用的精制面粉的量。

叶酸的良好来源

食物	份量	膳食叶酸当量*	每日需求量%**
麦片	3/4 杯	676	169
鸡肝（煮熟）	85 克	476	119
复合维生素	1 片	400	100
脆谷乐	1 杯	336	84
小扁豆（煮熟）	1/2 杯	179	45
意大利面（煮熟）	1 杯	148	37
鹰嘴豆（煮熟）	1/2 杯	141	35
黑豆（煮熟）	1/2 杯	128	32
葵花子（烤）	45 克	101	25
西蓝花（煮熟）	1/2 杯	84	21
利马豆（煮熟）	1/2 杯	78	20
米饭（煮熟）	1/2 杯	77	19
甜菜（煮熟）	1/2 杯	68	17

食物	份量	膳食叶酸当量*	每日需求量%**
罗马生菜	1 杯	64	16
菠菜（生的）	1 杯	58	15
橙子（大的）	1 个	55	14
麦芽粉	2 汤匙	53	13
蔬菜汁	1 杯	53	13
橙汁	1 杯	47	12
豌豆（冻的，熟的）	1/2 杯	47	12
茄汁焗豆	1/2 杯	46	2
土豆（黄褐色，带皮烤，中等大小）	1 个	45	11
花生（烤）	1/2 杯	37	9
北豆腐（硬的）	1/2 杯	37	9

* 膳食叶酸当量反映了用于强化食品的叶酸比天然叶酸具有更高的生物利用度。
** 基于2000千卡热量的食物中含400毫克叶酸。
资料来源　美国农业部国家营养标准参考数据库，2016年第28期。

安全性：在动物研究中，摄入叶酸过少会加速癌症的发生发展，但是摄入叶酸过多也是如此。这些动物研究已经发出了一个危险信号，即叶酸在人类身上可能也有类似的影响。这推迟了许多国家在面粉中添加叶酸的时间。美国在1998年强制实行叶酸强化措施后，结直肠癌的发病率小幅上升。然而，这也与结肠镜使用率的大幅增加相吻合，由于发现了潜伏的肿瘤，这造成了结直肠癌发病率的人为上升。令人欣慰的是，结直肠癌死亡人数并没有增加，反而稳步下降，部分原因可能是结肠镜使用率和叶酸摄入量的增加。叶酸的可耐受上限是每天摄入1000微克。

同型半胱氨酸和心脏

　　同型半胱氨酸是蛋白质在消化、吸收过程中的一个正常的副产品。血液中同型半胱氨酸水平高易导致心脏病。三种 B 族维生素（维生素 B_6、维生素 B_{12} 和叶酸）有助于分解同型半胱氨酸，使其转化为无害的、能构建蛋白质的蛋氨酸（甲硫氨酸）和胱硫醚。饮食中缺乏一种或多种维生素会导致同型半胱氨酸水平升高，并可能使患心脏病和脑卒中的风险升高。所以，摄入足够的维生素 B_6、维生素 B_{12} 和叶酸，可能是一种预防心脏病、脑卒中和其他形式的心血管疾病的更有效的方法。

　　即使同型半胱氨酸不是导致心血管疾病的直接原因，也有强有力的证据表明，摄入足够的叶酸和其他 B 族维生素可以降低患心血管疾病的风险。

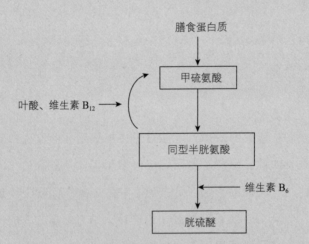

同型半胱氨酸和三种 B 族维生素。三种 B 族维生素（维生素 B_6、维生素 B_{12} 和叶酸）有助于人体将蛋白质分解产物——同型半胱氨酸转化为危害性较小的物质。同型半胱氨酸的积聚可能引起动脉阻塞，即动脉粥样硬化。

类胡萝卜素：β-胡萝卜素、番茄红素等

植物能产生几百种不同的色素。一些色素可以吸收阳光并将其转化为化学能；另一些色素可以阻止阳光对植物的伤害。有些色素会告诉动物果实已经成熟，从而使动物传播植物的种子；另一些色素则会警告饥饿的动物，该植物有毒。

类胡萝卜素是一大类植物色素的统称。如果你不知道类胡萝卜素这个名字，你也可能通过植物的颜色认识了它，比如β-胡萝卜素使胡萝卜和红薯呈现特有的橙色，番茄红素使番茄和西瓜果肉呈现诱人的红色。其他得到充分研究的类胡萝卜素包括叶黄素、玉米黄质、α-胡萝卜素和β-隐黄质。这6种类胡萝卜素只是500种已知的类胡萝卜素中的一小部分。β-胡萝卜素和α-胡萝卜素被认为是维生素A的前体；其他大多数都不被看作是维生素。

类胡萝卜素在人体内主要有两种用途：其中一些可被转化为维生素A，另一些可作为强效的抗氧化剂。其他重要的用途有待发现。

人们普遍认为类胡萝卜素，尤其其中几种，可以预防各种慢性疾病。数十项观察性研究表明，多吃富含类胡萝卜素的水果和蔬菜的人患以下疾病的概率较小：心血管疾病，前列腺癌、肺癌、胃癌、结肠癌、乳腺癌、宫颈癌和胰腺癌等癌症，记忆力减退，多发性硬化，白内障和黄斑变性等。不幸的是，在参与者摄入特定的抗氧化剂的随机试验中，并没有（到目前为止）显示出患癌症或心血管疾病的风险有明显降低。

这种看似矛盾的结果，可能是因为不全面的研究带来了错误的希望。这可能意味着你需要由水果和蔬菜提供整个复杂的抗氧化剂网络，而不仅仅依靠一两种特定的类胡萝卜素（抗氧化剂）；这也可能意味着我们只是没有用足够长的时间来测试正确的类胡萝卜素组合；这还可能意味着许多研究对象已经摄入了足够的类胡萝卜素。

经过几十年的研究，特定类胡萝卜素的一些真正益处得到了强有力的证

据的支持。有充分的证据表明叶黄素和玉米黄质对预防黄斑变性和白内障很重要。哈佛医学院健康研究中心的一份翔实的报告重新唤起了人们对β-胡萝卜素的研究兴趣，报告显示β-胡萝卜素作为一种补充剂可以帮助老年人保持记忆力和思维能力（见第257页"复合维生素带来的新希望"）。

维生素C

你会在感冒的第一时间就想到吃橘子、维生素C片和喝橙汁吗？如果答案是肯定的，那么请放心，你不是第一个有这样反应的人。一本名叫《维生素C和普通感冒》的书引发了大众的这个反应，这本书是由两次获得诺贝尔奖的、自称"维生素C冠军"的莱纳斯·泡令在1970年撰写的。泡令笃信大剂量的维生素C——每天摄入1000～2000毫克维生素C（相当于12～24个橘子！）可以预防和治疗感冒……对癌症也有同样的效果。

毫无疑问，维生素C在抗感染方面扮演着重要角色。它有助于促进胶原蛋白合成，胶原蛋白是一种使骨骼、韧带、牙齿、牙龈和血管保持健康所需要的物质；它有助于大脑和神经中的一些激素和化学物质合成；它也是一种有效的抗氧化剂，可以中和攻击身体和破坏组织的自由基。

我们知道柑橘类水果可以预防坏血病。这是一种令人恐惧的疾病，在16～19世纪约有200万海员因此病而丧生。然而，直到1932年，维生素C才被发现，并被证实是柑橘类水果中对抗坏血病的活性物质。

大剂量的维生素C能对抗普通感冒之外的其他疾病吗？一项又一项研究未能证明泡令的观点。[12]有一些证据表明，在感冒刚开始的时候，多摄入一点儿维生素C可能会缓解一些症状，但没有证据证明摄入大剂量维生素C也有同样的效果。维生素C可以预防癌症和心脏病吗？这方面的证据不足，并且大多数研究都不支持这一点。额外摄入一些维生素C可能有助于预防白内障，但这仍然需要更多的研究。

每日推荐摄入量：目前维生素C的每日推荐摄入量是女性每天75毫克，男性每天90毫克。吸烟者每天需再多摄入35毫克。随着证据不断显现，我建议你每天摄入200～300毫克维生素C。通过良好的饮食和摄入标准的复合维生素片，这很容易做到。

良好的食物来源：富含维生素C的食物包括柑橘类水果和果汁、浆果、青椒和红辣椒、番茄、花椰菜和菠菜。许多早餐麦片中也添加了维生素C。

安全性：多摄入维生素C似乎没有什么坏处，最新的关于维生素C的膳食参考摄入量报告都警告人们每天摄入的维生素C不要超过2000毫克，但其实你也没有必要摄入过多的维生素C，因为你的身体无法储存太多的维生素C（一次储存1500～3000毫克），多余的维生素C会通过尿液排出。而且，没有证据表明每天摄入大剂量的维生素C会有帮助。机体内大量维生素C会发生转换（从抗氧化剂转化为像自由基一样的物质），理论上来说会起反作用。

维生素D

我们现在才开始认识到维生素D的重要性。维生素D曾以能帮助人体吸收和利用钙和磷的能力而广为人知，但事实证明，维生素D的作用更加广泛和重要。

严格来说，维生素D并不完全是一种维生素。相反，它是一种由一个不寻常的腺体——皮肤产生的激素。阳光照射在皮肤上，皮肤会把胆固醇的近亲（7-脱氢胆固醇）转化为维生素D的前体。它先经肝脏处理，然后由肾脏或心脏、免疫系统、乳腺或前列腺中的细胞激活。

尽管在骨骼形成和预防骨折方面，钙起主要作用，但维生素D也应该得到同等重视。它在几个层面上发挥了作用：确保钙和磷（骨骼的另一种组成成分）在通过消化系统时被吸收；向肾脏发出信号，让肾脏吸收这些矿物质，以免它们在尿液中流失；还能抑制骨吸收并促进骨形成。

在第十章中，我提到很多髋部骨折的女性都意外地发现自己患有维生素D缺乏症。越来越多的研究表明，许多美国人可以通过补充维生素D来减少骨质流失。事实上，与大幅增加钙的摄入量相比，补充维生素D能更有效地降低老年人髋部骨折和腕部骨折风险。

除了能强化骨骼外，还有其他理由让我们应该摄入更多的维生素D：避免跌倒，预防癌症，降低血压，让心脏更健康，减少严重感染，预防哮喘和多发性硬化症。

- **强壮肌肉，减少跌倒**。维生素D是肌肉细胞产生新蛋白质的信号，可以增强肌肉力量，改善其稳定性，对老年人的效果更为明显。一项对10项补充维生素D（200～1000国际单位）的随机试验的联合分析表明，与单独摄入钙或安慰剂相比，补充维生素D可以使跌倒发生率降低14%。[13]然而，摄入过多的维生素D可能会使天平向另一个方向倾斜。2016年的一项随机临床试验显示，每月单剂量服用60000国际单位维生素D的人比每月单剂量服用24000国际单位的人跌倒的发生率略高。[14]跌倒是造成老年人受伤的最大原因，可能导致永久性残疾、生活无法自理，甚至死亡。所以，维生素D剂量适当很重要。

- **预防癌症**。在试管中，维生素D能强烈地抑制各种癌细胞的生长和繁殖，包括那些来自乳房、卵巢、结肠、前列腺和大脑的癌细胞。这意味着维生素D可以像在小火上盖上防火毯一样扼杀新的癌细胞，阻止它们发展成危及生命的肿瘤。这一证据在预防结直肠癌方面更加明显，具有显著一致性的是体内维生素D水平较高的人未来患癌症的风险更低。[15]

- **预防心脏病**。几项小型研究表明，摄入更多的维生素D（尤其是来自阳光照射合成的）有助于降低血压。几项小型和短期的试验表明，维生素 D 补充剂可以预防心力衰竭（心脏无法满足人体对血液和氧气的需求），但无法预防心脏病或脑卒中。[16]

- **预防多发性硬化症**。这种疾病源于自身免疫系统攻击自身组织，破坏包裹和保护大脑与髓鞘神经纤维的物质。这种疾病在远离赤道的国家更为常见，因为那里的人们体内的维生素 D 水平较低。在小鼠实验中，维生素 D 可以阻止或减缓实验性诱发的多发性硬化症的进程；维生素 D 在人类身上可能也会起到同样的作用。一项对 700 万人在参军时提供的血液样本的研究显示，那些维生素 D 水平最高的人患多发性硬化症的风险降低了 60%。[17] 在护士健康研究中，服用维生素 D 补充剂的妇女患多发性硬化症的概率几乎是不服用维生素 D 补充剂的女性的一半。[18] 此外，DNA 变异导致的维生素 D 水平降低，也有力地预示着患多发性硬化症的风险更高。[19] 从这些不同研究领域的调查中获得的大量证据有力地证明，摄入足够的维生素 D 可以降低患多发性硬化症的风险。

在一年中的大多数日子里，人在强烈的阳光下晒几分钟就能合成足够的维生素D。这不包括居住在旧金山、丹佛、印第安纳波利斯和费城北部的人，因为这些北部地区（纬度40°以上）在冬季阳光照射不足，以致人体不能合成足够的维生素D。还有无法合成足够的维生素D的一些人：整天都在室内工作、阳光大好时却不能或不出去散步的人；那些患关节炎或其他慢性疾病而无法外出的人；还有那些住在养老院的人。换句话说，有数以百万计的人因阳光照射不足而无法获取足量的维生素D。在51～70岁的美国人中，有2/3的人体内的维生素D的水平没有达到最佳；老年人的情况更糟，有9/10的人没有达到最佳水平。

你的肤色越深，你的身体将阳光转化为维生素D的效率就越低。在一项针对美国人的全国性调查中，黑色人种体内维生素D的水平大约只有白色人种体内维生素D的水平的一半。

　　随着人类从所谓的人类摇篮——非洲向北迁移，皮肤色素沉着逐渐消失，这可能是一种从较少的阳光中获取更多维生素D的进化适应。然而，在斯堪的纳维亚人中，即使他们的皮肤中的黑色素几乎完全消失，也不足以弥补缺乏强烈的阳光照射造成的维生素D合成不足的缺陷。因此，许多北部人口通过大量食用脂质鱼、富含维生素D的动物肝脏和服用鱼油来摄入维生素D。这种地域性的维生素D缺乏可能会严重影响人们的健康。

　　除非你住在美国南部，一周大部分时间都在户外晒太阳或者吃大量鱼，否则达到维生素D推荐摄入量的唯一可靠的方法就是服用补充剂。许多复合维生素片只含有400国际单位维生素D。不要一天服用2片，因为多余的预成型维生素A可能会阻止维生素D发挥作用。一些钙补充剂含有220国际单位维生素D和500毫克钙。所以对女性而言，一种选择是服用1片标准的复合维生素片，另一种选择是服用2片钙片。但这对大多数女性而言，这又会造成钙摄入过多。我不推荐男性采取这种方法，因为钙摄入多和致命的前列腺癌之间可能存在联系。你还可以服用标准的复合维生素片和特定的维生素D补充剂，最好的选择是维生素D含量为800～1000国际单位复合维生素片。市场上目前已经有一些这样的复合维生素片，我希望不久后会有更多。

　　每日推荐摄入量：目前对于19岁以上的男性，膳食维生素D每日推荐摄入量是600国际单位（相当于15微克）。女性也一样，但70岁以上的人每天要摄入800国际单位（相当于20微克）。维生素D的最佳摄入量仍然是个有争议的话题。有证据表明，大多数人需要每天至少摄入800～1000国际单位维生素D，甚至可能需要2000～3000国际单位才能获得这种维生素的全部益处。肤色较深或很少晒太阳的人可能需要摄入更多的维生素D。2014年，一项针对居住在波士顿的非裔美国人的研究发现，将每天维生素D的摄入量增加到4000国际单位，有助于提高新陈代谢率，尽管该研究没有考虑实际的疾病风险。[20]我相信,正在进行的研究将对维生素D的每日最佳摄入量能提供更精确的指导。

你不需要定期检查你血液里的维生素D的含量,因为维生素D的含量会随时间而变化,我们只是不知道合适的摄入量。所以,我们最好可以服用维生素D补充剂,以确保体内有足够的维生素D。

良好的食物来源:很少有天然含有维生素D的食物,而冷水鱼(如鲭鱼、三文鱼、沙丁鱼和蓝鱼)含有大量这种脂溶性维生素——它们的肝脏中含有非常丰富的维生素D。我们从食物中获取的大部分维生素D来自乳制品(法律规定乳制品中必须添加维生素D)、维生素营养强化早餐麦片以及喂食维生素D的母鸡产的蛋。

安全性:你不能从阳光中获取很多的维生素D,但你可以从补充剂中获得。美国国家医学研究院提到,每天摄入4000国际单位维生素D是安全的。作为一种脂溶性维生素,维生素D可以在体内储存,并可在体内达到很高的水平。过量的维生素D会引起一些非特异性症状,如厌食症和体重减轻。它还能提高血液中的钙的含量,长期来看,这可能会损害心脏、血管和肾脏。在妇女健康倡议研究中,服用钙和维生素D补充剂可使患肾结石的风险高了17%。这很可能是由于钙的原因,因为补充剂中维生素D的含量很低。[21]

维生素 E

维生素E的故事很像β-胡萝卜素的:早期一些由好奇心驱使的、有趣的实验室结果和前瞻性的观察性研究发现了维生素E和心脏疾病之间的关系。后来,研究人员进行了一项临床试验,该试验的参与者被随机分为两组:维生素E组和安慰剂组。但令人遗憾的是,该试验的参与者大多数患有心脏疾病。不过,维生素D和β-胡萝卜素这两个故事之间还是有不同之处，大多数人每天会摄入5～15国际单位维生素E，但其实每天需要数百国际单位维生素E才能显著阻止低密度脂蛋白胆固醇的氧化，而每天摄入约800国际单位才会产生最大的抑制作用。

一些随机试验已经测试了维生素E补充剂对心脏病的作用，比如剑桥心脏抗氧化剂研究、意大利心肌梗死生存研究组和心脏结果预防评估研究。早期的研究结果表明，服用维生素E补充剂对心血管有益。但后来的大多数大型研究都没有得到相似结论。例如，参与者都是健康中年女性的女性健康研究发现，服用维生素E的中年女性的心脏病发病率或癌症发病率并没有下降，但心血管疾病总死亡率有明显下降。[22]

许多关于维生素E的研究都集中在它作为一种抗氧化剂的活性上，但它也有助于阻止血液中血栓的形成：这种血栓可能会引发心脏病或脑卒中。在女性健康研究中，服用维生素E的女性腿部和肺部出现严重血栓的可能性较低，尤其是那些不知道自己有血栓遗传倾向的女性。[23]

很难说为什么随机试验的结果和观察性研究的结果不一致。有多种可能的解释，它们将是未来研究的重点。根据我们目前掌握的信息，不能依赖大剂量的维生素E来预防心脏病、脑卒中或癌症。

维生素E还可能预防与年龄有关的痴呆。一些早期研究表明，服用维生素E补充剂的人不太可能患上这种常见的、令人不安的疾病，但这一结论并未在进一步的研究中得到证实。[24]另一些前瞻性研究涉及维生素E和肌萎缩侧索硬化（又称卢伽雷病）。这种迅速发展的、致命的疾病攻击负责控制手臂、腿部和随意肌的神经细胞。一项对大型前瞻性研究的联合分析发现，服用维生素E补充剂超过5年的人罹患该病的概率比未服用维生素E的人约小1/3。[25]

每日推荐摄入量：目前推荐的维生素E每日摄入量是从食物中摄入15毫克，相当于从食物中摄入22国际单位或从人造维生素E中摄入33国际单位。有明确的证据表明，超过这个量的补充剂对心脏病患者没有帮助。而

抗氧化剂：危害比益处多？

在过去几十年最流行的营养术语列表中，"抗氧化剂"应该名列前茅。在 1990 年之前，化学家和食品研究人员对这类电子供体很感兴趣。如今，抗氧化剂在诸如《奇妙的抗氧化剂》和《缓解疾病的抗氧化剂》之类的书中被大肆宣传。在草药药房和主流杂志上，它们被宣传为一种能预防癌症、心脏病、记忆力减退和白内障的神奇物质，它们甚至能逆转衰老过程。

抗氧化剂指的是这些营养素：维生素 C、维生素 E、β - 胡萝卜素和其他相关类胡萝卜素、矿物质硒和锰、谷胱甘肽、辅酶 Q10、硫辛酸、黄酮类化合物、酚类、多酚类、植物雌激素等。实际上，我们吃的食物中可能含有数百种抗氧化剂。

这些物质可以抵御自由基的不断攻击，自由基是消耗氧气的反应（如燃烧脂肪和碳水化合物）中不断产生的一种高活性物质。你呼吸的空气、吃的食物和喝的水都含有自由基。它们在香烟烟雾中也大量存在。阳光照射到你的皮肤或你的眼睛里也会产生自由基。

自由基是一种缺乏一个或多个电子的物质，因此它们会从附近的 DNA 上、具有重要结构或功能的蛋白质中、低密度脂蛋白胆固醇颗粒上、细胞膜上去争夺电子。这可能会微妙地改变这些物质或细胞的部分功能，或直接破坏它们。随着时间的推移，这种损害会累积起来：自由基被认为在癌症、心脏病、关节炎、白内障、记忆力减退和衰老等健康问题中起负面作用。

加州大学伯克利分校的著名分子生物学家布鲁斯·埃姆斯估计，人体每个细胞中的遗传物质每天会受到大约 10000 次的"氧化攻击"。[26] 将这个数乘以你身体里的细胞数量——数万亿个，再加上可能被自由基和氧化剂破坏的其他细胞成分，你就可以了解攻击的程度了。

就像海军陆战队一样，抗氧化剂时刻准备去中和自由基。抗氧化剂广泛分布在所有细胞和组织中，它们慷慨地，甚至是积极地释放电子给自由基，而自身不会变成争夺电子的物质。

没有任何一种抗氧化剂能完成所有抗氧化剂的工作。服用大剂量的胡萝卜素或维生素 E 药片，就像听一把小提琴演奏莫扎特的交响曲一样：你获得的只是一点儿愉悦，但没有获得完整的、宏伟的视听感受。一种抗氧化剂摄入过多也有可能导致自由基失衡，就像听交响乐，其中一个部分的音量就足以震破你的鼓膜。

虽然一些初步研究普遍看好抗氧化剂对心脏病和癌症的积极作用，但在大多数大型的大剂量抗氧化剂补充剂的随机试验中，能观察到的益处很少或几乎没有，并且一些试验还发现了大剂量抗氧化剂的危害。

因研究 DNA 结构而获得诺贝尔奖的詹姆斯·沃森甚至提出，从补充剂中摄入大量抗氧化剂实际上可能会导致癌症。自由基有助于杀死癌细胞。他认为，从补充剂中摄入过量的抗氧化剂会破坏自由基天然的抗癌活性，可能会影响抗癌药物破坏癌细胞的作用。[27]

抗氧化维生素膳食补充剂的两大亮点是对眼睛和大脑的保护作用。

白内障是阳光和自由基使构成晶状体的透明蛋白质产生阴影而造成的，就像加热能使蛋清中的透明蛋白质变模糊一样。白内障是造成老年人视力问题的主要原因。

在一项为期 6 年的年龄相关性眼病研究（老年性眼病研究）中，维生素 C、维生素 E、β- 胡萝卜素和锌的组合对老年性黄斑变性有一定的预防作用，但没有预防白内障的作用。[28] 叶黄素是一种天然的类胡萝卜素，存在于绿叶蔬菜（如菠菜和甘蓝）中。其他植物营养素也可以保护视力，一项新的年龄相关性眼病研究补充疗法试验增加了叶黄素和与之密切相关的类胡萝卜素——

玉米黄质。[29]总体而言，叶黄素和玉米黄质可适度降低老年性黄斑变性的风险，但在研究开始时血液中叶黄素和玉米黄质水平低的人群中，发生黄斑变性的风险也会降低。结合长期队列研究的结果来看，[30]我们有充分的理由相信，饮食中应该含有足够的叶黄素，但这要通过每天食用绿叶蔬菜而不是服用补充剂来实现。

医生健康研究 Ⅱ 随机试验的结果显示，服用 β - 胡萝卜素补充剂 10 年以上有助于保持记忆力和思维能力。[31]

小结：天然富含抗氧化剂的饮食（即富含蔬菜、水果、谷物、坚果和其他植物性食物的饮食）有助于预防心脏病、癌症、痴呆、眼病和其他慢性疾病。这种饮食也是目前获取抗氧化剂以及食物中所含其他有益成分的最可靠的方法。依靠瓶装药，你可能会错过一些重要的营养成分。也就是说，我认为我们应该对其他类胡萝卜素持开放态度。对于许多人，尤其是那些很少吃水果和蔬菜的人，补充剂可能是一种获得健康剂量的类胡萝卜素的更可靠方法。这方面的作用敬请关注。

这种做法是否对其他健康个体有益，目前尚无定论。

良好的食物来源：维生素E的一些最佳来源是坚果、种子和植物油，如大豆油、芥花籽油、玉米油。绿叶蔬菜和强化麦片也是重要来源。

安全性：一项汇总了维生素E试验的荟萃分析显示，每天服用大剂量维生素E（超过400国际单位）可能会使死亡风险略微升高。[32]新闻标题都高喊"维生素E会带来死亡风险"，但我不相信这是真的。该荟萃分析中的大多数试验的参与者是心脏病患者。

美国国家医学研究院对维生素E的作用进行了详尽的论述，结论是维生素E的安全剂量是每天摄入1000毫克（约1500国际单位天然维生素E）。[33]唯一被记录的摄入过量维生素E的有害影响是使一种叫作视网膜色素变性的罕见眼部问题恶化。注意，如果你服用血液稀释剂，在服用维生素E补充剂之前，要与医生沟通，因为它会降低血液凝固的能力。

维生素K

这种脂溶性维生素有助于生成血液凝固所需的13种蛋白质中的6种。最近的研究表明，这些蛋白质与骨骼形成有关，这表明维生素K可能具有另一种功能：保持骨骼健康。血液中维生素K含量低与骨密度低有关。一份来自护士健康研究的报告显示，维生素K摄入不足的女性发生髋部骨折的概率是维生素K摄入充足的女性的2倍。我们估计，与每周食用一份生菜或其他绿叶蔬菜相比，每天食用一份生菜或其他绿叶蔬菜可使髋部骨折的风险降低。

根据传统观点，大多数成年人都能摄入足够的维生素K，因为它存在于很多食物中，尤其是绿叶蔬菜和常用的食用油中。但这一观点并没有完全得到美国人饮食中维生素K调查的支持。该调查报告显示美国居民维生素K的平均摄入量略低于每日推荐摄入量。[34]它还指出，相当一部分人，尤其是年轻人，并未能获得他们每日所需的维生素K，主要因为他们没有吃足够的绿叶蔬菜。

每日推荐摄入量：维生素K的推荐摄入量为成年女性每天90微克，成年男性每天120微克。

良好的食物来源：维生素K最常见的来源是绿叶蔬菜（如菠菜、生菜、甘蓝、羽衣甘蓝和芜菁）和植物油。纳豆是一种由大豆发酵制成的日本传统食品，也富含维生素K。

安全性：食物中的维生素K是非常安全的。由于它潜在毒性较低，美国医学研究所尚未设定可耐受量的上限。但服用苄丙酮香豆素（华法林）预防血栓的人必须注意维生素K的摄入量，因为这种维生素会使华法林的活性失活。但这并不意味着我们要从饮食中去除绿叶蔬菜，相反我们应该每天多吃蔬菜。

钙

第十章已经详细介绍了钙的作用以及我们需要多少钙。简而言之，钙对健康至关重要。但美国居民膳食指南和美国国家医学研究院推荐的较高的钙的摄入量对骨骼健康或整体健康来说都是不必要的。

每日推荐摄入量： 目前成人的推荐摄入量是50岁以下女性每天摄入1000毫克，50岁以上女性每天摄入1200毫克；70岁以下男性每天摄入1000毫克，70岁以上男性每天摄入1200毫克。钙的摄入量和骨骼健康无关，但在这方面人们还是有一些误解。我们每天确实需要摄入一些钙，摄入至少500毫克是非常合理且必需的，但摄入1200毫克可能就超过了我们的需要，尤其是对男性来说。

良好的食物来源： 与吸引人眼球的牛奶胡子运动相反，乳制品并不是获得大量钙的唯一或最佳来源。其他富含钙的食物包括沙丁鱼、豆腐、罐装三文鱼、芜菁和甘蓝，还有强化豆浆或橙汁。如果你觉得自己通过饮食摄入的钙不足，并且想摄入更多的钙，可以尝试服用钙补充剂。它们不含热量和饱和脂肪，而且比每天食用几份乳制品要便宜得多。可咀嚼的钙基抗酸剂，比如抗胃酸咀嚼片是一种廉价而有效的获取钙的方法，含有维生素D的钙补充剂当然会更好。

安全性： 血液中的高水平的钙（高钙血症）会导致肾结石和动脉硬化等各种问题。虽然这可能是由于摄入过多的钙导致的，但更常见的发病原因是甲状旁腺过度活跃或癌症。摄入过多的钙会导致便秘，并可能干扰铁和锌的吸收。正如我在第十章中所描述的，目前的证据表明，从补充剂中摄入较多的钙会使患肾结石和前列腺癌的风险升高。而食物中的钙可以通过与草酸相结合来降低患肾结石的风险。草酸是一种存在于大黄、甜菜、菠菜、坚果、茶、巧克力和豆制品中的化合物，这种物质与肾结石的形成也有关。

铁

铁主要是帮助红细胞将氧气从肺部输送到身体组织。缺铁会使人面色苍白、疲劳和精神迟钝。缺铁会影响儿童的生长发育，并损害他们的思维能力。

在美国，铁缺乏症并不常见。但在其他地方却很常见：地球上一半的居民铁摄入不足。

大多数美国人从肉类、铁强化谷物和其他产品中获取大量铁。然而，婴儿和育龄妇女却常常得不到足够的铁。这就是为什么婴儿配方奶粉中要含有额外的铁，为什么孕妇被鼓励服用含有铁的复合维生素补充剂，为什么要敦促女性在月经期间要从饮食或补充剂中摄入足够的铁。

食物中有两种类型的铁：血红素铁在血液中以携氧血红蛋白的形式循环，来自红肉、禽肉和鱼；非血红素铁则来自水果、蔬菜、谷物、坚果等。即使我们体内已经有了足够的铁，人体吸收血红素铁比吸收非血红素铁也更容易。

需要额外补充铁的人通常需要吃红肉。肉类当然是这种矿物质的重要来源，但肉类的热量、饱和脂肪和胆固醇的水平也较高。你的身体可以调节从谷物、水果、蔬菜和补充剂中获得的铁的吸收量，但不能调节从肉中获得的铁的吸收量。如果你体内的铁储备充足，植物和补充剂中的铁会通过你的身体直接排出去。但是，肉中所含的铁在你的身体已经有足够多的情况下，也可以继续被吸收以增加储备。

如果像一些研究显示的那样，铁是一个强大的自由基制造者，那么这可能会存在很多问题。1981年，研究人员首次提出了一个有争议的、关于心脏疾病的"铁假说"，它表明人体内储存的铁越多，患心脏病的风险就越高。然而，支持这一观点的证据一开始就不够充分，随着进一步的研究显得越发微弱。研究人员对铁和癌症之间的关系也提出了类似的假设，但目前还没有定论。

每日推荐摄入量：目前的营养指南建议男性每天摄入8毫克铁，女性摄入18毫克铁，绝经后的女性摄入8毫克铁。健康的男性和绝经后的女性很少缺铁，事实上，这些人体内铁水平的降低通常是内出血的信号。

良好的食物来源：血红素铁的良好来源包括红肉、禽肉和海鲜。坚果、豆类、蔬菜和强化谷物食品（如早餐麦片和面包）也可以提供非血红素铁。

安全性：你如果肠道功能正常，就不会从食物中获得过多的铁。但是，从补充剂中摄入大剂量的铁会刺激胃部，引起便秘、腹痛、恶心和呕吐。过量服用铁补充剂还会导致器官衰竭、昏迷甚至死亡。我建议男性和绝经后的女性选择不含任何铁元素的补充剂。育龄妇女不应在未咨询医生的情况下服用超过推荐量的铁补充剂。

镁

镁这种常见的元素在数百个生物过程中都是必不可少的，包括形成DNA和蛋白质，收缩肌肉，传递神经信号。你的心脏、肌肉、神经、骨骼、生殖细胞和其他细胞都需要有足够的镁。

大多数人今天的饮食不能满足每日镁的需求，其中一个原因是饮食中水果和蔬菜的减少；另一个原因是饮食中全谷物的减少，比如白面包和米饭比全麦面包和糙米所含的镁要少4倍。

很少有成年人镁的摄入量能达到每日推荐标准，白色人种的平均镁摄入量在100毫克以下徘徊，黑色人种和拉丁裔美国人的平均摄入量甚至更少。血液中镁的含量偏低在老年人中很常见，可能是他们的饮食中的镁不足或他们难以吸收摄入的镁。对服用利尿剂（一种高血压药物）和酗酒的人来说，镁缺乏的问题也很常见。糖尿病会加速体内镁的流失，喝酒或含咖啡因的饮料也是如此。喝含咖啡因的软饮料是一个双重伤害，因为饮料中的磷酸盐也会加速镁的流失。

缺乏镁会使神经肌肉和心肌的兴奋性增加，还可能导致心脏节律异常。一些研究表明，镁摄入不够或血液中镁含量较低的人比镁摄入充足的人更容易患2型糖尿病或心脏病。另一些研究则表明，低镁水平和这些慢性疾病之间没有联系。

每日推荐摄入量：目前的营养指南建议男性每天摄入420毫克镁，女性每天摄入320毫克镁。

良好的食物来源：你如果吃大量水果、蔬菜和全谷物，那么仅靠食物就能很容易地满足身体对镁的需求。通常富含镁的免煮麦片是镁很好的来源，以全谷物为主的免煮麦片更好。复合维生素-矿物质片通常含有约100毫克镁，有助于弥补镁不足。

安全性：健康的人很难从食物中摄入过量的镁，因为肾脏有很强的排镁能力。来自补充剂或药物中的大剂量镁会导致腹泻、恶心和腹部绞痛。而大量镁（通常来自泻药和抗酸剂）则会导致危险的低血压、心律失常和心脏骤停。从食物中摄入镁没有可耐受的上限。但从补充剂中摄入镁，成人每天的摄入量上限是350毫克。

钾

钾离子是细胞内最丰富的正电荷离子。你的身体会非常小心地调节血液中钾的含量，因为钾过多或过少都会引发问题。血液中钾含量的下降会让你感到虚弱和疲劳，引发心律失常（尤其是那些已经患有心脏病的人），并导致肌肉痉挛或疼痛。血液中钾含量过少或过多也可能导致高血压。

　　每天至少食用5份水果和蔬菜来摄入更多的钾会更好，但并不需要达到美国国家医学研究院推荐的每天摄入4700毫克钾的目标。这个目标目前还没有足够的证据支持。因为利尿剂和咖啡因会增加钾在尿液中的流失，所以对于那些服用利尿剂来控制血压的人和大量饮用咖啡或其他含咖啡因饮料的人来说，要关注低钾的问题。

　　从饮食、钾盐或补充剂中获取额外的钾，可以降低血压或控制血压，还可以减小因脑部血液流动受阻而引发脑卒中的概率。尽管确保摄入充足的钾的最佳方法是食用大量水果和蔬菜，但钾盐对高血压患者、服用利尿剂的人以及大量饮用咖啡的人都有帮助。除非你咨询过医生，否则不要服用钾补充剂，因为当肾脏功能出现异常时，钾补充剂可能会致命。

　　每日推荐摄入量：成人每日钾的推荐摄入量为4700毫克。

　　良好的食物来源：香蕉以富含钾著称。但许多其他水果和蔬菜也是钾的良好来源。这些食物包括杏、大枣、芸豆、橙子、菠菜、坚果、种子和全谷物。

　　安全性：美国国家科学、工程和医学研究院下属的食品和营养委员会没有设定钾的每日摄入量的上限。你如果肾脏功能正常，则几乎不可能从天然食物中摄入过多的钾。如果你的肾脏功能出现异常，那么你需要注意你的钾摄入量，并监测你的血钾水平。这是因为血液中钾含量过高会导致致命的心律失常。

一些食物中钾的含量

食物	份量	钾（毫克）	每日需求量(%)*
甜菜（煮熟）	1/2 杯	654	14
番茄汁	1 杯	527	11

食物	份量	钾（毫克）	每日需求量(%)*
茄汁焗豆	1 杯	509	11
牛油果（中等大小）	1/2 个	487	10
利马豆	1/2 杯	484	10
哈密瓜	1 杯	473	10
南瓜	1/2 杯	448	10
意大利面酱	1/2 杯	422	9
香蕉（中等大小）	1 根	422	9
菠菜（煮熟）	1/2 杯	419	9
橙汁	1 杯	378	8
牛奶（含 1% 的脂肪）	1 杯	366	8
无花果干	1 个	333	7
西梅	1/4 杯	318	7
杏仁	40 克	312	7
葡萄干	1/4 杯	309	7
黑豆（煮熟）	1/2 杯	306	7
土豆（黄褐色，带皮烤，中等大小）	1 个	299	6
酸奶	200 毫升	282	6
花生（烤）	40 克	270	6
甜菜根（煮熟）	1/2 杯	259	6
火鸡鸡胸肉（烤）	85 克	252	5
南瓜子（烤）	1/4 杯	232	5
西蓝花（煮熟）	1/2 杯	229	5
羽衣甘蓝（煮熟）	1/2 杯	214	5
麦麸片	3/4 杯	160	3
麦芽粉	2 汤匙	150	3
番茄（生的，中等大小）	1/2 个	146	3
咖啡	1 杯	116	2

* 基于 2000 千卡热量的食物中含 4700 毫克钾。

资料来源　美国农业部国家营养标准参考数据库，2016 年第 28 期。

钠

钠比其他微量营养素更受关注。钠是我们日常饮食中必不可少的一部分，但大多数人钠的摄入量超出了他们的需求量，但这也不可避免。预制食品通常都含有食盐，即含有1/3的钠。一杯盒装通心粉和奶酪或者一份炸薯条所含的钠都超过1000毫克，这比人一天的健康摄入量多很多。它也经常出现在你最意想不到的地方：一杯意大利面酱的含盐量几乎是一天的健康摄入量的一半。

尽管食品包装上所列的钠的"每日需求量"是2300毫克，但实际上，一般人每天所需的钠要少于1000毫克（不到半茶匙的盐），才能使身体系统保持良好的工作状态。多余的钠会被排出体外；若钠无法排出体外，则会对人体造成伤害。人体内过多的钠会促使细胞内的水分排出，从而导致人血压升高，尤其是对于那些基因方面对盐更加敏感的人。

科学家一致认为，摄入过多的钠会导致高血压。但是，减少钠的摄入量是否会降低患心血管疾病的风险目前尚无定论。尽管钠的最佳摄入量尚无法确定，但许多研究认为限制钠摄入是有益的。医生通常建议刚被诊断出高血压的人首先要做的事情就是减少钠的摄入量，同时戒烟和多做运动。多年来，关于限盐的研究得出的结果一直是矛盾的，并且是有争议的。但是，防治高血压饮食研究Ⅱ严格控制了参与者饮食中的盐的含量，结果显示积极减少盐的摄入对血压有重要的影响。[35]这一结果也得到了其他精心控制钠摄入量研究的支持。正如第八章所述，防治高血压饮食研究也清楚地表明，多吃水果和蔬菜可以使血压大幅度降低。

确定"最佳"钠摄入量一直很困难。原因之一是很难测量人们摄入了多少钠，因为很多加工食品中都含有这种矿物质。此外，对钠摄入量的长期试验很难进行，因为在一个高钠和含钠食物无处不在的时代，要让人们坚持低钠饮食是很困难的。

保持血压稳定最有效的方法是减重（如果需要的话），多吃富含钾的水果和蔬菜以及远离含钠量高的食物。

归根结底，高盐饮食对你没有任何好处，甚至是有害的，所以减少不必要的盐的摄入是有意义的。

每日推荐摄入量：美国国家医学研究院和《美国居民膳食指南（2015～2020）》建议每日钠的摄入量不应超过2300毫克。与此同时，美国心脏协会建议每日钠摄入量不超过1500毫克，该协会认为每日钠摄入量不超过1500毫克有助于进一步降低血压，而高血压是引发心血管疾病的一个重要危险因素。

良好的食物来源：钠不是那种你需要寻找的营养物质，它能找到你。大多数人需要寻找低钠食物，而不是寻找钠的良好食物来源。几乎所有未经加工的食物（包括蔬菜、水果、谷物、坚果、肉类、乳制品等）中的钠含量都很低。

安全性：美国食品和营养委员会规定每日钠的摄入量上限为2300毫克。超过这个水平钠不会立即对你造成伤害，但会使你患上高血压。

硒

矿物质硒是一种有效的抗氧化剂，但它可能不会以抗氧化的方式促进健康。相反，它能帮助几种酶分解过氧化物，而过氧化物是一种遍布人体的强氧化剂，可破坏DNA和人体组织。

迄今为止，还没有令人信服的证据证明，硒摄入过少会使患癌症或其他慢性疾病的风险升高，或者说补充硒可以预防这些疾病。在20世纪80年代，芬兰的土壤中硒的含量较低，故芬兰人硒的摄入量也很低，于是硒被添加到芬兰的肥料中。尽管芬兰人血液中的硒的含量显著上升，但癌症发病率并未改变。癌症营养预防的研究表明，每天额外摄入200微克硒，可能对皮肤癌有一定的预防作用。[36]然而，针对前列腺癌的硒和维生素E的预防试验并不支持上述研究结果。此试验没有解释硒和前列腺癌的关系，因为试验中只出现了一例致命的前列腺癌。[37]

世界上的一些地方土壤中的硒含量极低，对这种矿物质的摄入不足会导致一种罕见的心脏病。

每日推荐摄入量：成人每日推荐的硒摄入量为55微克。

良好的食物来源：很多食物都含有硒。巴西坚果、海鲜、牛肉、鸡蛋和菠菜都是硒的良好来源，但这些食物中硒的含量取决于土壤或饲料中硒的含量。

安全性：大剂量的硒是有毒的，成年人每天可耐受的上限为400微克。和其他微量营养素一样，人们很难从食物中摄入那么多的硒。从补充剂中获取过多的硒可能会导致头发和指甲变脆、胃部不适、皮疹、口臭和极度疲劳。巴西坚果富含硒，因为它们生长的土壤中硒含量很高。如果你经常食用巴西坚果，试着搭配一些其他坚果，以免硒摄入过多。

锌

你可能在当地药店或超市的收银台附近见过抗感冒锌含片（锌锭剂）。 许多研究将这种含片定为研究主题，以确定其是否真的能缩短感冒症状的持续时间。有十几项研究都是针对刚患上感冒的人进行的，其中一些人服用了锌，而另一些人没有，但这些研究结果并不一致。然而，最近的两项荟萃分析表明，与服用安慰剂的患者相比，服用了味道不那么好的锌补充剂的感冒患者的症状平均缩短了1～2天。[38]

毫无疑问，锌在保持免疫系统健康方面发挥着关键作用，还作为一种抗氧化剂，能够保护视力，并促进凝血、伤口愈合和精子细胞的正常发育。这是否意味着你需要补充锌？不。几乎没有证据表明锌的摄入量过低会引起健康问题。有关结肠癌、前列腺癌、前列腺炎和黄斑变性的研究尚未显示出这些疾病与锌的摄入量有明确关系。

有些人需要额外补充锌。儿童的生长和发育需要足够的这种矿物质。缺锌可能是营养不良、大脑发育迟缓和运动能力差、出现多动症和注意力不集中的原因之一。老年人可能需要额外的锌，原因如下：他们比年轻人摄入的锌要少，也难以从食物中吸收锌；他们服用的药物，特别是治疗高血压的利尿剂，会导致体内的锌随尿液排出；他们摄入的多余的膳食纤维和钙会与锌结合，使消化系统无法吸收锌。酗酒的人、患有克罗恩病和溃疡性结肠炎等消化系统疾病的人、患有慢性感染的人也需要额外补充锌。

每日推荐摄入量：锌的推荐摄入量是女性每天8毫克，男性每天11毫克。怀孕或哺乳期的妇女需要多一些（每天12毫克），以补给她们的孩子。

良好的食物来源：牡蛎是富含锌的食物，比其他任何食物含有的锌更多。禽肉、螃蟹和龙虾、豆类、坚果、全谷物食品、强化早餐麦片、牛奶和酸奶等乳制品也是锌很好的来源。

安全性：摄入过量的锌会破坏免疫系统，干扰伤口愈合，引起味觉和嗅觉问题，导致脱发和皮肤问题。锌摄入过多也可能加速前列腺癌的发展。从食物中而不是从补充剂或锭剂中获取锌的好处是，很难从食物中获取很多的锌。除非患有特定的疾病，否则每天从补充剂中摄入15毫克以上的锌并不好。

付诸实践

你会为你的房屋和汽车支付高额保险费，你甚至可能有那种你不愿让所爱的人去领取的人寿保险。但一种更便宜、更让人满意的"人寿保险"是在饮食中添加含有矿物质的标准复合维生素片。

研究越来越明显地表明，标准复合维生素片中的几种成分，尤其是维生素B_6、维生素B_{12}、叶酸、维生素D和β-胡萝卜素，在预防心脏病、癌症、骨质疏松症、记忆力减退和其他慢性疾病方面起着至关重要的作用。而且，复合维生素片价格低廉。这对你来说是一个性价比极高的营养补充方式。

我使用"人寿保险"一词是有充分理由的。复合维生素片不能取代健康饮食。它提供的仅仅是食物中大量有益健康的营养素的一小部分。它不提供任何膳食纤维，也不提供任何味道或美食享受。它唯一能做的就是提供一种营养支持，或填补即使是最关注饮食的人也可能存在的营养素缺口。例如，多吃水果和蔬菜固然很好，但它不会给你提供很多维生素D；在饮食中添加更多的全谷物也很不错，但它不会给你带来很多维生素B_6；老年人和有消化问题的人可能无法从食物中吸收足够的维生素B_{12}；那些经常饮酒的人可能需要额外补充叶酸，以消除酒精对人体吸收叶酸的阻碍作用。因此，每天服用复合维生素片是一种安全、合理的做法，是对健康饮食的补充，但永远不能取代健康饮食。

在日常饮食中，许多人容易对以下8种维生素和矿物质摄入不足，所以通过一种标准的复合维生素-复合矿物质补充剂来摄入它们是有意义的。

- β-胡萝卜素

- 叶酸

- 维生素 B_6

- 维生素 B_{12}

- 维生素 D

- 维生素 E

- 铁

- 锌

每天服用复合维生素-复合矿物质补充剂是一个合理的选择，可以为你提供更好的营养安全保障。对于经期妇女，特别是那些吃很少或不吃红肉的妇女，复合维生素-复合矿物质补充剂将为她们提供额外需要的铁。此外，这种补充剂中的叶酸将最大限度地降低新生儿出现神经管缺陷的风险。

你不需要特制维生素、名牌维生素或"纯天然"配方的维生素。普通品牌的、符合供给量标准的复合维生素片就非常好。复合维生素中含有的预制型维生素A越少、β-胡萝卜素越多就越好。选择含有不超过2000国际单位预制型维生素A的补充剂。

对大多数人来说，补充维生素E是可以的。尽管有关维生素E摄入量的研究尚无定论，但要达到最佳健康标准，每天至少需要400毫克维生素E，甚至更多。标准的复合维生素片仅含30国际单位维生素E。

额外补充维生素D的做法绝对值得推荐。标准的复合维生素片能提供400～600国际单位维生素D，是人达到最佳健康状态所需量的一半。

一些公司生产的补充剂以β-胡萝卜素替代大部分的预制型维生素A，并包含足够剂量的维生素D。我推荐服用这类补充剂，因为我们很容易会获取过多的预制型维生素A。例如，达拉斯库珀诊所创始人肯尼斯·库珀博士配制的基本复合维生素补充剂。它含有大量维生素A（2000国际单位），全部为β-胡萝卜素形式，同时还含有2000国际单位维生素D和2000国际单位维生素E。经期女性应该服用含铁的复合维生素，男性和绝经后的妇女则不需要。

到目前为止，理想的维生素摄入量还无法确定，因为关于维生素摄入量的科学研究仍在不断发展。我们绝对可以用更多的证据来证明维生素的真正益处。同时，如果摄入合理的剂量，就不太可能对人体造成伤害，且成本很低。在这种情况下，在补充复合维生素之前还要把所有的证据都验证一遍，似乎有点儿愚蠢。

复合维生素带来的新希望

　　大多数维生素研究都着眼于单一维生素（无论是否含有矿物质），如叶酸、维生素 E。医生健康研究 Ⅱ 采取了不同的研究方法：它验证了一种标准的、非处方的复合维生素–复合矿物质补充剂（善存银片）对健康的影响。研究结果鼓舞人心。

　　研究人员招募了 14000 多名老年男性医生。一半人服用善存银片长达 14 年，而另一半人服用外观相同的安慰剂。在试验结束时，与安慰剂组相比，补充剂组患癌症的风险降低了 8%。[39]如前所述，这很大程度上是由于先前的前瞻性队列研究预测结直肠癌的风险降低所致。

　　复合维生素 - 复合矿物质补充剂似乎无法预防心血管疾病或保护记忆力和思维能力。[40]

　　这项研究有两点值得关注：如果这项研究的持续时间不超过10 年（比大多数维生素研究的时间都要长），它就永远不会发现复合维生素与癌症，尤其是与结直肠癌之间的关系。此外，参与者可能是有史以来营养最好的男性群体。尽管如此，每天服用复合维生素补充剂都还是有益处的。那么，在营养较差的人群中，服用复合维生素补充剂的益处可能会更大。

成人每日维生素和矿物质的推荐摄入量（由美国国医学研究所制订）

维生素（通用名）	膳食营养素推荐供给量（RDA）或适宜摄入量（AI）* 女性	RDA或适宜摄入量（AI）* 男性	可耐受最高摄入量（UL）
维生素A（预制型＝视黄醇；β-胡萝卜素可转化为维生素A）	700毫克（2333国际单位）	900毫克（3000国际单位）	3000毫克（10000国际单位）
维生素B$_1$（硫胺素）	1.1毫克	1.2毫克	未知
维生素B$_2$（核黄素）	1.1毫克	1.3毫克	未知
维生素B$_3$（烟酸，尼克酸）	14毫克	16毫克	35毫克
维生素B$_5$（泛酸）	5毫克*	5毫克*	未知
维生素B$_6$（吡哆醛、吡哆醇、吡哆胺）	19～50岁：1.3毫克 50岁以上：1.5毫克	19～50岁：1.3毫克 50岁以上：1.7毫克	100毫克
维生素B$_{12}$（钴胺素）	2.4微克	2.4微克	未知
生物素	30微克*	30微克*	未知
维生素C（抗坏血酸）	75毫克* *（吸烟者：加35毫克）	90毫克*	2000毫克
胆碱	425毫克*	550毫克*	3500毫克
维生素D（钙化固醇）	19～50岁：5微克（200国际单位）50～70岁：10微克（400国际单位）70岁以上：15微克（600国际单位）	19～50岁：5微克（200国际单位）50～70岁：10微克（400国际单位）70岁以上：15微克（600国际单位）	100微克（4000国际单位）

维生素（通用名）	膳食营养素推荐供给量（RDA）或适宜摄入量（AI）*		可耐受最高摄入量（UL）
	女性	男性	
维生素 E（α-生育酚）	15毫克（15毫克相当于22国际单位天然维生素E和33国际单位合成维生素E）	15毫克	1000毫克（将近1500国际单位天然维生素E和2200国际单位合成维生素E）
维生素 B₉（叶酸）	400微克	400微克	1000微克
维生素 K（叶绿醌，甲萘醌）	90微克*	120微克*	未知

矿物质	膳食营养素推荐供给量（RDA）或适宜摄入量（AI）		*可耐受最高摄入量（UL）
	女性	男性	
钙	31～50岁：1000毫克 50岁以上：1200毫克	31～70岁：1000毫克 50岁以上：1200毫克	2500毫克
氯	19～50岁：2.3克* 50～70岁：2.0克* 70岁以上：1.8克*	19～50岁：2.3克* 50～70岁：2.0克* 70岁以上：1.8克*	未知
铬	31～50岁：25微克* 50岁以上：20微克*	31～50岁：35微克* 50岁以上：30微克*	未知
铜	900微克	900微克	1000微克
氟	3毫克	4毫克	10毫克
碘	150微克	150微克	1100微克
铁	31～50岁：18毫克 50岁以上：8毫克	31～50岁：8毫克 50岁以上：8毫克	45毫克

维生素（通用名）	膳食营养素推荐供给量（RDA）或适宜摄入量（AI）*		可耐受最高摄入量（UL）
	女性	男性	
镁	19~30岁：310毫克 30岁以上：320毫克	19~30岁：400毫克 30岁以上：420毫克	350毫克来自补充剂
锰	1.8毫克*	2.3毫克*	11毫克
钼	45微克	45微克	2000微克
磷	700毫克	700毫克	31~70岁：4000毫克 70岁以上：3000毫克
钾	4700毫克*	4700毫克*	未知
硒	55微克	55微克	400微克
钠	19~50岁：1500毫克* 50~70岁：1300毫克* 70岁以上：1200毫克*	19~50岁：1500毫克* 50~70岁：1300毫克* 70岁以上：1200毫克*	未确定
锌	8毫克	11毫克	40毫克

* 膳食营养素推荐供给量（RDA）：根据生命阶段和性别，足以满足特定人群中97%~98%的健康个体的营养需求的平均每日膳食摄入量。
适宜摄入量（AI）：无法确定RDA时的建议摄入量。带AI的微量营养素以*标记。

第十二章

哈佛健康饮食法

如果一个人没有吃好饭，他就不能好好思考、好好爱、好好睡觉。

——弗吉尼亚·伍尔芙

正如我已经在前面的章节中阐述的，我们常常听说的很多营养建议都将我们引向错误的方向。已经提倡多年的低脂高碳水饮食法已经成为全国性的灾难。提倡高脂低碳水饮食的阿特金斯饮食法将大量摄入精制碳水化合物视为不可取的做法，但该饮食法要求大量摄入红肉和乳制品脂肪的做法也对健康不利。今天的无麸质风潮也并没有证据支持，并且已经导致许多人的饮食不健康。

通往健康的道路不是单调压抑的，而是由丰盛可口、令人满意的食物铺就的。"哈佛健康饮食金字塔"和"哈佛健康饮食餐盘"就是最好饮食的组合，它们可以引导你获得健康和令人满意的饮食。我的建议如下。

- 保持稳定健康的体重。

- 吃大量蔬菜和水果。

- 多摄入不饱和脂肪，少摄入饱和脂肪，不摄入反式脂肪。

- 吃全谷物，而不是精制谷物。

- 选择更健康的蛋白质来源，把红肉换成坚果、豆类、鸡肉和鱼。

哈佛健康饮食金字塔

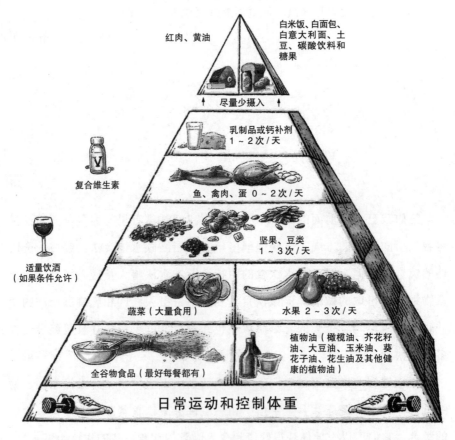

"哈佛健康饮食金字塔"。这座"金字塔"以可靠的科学研究成果为基础，比美国农业部的
"膳食金字塔"更健康。

- 喝水、茶或咖啡，而不是果汁或含糖饮料，如果饮酒，要适量。（男性每天不超过两杯，女性每天不超过一杯。）

- 为了保险起见，每天服用多种维生素补充剂。

乍一看，似乎我正在推广传统的地中海式饮食。虽然地中海式饮食符合这一描述，并且是一个很好的开始，但并非所有的地中海地区的饮食都是如此。可以说，地中海饮食法代指一种基于科学的、多元的健康饮食法。

哈佛健康饮食法的好处

遵循这种健康饮食法的一部分回报是立竿见影的。开辟一个全新味道和口感的食物世界，会让你觉得吃东西是一种享受。当你遵循低脂或低碳水饮食法时，它可以帮助你摆脱不符合要求和不太健康的饮食习惯。你如果能掌控自己的食欲和饮食习惯，那么控制体重、胆固醇水平，甚至血压水平都不在话下。你将获得一种成就感和自豪感，这可能会影响到你生活的其他方面。在现在和未来几年，你会精力更充沛、感觉更好。

另一部分的回报（预防慢性疾病）随后才会出现。遵循像我建议的这样的健康饮食法，可帮助你避免罹患许多常见疾病。这些疾病包括心脏病、脑卒中、2型糖尿病、几种常见癌症、白内障、骨质疏松症、痴呆和其他与年龄相关的疾病。它还有助于预防某些类型的出生缺陷。与美国平均发病率相比，当这种健康饮食方法与不吸烟和定期锻炼相结合，则可以使心脏病发病率降低80%，2型糖尿病发病率降低90%，脑卒中和某些癌症发病率降低70%。[1]

借用金融界的一句话，这是一个回报巨大的投资，我们不仅吃得少而精，且吃得更好。

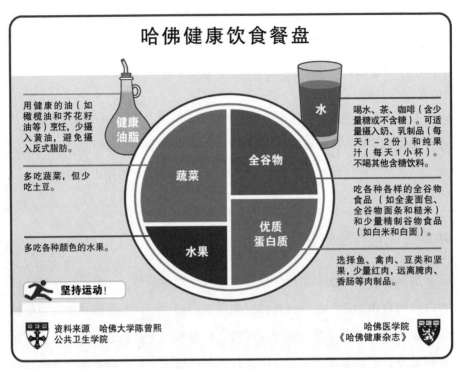

哈佛健康饮食餐盘

用健康的油（如橄榄油和芥花籽油等）烹饪，少摄入黄油，避免摄入反式脂肪。

多吃蔬菜，但少吃土豆。

多吃各种颜色的水果。

坚持运动！

健康油脂

水

蔬菜

全谷物

优质蛋白质

水果

喝水、茶、咖啡（含少量糖或不含糖）。可适量摄入奶、乳制品（每天1～2份）和纯果汁（每天1小杯）。不喝其他含糖饮料。

吃各种各样的全谷物食品（如全麦面包、全谷物面条和糙米）和少量精制谷物食品（如白米和白面）。

选择鱼、禽肉、豆类和坚果，少量红肉，远离腌肉、香肠等肉制品。

资料来源　哈佛大学陈曾熙
公共卫生学院

哈佛医学院
《哈佛健康杂志》

"哈佛健康饮食餐盘"弥补了美国农业部"我的餐盘"的不足。它提供了简单、全面的饮食指导，以便人们做出最佳的饮食选择。

传统饮食的魅力和现实

"传统饮食"一词曾经是指普通的、不够多样化的区域化饮食，是劳动者的标准饮食。如今，它让人联想到心脏健康、没有癌症、长寿的人的形象——他们热爱自己生活的土地，生活中充满着美味佳肴、欢笑和爱。

很多流行的营养学著作暗示传统饮食是经过当地人多年精心挑选的，且有益健康，但事实并非如此。人们之所以吃自己种植、采集、猎杀或购买的食物，是因为他们的选择受到天气、地理条件、经济，甚至政治的影响。考虑到这些限制，不同的文化已经发展出各种健康（有时不太健康）的食物的组合。请记住，这些选择是为了短期的健康，而不是为了延年益寿。还要记住的是，对每天都要从事繁重体力劳动的人有益的饮食，对整天坐在办公桌前辛苦工作的人就未必有益。

例如，在北欧，由于植物能够生长的季节较短，人们全年都很难吃到水果和蔬菜。然而，这里的气候适宜饲养牲畜，肉类和乳制品很好地满足了人们在漫长寒冷的冬天中生存下来的能量需求。在日本这个小小的岛国，人们主要的饮食自然是鱼和稻米，因为水稻是一种产量很高的植物。在这两个地区，传统饮食可使人们长时间保持健康来生育和养育孩子，并形成复杂的社会。然而，这并不意味着这两种传统饮食中的任何一种对那些大部分时间都坐着的现代人来说是最健康的。

地中海式饮食及其他

在20世纪50～60年代，营养学先驱安塞尔·基斯和他的同事研究了希腊、芬兰、意大利、荷兰、南斯拉夫、日本和美国这7个国家，包括16个不同人群的饮食模式。这项具有里程碑意义的研究——七国研究是对饮食和心脏病之间联系的首次重要调查。其中一个有趣的发现是，尽管希腊和意大利南部的医疗系统条件相对有限，但当地人的预期寿命都非常高（平均年龄45岁的人可以预期的寿命），心脏病和某些癌症的发病率也非常低。[2]

当时，地中海国家的传统饮食主要是植物性食物：水果、蔬菜、面包、各种粗粒谷物、豆类、坚果和种子。橄榄油是膳食脂肪的主要来源。人们经常摄入乳制品，主要是奶酪和酸奶，但摄入量不大。鱼、禽肉和红肉在特殊场合食用，而不是作为日常食物的一部分。人们，通常是男人们经常喝酒，但多在吃饭时喝酒。

基斯得出结论，地中海式饮食是该地区心脏病发病率较低的一个重要原因。基斯和他的妻子玛格丽特对20世纪60年代心脏病的发病率在美国达到顶峰感到震惊，他们开始在一系列畅销书中普及和推广地中海式饮食。[3]

饮食 *	美国	希腊	日本
总脂肪（能量百分比）	39	37	11
饱和脂肪（能量百分比）	18	8	3
水果和蔬菜（克/天）	504	654	232
豆类（克/天）	1	30	91
面包、谷物（克/天）	123	453	481
红肉和禽肉（克/日）	273	35	8
鱼肉（克/天）	3	39	150
蛋（克/天）	40	15	29
酒精（克/天）	6	23	22

七国研究中的 3 个国家的人在 20 世纪 60 年代的饮食

* 自 20 世纪 60 年代以来，红肉和动物脂肪的消费量在日本和希腊大幅度增加。

　　七国研究提出了地中海式饮食可能是长寿和健康的一个原因，但该研究不能证明它是否真的有那样的作用。其他因素，比如在整个地区普遍存在的热爱体育锻炼的生活方式，相对低的超重和肥胖率，20世纪60年代的低吸烟率，可能也发挥了作用。也可能是地中海地区人们之间共有的某些遗传基因能够预防心脏病和癌症。但这个解释被忽略了，因为有研究表明当人们从心脏病、癌症和糖尿病发病率较低的国家搬到这些疾病发病率较高的国家时，人们就失去了基因的保护作用。

　　过去50年积累的证据表明，基斯和他的同事的研究方向是正确的。例如，我的研究小组指出，地中海式饮食能够降低许多疾病的发病风险，即使居住在远离地中海地区的人也可以通过地中海式饮食降低患这些疾病的

七国研究中的 3 个国家的人在 20 世纪 60 年代的预期寿命和发病率的比较 *

预期寿命和发病率	性别	美国	希腊	日本
45 岁时的预期寿命（20 世纪 60 年代）	男	72	76	72
	女	78	79	77
心脏病（每 10 万人）	男	189	33	34
	女	54	14	21
脑卒中（每 10 万人）	男	30	26	102
	女	24	23	57
结直肠癌	男	11	3	5
	女	10	3	5
所有癌症（每 10 万人）	男	102	83	98
	女	87	61	77
乳腺癌（每 10 万人）	女	22	8	4

*20 世纪 60 年代以来，日本脑卒中和胃癌的发病率有所下降，该国 45 岁的预期寿命目前最高（女性 87.7 岁，男性 81.8 岁），其次是希腊（女性 84.6 岁，男性 80.1 岁），以及美国（女性 83.3 岁，男性 79.6 岁）。
资料来源　威利特，W.C.，《饮食与健康：我们应该吃什么？》科学，264，No.5158（1994 年 4 月 22 日）：532-7。

风险。护士健康研究报告的结果显示，美国的心脏病发病率可以通过人们的饮食和生活方式的适度改变降低80%。[4]我在第五章中介绍的里昂饮食心脏研究显示，在心脏病发作的幸存者中，地中海式饮食组比低脂饮食组在两年内的死亡率降低了70%。[5]最近，我们西班牙的同事在一项随机试验中表明，添加坚果或橄榄油的地中海式饮食能使患心血管疾病的风险降低30%。[6]如今，地中海式饮食常被奉为健康饮食的典范，应该为所有人所采纳。在《美国居民膳食指南（2015～2020）》中，它被认为是一种令人满意的膳食！[7]

但地中海式饮食并不一定是完美的。它是由温暖和半干旱的气候环境衍生而来的，这种气候造就了种类非常丰富的橄榄品种。地中海式饮食并不是唯一一种以健康文化为基础的饮食。传统的日本饮食也是相当健康的。传统的拉丁美洲饮食强调大量食用玉米、豆类和其他蔬菜，也是一种健康饮食模式。但请记住，我们今天吃的玉米和100年前人们吃的玉米不一样，大量玉米对那些不喜欢运动的人来说可能并不健康。

我和同事一起帮助信托基金创建了一系列食物金字塔，试图寻找这些地区的传统健康饮食。

研究人员在不断地验证地中海饮食中有益于健康的具体因素，现在我们可以肯定的是它是安全的。几千年来一直采用这种饮食法的人患心脏病和癌症的概率很小，这就是有力的证据。另外，在日本，脑卒中发病率很高，这一点表明传统饮食的某些方面，比如碳水化合物和盐较多，健康脂肪、蛋白质、水果和蔬菜较少，使其可能并不那么安全。

传统饮食可以很好地"移植"

虽然传统饮食可能对形成它们的文化有益，但一个大问题是，当传统饮食"移植"到其他地方（比如人们体力活动较少的地方）时，它们是否也能带来类似的好处。如果传统饮食就像杂草一样到处生长，那么艾奥瓦州的会计师应该像希腊的农民一样能从地中海式饮食中获得同样的好处。但是，如果传统饮食更像精心培育的兰花，只能在精心控制的环境中生长，那么采用传统饮食而不借鉴传统文化的其他方面，就不一定能降低心脏病、癌症和其他慢性疾病的发病率。

幸运的是，在许多国家进行的不同研究显示，地中海式饮食对生活在现代西方社会中的人们也有很大的好处。[8]但是，在爱琴海的美景下悠闲地用餐或者在午餐后小睡一会儿，哪种做法能为身体健康带来额外的好处，还有待观察。

科学家、营养专家和作家经常试图将地中海饮食或其他传统饮食的好处浓缩为一两个关键因素，比如橄榄油、膳食纤维或抗氧化剂。这是一个危险的想法。虽然我们知道地中海式饮食有助于预防慢性疾病，但是橄榄油只是其中一个因素。仅仅多食用橄榄油或服用大剂量的抗氧化剂补充剂并不能替代全面健康的饮食。

最重要的是，采用地中海式饮食还是有多种好处的。我们对这种饮食有足够的了解，可以确保它能够安全有效地融入其他健康饮食中。

健康饮食的成本

食用健康的食物比那些不健康的食物要花更多的钱吗？许多人认为有营养的食物比那些不太健康的食物贵。他们的观点部分是对的。相同价格的精制碳水化合物食物比鱼和新鲜蔬菜能提供更多的热量。[9]然而，说到全面的饮食，成本不应该成为健康饮食的障碍。请记住，传统的地中海式饮食最初本就是穷人的饮食，而不是富人的饮食。

遵循健康的饮食方法就是选择：选择好的脂肪，避开不好的；选择来源好的碳水化合物，减少不好的；选择健康的蛋白质；选择小份的食物而不是大份的，等等。成本、味道和便利性是影响这些选择的重要因素。

让人有饱腹感、高热量、令人满意的食物往往是最便宜的。在日常的饮食和选购中，这意味着一个汉堡、一包炸薯条配一大杯碳酸饮料，再加上冰激凌，是一种相对便宜的获取能量的方式。每千克含有最多热量的食物，即那些能量密度最高的食物，每千卡热量的成本往往是最低的。这些食物包括油脂、糖和软饮料。更健康的选择，如全谷物、新鲜水果和蔬菜、鱼，每千卡热量的成本更高。

对收入有限的人来说，市场的力量似乎在和健康饮食作对。如果你处在另一个极端，你可以花高价购买反季水果和蔬菜、即食沙拉、顶级的鱼和全麦面包。

我们大多数人在逛超市或市场时仍然有很大的选择空间。这里有一些建议给那些想要在合理花费的前提下做出健康选择的人。

- **脂肪**。毫无疑问，特级初榨橄榄油比芥花籽油或大豆油更贵。即便如此，你还是可以找到一些每升只要 8 ~ 10 美元的、营养丰富的橄榄油。一天 2 汤匙，花费就不到 50 美分或 0.5 美元。从健康的角度来看，我们不能说橄榄油一定优于芥花籽油或大豆油，它们都是健康的脂肪，但我们对橄榄油有长期的使用经验。一般在调味时使用橄榄油，比如把它淋在蔬菜或沙拉酱上。芥花籽油或其他液体植物油可以用来炒菜。

- **碳水化合物**。米饭、意大利面和土豆是最便宜的碳水化合物来源。全谷物如糙米、碾碎干小麦、小麦仁、燕麦等价格较贵，尽管它们确实不应该这么贵，因为它们只需要较少的加工工序。然而，当你计算每一份食物的成本时，全谷物的用量较少，因此占食物预算的比重也相对较小。只要你远离那些含有大量添加糖的食物，那么全谷物早餐麦片，尤其是燕麦粥或其他煮熟的全谷物食品就是很好的选择。

- **蛋白质**。当我们说到蛋白质时，我们往往会想到肉类。牛肉当然是主要的蛋白质来源。火鸡肉和鸡肉则是更健康的蛋白质来源，并且通常更便宜。烤鸡是一道便宜的主菜，也有很多其他选择。鱼是一种更健康的蛋白质来源。一些品种的鱼，如剑鱼和鲷目鱼，价格非常高，只能作为偶尔的奢侈享受。其他品种的鱼的价格要低一些，也更常见。这些鱼包括罗非鱼、鲶鱼、鳕鱼和许多种冷冻鱼。罐装金枪鱼、三文鱼和鲭鱼都是日常可以选择的、更便宜的鱼，它们可以放在三明治里、沙拉里或者煮在砂锅中。罐装三文鱼含有最多的 ω-3 脂肪，并且汞含量也非常低，这对怀孕或哺乳期的妇女很重要。

- **吃处于食物链底端的食物通常对你的预算和健康都是最好的。** 把鸡蛋、坚果、花生酱、豆腐、豆类以及其他富含蛋白质的食物作为主食，而不是把它们当作配菜或装饰，这将使你在饮食上的花费较少。不要被坚果的价格所吓倒。记住，肉的 2/3 是水，所以每磅 7.5 美元的坚果和每磅 2.5 美元的牛肉差不多。如果这么算的话，花生真的很便宜。

- **水果和蔬菜。** 虽然水果和蔬菜中的脂肪和糖几乎不提供热量，但它们仍然是很好的。购物的时候要考虑什么水果和蔬菜是当季的，也要考虑它们的价格和质量。一些蔬菜很便宜，包括甘蓝、冬瓜和胡萝卜，加上适当的调味料和油，就能成为味道很好的佳肴。

  冷冻的水果和蔬菜与新鲜的水果和蔬菜一样有营养，并且价格通常更低。在水果和蔬菜缺乏的季节，果干也是个不错的选择。

- **不要买的东西。** 做出更健康的选择通常包括少吃或不吃诸如牛排、薯片、冰激凌、甜甜圈和含糖饮料之类的食物。节省下来的钱加起来甚至可以抵消买鱼、全谷物食品、新鲜水果和蔬菜的钱。许多人在过度加工的垃圾食品上的花费多得惊人。

如果你仍然认为健康饮食是昂贵的，那就换个角度思考。从长远来看，治疗心脏病、脑卒中、糖尿病、某些癌症以及其他与饮食有关的慢性疾病的花费要比平日购买健康食品的花费多得多。这还不是从医疗保险公司转移到医院的全部"无形资金"。还有许多人自费支付治疗这些慢性疾病的部分或全部费用。与体重正常的人相比，超重的人平均要多支付11%

的自付医疗费用，而肥胖的人要多支付26%的自付医疗费用。

小结：通过一些明智的选择，健康饮食的花费并不会比常规饮食的花费多，而且从长远来看这是一项值得的投资。

健康的全球饮食

我们很幸运地生活在一个似乎可以任意选择食物的时代。除了琳琅满目的垃圾食品，超市里通常都有来自许多国家的水果和蔬菜，"新"的谷物越来越容易找到，餐馆提供的世界美食也越来越多。例如，30年前在波士顿，地中海美食通常仅仅意味着意大利面和肉丸。今天，许多餐馆提供当地或世界其他地方的各种更有趣、更健康的传统菜肴。

考虑到这些选择，我不主张回归单一的简单饮食或转换到一种特殊的传统饮食。相反，我所建议的是一个灵活的饮食方法，它建立在一座完全重建的"食物金字塔"上，这座金字塔包含了来自世界各地的健康饮食的元素，且为饮食方法留下了充足的创造和创新空间。地中海式饮食法为健康饮食法提供了一个良好的初始模板，但它还有很多精细化调整的空间。其他文化也提供了一些健康饮食法。我们可以沿用日本人在饮食上的传统做法，即提供少量可口的、多样的食物，而不是像美国人和北欧人的饮食法一样，即食用量大且相对单一的食物。日本人的饮食法有助于控制食量，但又不会像许多减肥或控制体重的饮食法那样让你有饥饿感。拉丁美洲为我们提供了玉米和番茄，现在我们又从那里获得了一些有趣而健康的谷物（如藜麦），许多北美人并不熟悉这些谷物，但它们值得在餐桌上占有一席之地。在七国研究中，即使是饮食最不健康的芬兰，也有一种很棒的全麦黑麦面包，比许多美国人吃的松软的白面包更健康、更好吃。此外，我们正在学习对食材进行有趣且令人垂涎的、更好的组合和调味方法。

最后的话

现代真正健康的饮食源于世界各地的饮食方法的组合，这些方法对不同的人群都有好处，包括各行各业的美国人。这门科学已经在前面几章介绍过了。健康饮食对全世界的人们都有好处。

我希望"哈佛健康饮食金字塔"和"哈佛健康饮食餐盘"，以及本书介绍的饮食方法将帮助你选择健康且可口的食物，从而延长你的寿命。

/ 第十三章 /

特殊人群的健康饮食

一切都可以变成你的能量，大概就是这样。将精神与你想要达成的结果结合，实现同频共振，你就会不知不觉地实现它。没有其他的方式。这不是哲学，而是物理学。

——阿尔伯特·爱因斯坦

健康的饮食可以帮助你保持健康。对于孕妇和患有心脏病、糖尿病、癌症、乳糜泻以及其他病症的人，这一点同样重要，甚至更重要。

我们每个人都以不同的方式应对与健康相关的压力。以下是一些常规建议。在你对饮食做出重大改变之前，请咨询医生。

怀孕

在怀孕期间，女性需要为自己和宝宝补充额外的营养。这并不是说食量翻倍（也就是许多人所说的"两个人吃饭"），而是意味着也许要多摄入一些热量，额外摄入一些维生素和矿物质以及其他物质。除了可能不包含叶酸和铁之外，健康的饮食几乎可以提供所有这些物质。

没必要在怀孕期间进行特殊饮食。我所介绍的健康的基本饮食模式将使你和宝宝保持健康。这意味着要摄入真正的食物：水果、蔬菜、全谷物、不饱和脂肪和来源健康的蛋白质。它们能提供你和宝宝所需的能量、三大营养素、维生素和矿物质。怀孕会带来"代谢压力测试"。与怀孕有关的高血压和糖尿病是身体潜在问题的信号。在怀孕期间（最好生产后也继续这样做）采用本书中所介绍的全面健康的饮食法，将有助于降低你患与怀孕有关的高血压和糖尿病的风险。

怀孕和体重

一个正在发育的胎儿、为胎儿提供营养的胎盘、为胎儿提供富含氧气的血液所需的额外血液，以及其他变化都会增加孕妇的体重。她还需要为宝宝提供食物和营养素。在过去的50年里，关于怀孕期间应该增加多少体重的看法发生了巨大的变化。

体重的增加取决于女性怀孕前的初始体重。对于体重处于健康范围且只怀一个孩子的女性，美国妇产科医师学会建议其怀孕期间体重应增加11～15千克；对于超重的女性，体重应增加7～11千克；对于肥胖的女性，体重增加的应更少，为5～9千克。[1]

请与你的医生或助产士讨论你最合理的体重。

综述

在怀孕期间获得所需维生素和矿物质的最好方法是保持健康的饮食习

惯，并服用标准的复合维生素-复合矿物质片，这可以达到维生素或矿物质的每日膳食推荐量，防止饮食中维生素或矿物质的缺乏。有一些专门的孕期补充剂，价格昂贵，但很多补充剂也不能提供一些标准的复合维生素片所不能提供的东西。所以，不要依赖复合维生素-复合矿物质片来代替良好的饮食，因为它们只包含孕妇所需的一小部分营养素。

获得额外的叶酸尤其重要，这是一种有助于胎儿大脑和脊髓正常发育的B族维生素。叶酸是如此重要，以至于所有育龄妇女，甚至那些不打算怀孕的妇女，都被敦促每天要从食物或补充剂中摄入400微克的叶酸。[2]这是因为叶酸是孕妇在怀孕后头30天最需要的，而这段时间很多女性还不知道自己怀孕了。

有些孕妇在服用孕期维生素或额外的铁补充剂时会有不适，因为它们会使早孕反应加重。发育中的胎儿需要维生素和铁，与其不吃补充剂，不如在当天晚些时候或饭后服用这些补充剂。

发育中的胎儿需要稳定的ω-3脂肪，以确保其大脑、神经系统、眼睛和其他组织的正常发育。孕妇摄入足够的ω-3脂肪的最好方法是每周吃2～3次海鲜。请选择汞含量低的海鲜，如鳕鱼、三文鱼、沙丁鱼，还有罗非鱼（见第159页"鱼、汞和鱼油"）。

如果你正在寻找怀孕期间健康饮食的建议，那么你可以看看我和同事凯西•麦克马纳斯、布莱根妇女医院的营养小组以及其他专家共同撰写的《孕妇饮食指南》。[3]

高血压

"血压"这个词听起来不大好。血液需要一定的压力才能从心脏输送到大脑和脚趾，然后再流回心脏。而血液压力过高是有害的，它会损伤动脉壁，从而导致心脏病或脑卒中。随着时间的推移，高血压会影响心肌细胞，损害肾脏和眼睛等其他器官。

大多数人可以通过保持体重和积极运动，每天吃5份及以上的水果和蔬菜，低盐饮食来使血压保持在健康范围内。如果你被诊断为高血压，你可以通过一些做法来控制你的血压，而不需要用药物。即使你确实需要药物治疗，这些做法也有助于你减少控制血压所服用的药物数量，从而减少副作用，降低治疗费用。

如果你有高血压，并且超重，只要减去初始体重的5%～10%，你的血压就会降低，并且对你的健康有更大的好处。多吃水果和蔬菜可以提供额外的钾，这有助于控制血压。每天至少吃5份水果和蔬菜，但请记住，土豆和玉米不能算蔬菜。

减少钠（食盐的主要成分）的摄入也能帮助你控制血压。试着把每天钠的摄入量控制在1500毫克以下，即3/4茶匙的盐。你不需要每顿饭都计算盐的重量，但是知道你食用的大部分盐来自哪里是很有用的，因为很多盐都藏在加工过的和预制食物中。

突然减少盐（钠）的摄入量可能会让你的饮食尝起来平淡无味。但是，如果你慢慢地减少盐的摄入量，你就不会感觉到摄入的盐少了。大多数天然食物中钠的含量都很低，所以如果你少吃加工食品，并且在烹饪的时候不放太多的盐，那么你在无意之间就能实现低钠摄入量的目标。

控制血压，无论是通过饮食还是药物，都是预防心脏病或脑卒中的重要方法。

糖尿病

许多人患糖尿病多年，但却不知情。糖尿病患者在早期几乎没有任何症状。但是，多年的高血糖水平最终会带来很多问题，它会导致心脏病发作，破坏四肢的神经。

通过饮食和运动保持健康的体重是预防和治疗糖尿病的最重要的方法。一些2型糖尿病患者可以通过如下方法来控制血糖：减轻体重，锻炼，进行以蔬菜、水果、不饱和脂肪、全谷物和来源健康（如鱼、禽肉和坚果等）的蛋白质为主的饮食，不食用含快速消化的碳水化合物或添加糖的食物，等等。

糖尿病患者的饮食建议在过去有所变化。他们曾经尽可能少吃富含碳水化合物的食物，后来又转向不明智的低脂高碳水的饮食模式。最近的几项研究表明，如果人们少吃一些富含碳水化合物的食物，尤其是含能快速消化的碳水化合物，多吃含有不饱和脂肪的食物，就能更好地控制2型糖尿病。

吃低血糖指数的食物（见第121页"血糖指数：碳水化合物如何影响你的血糖"）和高膳食纤维的食物，比如完整谷粒和豆类，有助于控制糖尿病。因为糖尿病患者患心脏病或脑卒中的风险很高，所以对他们来说，少摄入饱和脂肪、多摄入不饱和脂肪显得特别重要。换句话说，我在本书中列出的健康饮食模式对糖尿病患者来说是非常有价值的。

相比其他人，摄入的总热量（消耗掉摄入的热量，就不会增重）对糖尿病患者更重要。如第四章所述，我所制订的健康饮食法比只关注热量的更容易控制体重。

因为每个人存在个体差异，所以你在选择适合自己的饮食方式之前，最好和专业人士谈谈。

高胆固醇血症

血液中有害的低密度脂蛋白胆固醇过高是导致心脏病、脑卒中和过早死亡的因素之一。（总胆固醇曾经是关键的指标，现在已经过时了，并且可能会产生误导。因为对一些人来说，总胆固醇高是由于保护性的高密度脂蛋白胆固醇过高造成的。）除少数人是由于他们的基因组成缺陷导致低密度脂蛋白胆固醇过高外，大多数人低密度脂蛋白胆固醇过高主要是由饮食引起的。健康的饮食有助于避免低密度脂蛋白胆固醇过高，如果它确实已经过高，你也可以使其恢复正常。

多年来，美国心脏协会和其他机构一直告诫高胆固醇人群要减少脂肪的摄入量，尤其是饱和脂肪，但这对胆固醇水平的影响很小。很多时候，这样的做法被宣告失败，许多人还是通过服用药物来控制血清总胆固醇水平，通常是降胆固醇的他汀类药物。

在本书中，我强调了用单不饱和脂肪和多不饱和脂肪取代饱和脂肪和反式脂肪，摄入全谷物而不是高血糖指数的碳水化合物，控制体重，定期进行锻炼等一系列方法。这些方法可以帮助你控制胆固醇水平，大大降低患心脏病的风险，你即使已经在进行药物治疗也能从中受益。

他汀类药物不仅可以预防心脏病的发作，还可以显著降低血液中有害的低密度脂蛋白胆固醇的含量。它们使心脏病发作的风险降低了约1/3，但大多数患者仍然处于危险之中。所以，不要认为他汀类药物是预防心脏病的灵丹妙药；此外，高效他汀类药物会使患糖尿病的风险升高，还会有其他严重的副作用。你可以通过充分利用本书介绍的健康饮食方法，来预防心脏病、脑卒中和其他慢性疾病。这些方法除了能降低血清总胆固醇外，还可以通过多种方式来保护你的健康。

心脏病和脑卒中

心脏病、心绞痛、脑卒中和其他心血管疾病影响着数以万计的美国人，尽管今天这些人的发病年龄比20世纪50～60年代的那些人要晚一些。正如我在本书中所展示的，大多数情况下，你可以通过饮食和生活方式的选择来预防这些疾病。

即使在心脏病发作或脑卒中发病之后，遵循"哈佛健康饮食餐盘"和"哈佛健康饮食金字塔"的建议可以显著降低你再次患心脏病的风险。你不需要完全逆转已经对血管造成的损害，你只需要阻止其变得更糟。

在里昂心脏研究（该研究的对象为已经患心脏病的人）中，改善饮食的好处得到了明确的证明。正如我在第95页中介绍的"临床试验：用不饱和脂肪代替饱和脂肪可以挽救生命"，研究中被随机分配到地中海饮食组（本组研究对象可以获得更多的ω-3脂肪）的人心脏病再发或死于心脏病的概率减小了70%。这是非常值得注意的，因为他汀类药物也是一种强效的降胆固醇药物，但它也只能将这一概率减小30%左右。

这并不是说我们不应该服用他汀类药物，只是说依赖他汀类药物，不充分利用饮食和生活方式是一个严重的、通常是致命的错误。

癌症

从某种意义上讲，在过去十年的研究中发现，癌症并不是单一的一种疾病。它包括数百种疾病，每种疾病都有自己的诱因和治疗方法。这意味着没有一种"治疗癌症"的饮食法。

预防癌症的首要方法是戒烟，紧随其后的是保持健康的体重。超重或肥胖会使患癌症的风险升高，包括乳腺癌、结肠癌、子宫内膜癌和胰腺癌。由于吸烟人数在减少，而超重或肥胖的人数在增加，现在在美国，超重引发的癌症导致的死亡人数几乎和吸烟导致的死亡人数一样多。

多年来，低脂饮食被认为是预防癌症的最佳方法。但这一建议并没有得到队列研究和随机试验的支持。多吃水果和蔬菜，少吃红肉可以降低患某些癌症的风险，如果要饮酒的话，也应该适度（见第九章）。

我们仍在寻找预防癌症的最佳方法。定期体育锻炼和避免体重增加似乎可以增大战胜乳腺癌和结直肠癌的概率。但在饮食方面，几乎没有明确具体的方法。

如今，早期诊断和更好的治疗手段意味着大多数人不是死于癌症，而是死于心脏病、脑卒中或其他疾病。正因为如此，本书中所介绍的健康饮食方法与癌症患者的总体生存状况息息相关。

乳糜泻

如果你患有乳糜泻，你就会知道哪怕是一点儿面包屑就能引起一系列问题，如胀气、腹胀、腹痛、腹泻等。这些问题出现的原因是麸质，一种主要存在于小麦、黑麦和大麦中的蛋白质混合物。乳糜泻患者不能耐受麸质。由于某些原因，他们的免疫系统视麸质为外来入侵者。随着时间的推移，免疫系统对麸质的攻击会损害小肠内壁，导致人出现体重减轻、皮疹、骨质疏松、不育、神经损伤、癫痫等。

患有乳糜泻的人必须尽可能避免食用含有麸质的食物。常见的含有麸质的食物包括用传统小麦或黑麦制作的面包、糕点、面条、饼干和其他烘焙食品，以及许多早餐食品（如玉米饼）。

无麸质食品的迅速普及使得避免摄入麸质变得更加容易。即便如此，它也可能潜伏在意想不到的食物中，如酱油、炸薯条、肉制品、预制汤和酱汁，以及草药补充剂。

正如我在第138页"谷物中的麸质：对某些人来说是危险的"中所介绍的，一种相关的疾病（被称为麸质敏感性疾病或非乳糜泻的麸质敏感性疾病）会产生类似于乳糜泻的症状，但不会对肠道造成损害。

如果你需要食用无麸质食品，或者决定食用，试着找到新的方法来获得叶酸、其他B族维生素和膳食纤维，这些都是肠道正常工作所需的。你可以通过吃水果、蔬菜、豆类和非麸质谷物（如糙米或藜麦）来达到这个目的。

抑郁症

许多人在一生中的某个时期或许都会感到心情抑郁。在全球范围内，抑郁是致残的最主要原因之一。抑郁可能是轻微和短暂的，也可能是长期和严重的。在任何情况下，寻求专业帮助都很重要。

通过饮食和定期锻炼来保持身体健康，同时也有助于保持良好的心理健康。饮食中一个与心理健康有关的因素就是喝含咖啡因的咖啡，这能够降低患抑郁症和自杀的风险。[4]在护士健康研究和健康专业人员随访研究中，每天喝3杯及以上咖啡的女性和男性比那些不喝咖啡的人的自杀风险要低一半。这并不奇怪，因为人们早就知道咖啡有轻微的改善情绪的作用。我们还发现，富含黄酮类化合物的水果和蔬菜，特别是柑橘类水果和果汁，可以降低患抑郁症的风险。[5]

尽管人们对摄入更多的ω-3脂肪有可能会预防抑郁症的观点非常感兴趣，但这方面的证据并不充分。一些研究人员推测，从膳食中摄入较多的ω-6脂肪（在许多植物油中，如大豆油和玉米油）可能会加剧全身炎症，从而使患抑郁症的风险升高。但是，摄入更多的ω-6脂肪实际上可以减少炎症。[6]在自杀风险的调查中，我们没有证据能表明多摄入ω-3脂肪或少摄入ω-6脂肪能降低自杀风险。[7]

记忆力丧失

由于美国人的平均寿命越来越长（这主要归功于戒烟、饮食的改善、疾病的早期诊断和更好的治疗手段），与年龄相关的记忆力丧失或痴呆对个人和家庭来说成了一个越来越大的负担。然而，在过去的几十年里，这一趋势有所下降。在对年龄相仿的人进行比较时，痴呆的发病率自20世纪70年代后期下降了40%以上。[8]但是，因为我们的人口正在老龄化，痴呆患者的实际数量正在增加，并且目前还没有令人满意的医学治疗方法。

有令人高兴的证据表明，地中海式饮食法可以降低失忆的风险，减缓这一病程。这并不太令人惊讶，因为导致记忆丧失和痴呆的因素包括短暂性脑出血和多次卒中的发生。不健康的饮食还可能使患阿尔茨海默病（一种常见的痴呆类型）的风险升高。心血管疾病和阿尔茨海默病发展缓慢，可能会有几十年的时间，所以通过饮食可以预防这些疾病。地中海式饮食法被证明可以预防心血管疾病和阿尔茨海默病，患者即使已经开始记忆力丧失，通过饮食来减缓其进展也是很有用的。

许多类型的研究，包括长期的流行病学研究，已经研究了饮食、记忆丧失和痴呆之间的联系。我的同事玛莎·克莱尔·莫里斯和她的团队最近对这些研究进行了回顾，他们发现了多种能提高思维能力的食物，这些食物包括蔬菜（尤其是绿叶蔬菜）、浆果、坚果、橄榄油、全谷物食品、鱼、禽肉和葡萄酒（适量饮用）。容易使思维能力变差的食物有红肉、油炸食品、糕点和糖果。听起来熟悉吗？

莫里斯根据这些食物制作了一个评分量表（赋予每种食物一个分数），她称之为"思维饮食（MIND）分数"。参加芝加哥拉什大学医学中心记忆与衰老项目的近1000名老年人参与了MIND测试，填写了评分量表。在5年的时间里，MIND得分越高，意味着饮食越健康。[9]正如心血管疾病的例子一样，MIND饮食模式的益处很可能来自多种食物，而不是单一的营养素。然而，我们确实知道β-胡萝卜素是促进大脑健康的因素之一，因为在内科医生的健康研究中，它作为一种补充剂被证明对认知功能有益（见第257页"复合维生素带来的新希望"）。健康饮食与保存记忆和思维能力之间的联系得到了进一步的支持，这来自一项预先进行的随机试验。在这项试验中，遵循地中海式饮食法的参与者比那些控制饮食的参与者有更好的认知能力。[10]

对大脑有益的饮食同时对许多其他器官也有益，这一点很有意义。

虽然正在进行的研究旨在了解特定的饮食对大脑的影响，但进行地中海式饮食，包括食用各种富含类胡萝卜素的食物，将使你拥有更好的长期认知能力。最好尽早开始这种做法，但从我们在其他健康研究中发现的情况来看，即使出现记忆丧失的症状，你也可以从健康饮食中获益。

参考文献

第一章　健康的饮食

1. Willett, W. C. "Balancing Life-style and Genomics Research for Disease Prevention." *Science* 296 (2002): 695–8.

2. Wang, D. D., et al. "Improvements in US Diet Helped Reduce Disease Burden and Lower Premature Deaths, 1999–2012; Overall Diet Remains Poor." *Health Affairs* 34 (2015): 1916–22.

3. *2015–2020 Dietary Guidelines for Americans, 8th Ed.* U.S. Department of Health and Human Services and U.S. Department of Agriculture, December 2015. www .health.gov/ dietaryguidelines/2015/guidelines/

4. Pollan, M. *In Defense of Food: An Eater's Manifesto.* New York: Penguin, 2009.

第二章　"膳食金字塔""我的餐盘"和饮食指南

1. Willett, W. C., et al. "Mediterranean Diet Pyramid: A Cultural Model for Healthy Eating." *American Journal of Clinical Nutrition* 61, Supplement 6 (1995): 1402S–1406S.

2. Trichopoulou. A., et al. "Adherence to a Mediterranean Diet and Survival in a Greek Population." *New England Journal of Medicine* 348 (2003): 2599–608.

3. Estruch, R., et al. "Primary Prevention of Cardiovascular Disease with a Mediterranean Diet." *New England Journal of Medicine* 368 (2013): 1279–90.

4. McCullough, M. L., et al. "Diet Quality and Major Chronic Disease Risk in Men and Women: Moving Toward Improved Dietary Guidance." *American Journal of Clinical Nutrition* 76 (2002): 1261–71.

第三章　你怎么看待自己的饮食？

1. Goodman, E. "To Swallow or Not to Swallow; That Is the New Vitamin Question." *Boston Globe*

April 7, 1994: A27.

2. Willett, W. *Nutritional Epidemiology, 3rd Edition*. New York: Oxford University Press, 2012.

3. Multiple Risk Factor Intervention Trial Research Group. "Multiple Risk Factor Intervention Trial. Risk Factor Changes and Mortality Results." *JAMA* 248 (1982): 1465–77.

4. *American Journal of Public Health*. 2016 Sep;106(9)

5. Keys, A. *Seven Countries: A Multivariate Analysis of Death and Coronary Heart Disease*. Cambridge, MA: Harvard University Press, 1980.

6. Chowdhury, R., et al. "Association of Dietary, Circulating, and Supplement Fatty Acids with Coronary Risk: A Systematic Review and Meta-analysis." *Annals of Internal Medicine* 160 (2014): 398–406.

7. Heberden, W. "Some Account of a Disorder of the Breast." *Medical Transactions of the Royal College of Physicians* 2 (1786): 59–67.

8. Ronksley, P. E., et al. "Association of Alcohol Consumption with Selected Cardiovascular Disease Outcomes: A Systematic Review and Meta-analysis." *BMJ* 342 (2011):d671.

9. Hines, L. M., et al. "Genetic Variation in Alcohol Dehydrogenase and the Beneficial Effect of Moderate Alcohol Consumption on Myocardial Infarction". *New England Journal of Medicine* 344 (2001): 549–55.

第四章　健康的体重

1. Kasman, M., et al. "An In-depth Look at the Lifetime Economic Cost of Obesity." Brookings Institution, 2015. www.brookings.edu/~/media/events/2015/05/12-economic-costs-of-obesity/0512-obesity-presentation-v6-rm.pdf

2. National Center for Health Statistics. "Health, United States, 2015." Hyattsville, MD. 2015. Table 58: Normal Weight, Overweight, and Obesity Among Adults Aged 20 and Over, by Selected Characteristics: United States, Selected Years 1988–1994 Through 2011–2014.

3. Ogden, C. L., et al. "Prevalence of Overweight, Obesity, and Extreme Obesity Among Adults: United States, Trends 1960–1962 Through 2007–2008." National Center for Health Statistics (2010). www.cdc.gov/nchs/data/hestat/obe sity_adult_07_08/obesity_adult_07_08.pdf

4. Cawley, J., and C. Meyerhoefer. "The Medical Care Costs of Obesity: An Instrumental Variables Approach." *Journal of Health Economics* 31 (2012): 219–30.

5. Ng, M., et al. "Global, Regional, and National Prevalence of Overweight and Obesity in Children and Adults During 1980–2013: A Systematic Analysis for the Global Burden of Disease Study 2013." *Lancet* 384 (2014): 766–81.

6. Flegal, K. M., et al. "Association of All-Cause Mortality with Overweight and Obesity Using Standard Body Mass Index Categories: A Systematic Review and Metaanalysis." *JAMA* 309 (2013): 71–82.

7. Global BMI Mortality Collaboration. "Body-Mass Index and All-Cause Mortality: Individual-Participant-Data Meta-analysis of 239 Prospective Studies in Four Continents." *Lancet* 388 (2016): 776–86.

8. Aune, D., et al. "BMI and All-Cause Mortality: Systematic Review and Non-linear Dose-Response Meta-analysis of 230 Cohorts with 3.74 Million Deaths Among 30.3 Million Participants." *BMJ* 353

(2016): i2156.

9. Ogden, C. L., et al. "Obesity and Socioeconomic Status in Adults: United States, 2005–2008." National Center for Health Statistics Data Brief No. 50, 2010. www.cdc.gov/nchs/products/databriefs/db50.htm

10. Willett, W. C., et al. "Guidelines for Healthy Weight." *New England Journal of Medicine* 341 (1999): 427–34.

11. Cerhan, J. R., et al. "A Pooled Analysis of Waist Circumference and Mortality in 650,000 Adults." *Mayo Clinic Proceedings* 89 (2014): 335–45.

12. Willett, W. C., et al. *Thinfluence: The Powerful and Surprising Effect Friends, Family, Work, and Environment Have on Weight.* Emmaus, PA: Rodale (2014).

13. Nieuwdorp, M., et al. "Role of the Microbiome in Energy Regulation and Metabolism." *Gastroenterology* 146 (2014): 1525–33.

14. U.S. Department of Agriculture Economic Research Service. Food Availability (per Capita) Data System. www.ers.usda.gov/data-products/food-availability-(per-capita)-data-system/.aspx#26715

15. Stampfer, M. J., et al. "Primary Prevention of Coronary Heart Disease in Women Through Diet and Lifestyle." *New England Journal of Medicine* 343 (2000): 16–22.

16. Banting, W. *Letter on Corpulence, Addressed to the Public.* London: Self-published, 1863.

17. Ludwig, D.S., et al. "High Glycemic Index Foods, Overeating, and Obesity." *Pediatrics* 103 (1999): E26.

18. Mozaffarian, D., et al. "Changes in Diet and Lifestyle and Long-Term Weight Gain in Women and Men." *New England Journal of Medicine* 364 (2011): 2392–404.

19. Shai, I., et al. for the Dietary Intervention Randomized Controlled Trial (DIRECT) Group. "Weight Loss with a Low-Carbohydrate, Mediterranean, or Low-Fat Diet." *New England Journal of Medicine* 359 (2008): 229–41.

20. Schwarzfuchs, D., et al. "Four-Year Follow-up After Two-Year Dietary Interventions." *New England Journal of Medicine* 367 (2012): 1373–74.

21. Physical Activity and Health: A Report of the Surgeon General. Washington, D.C.: U.S. Department of Health and Human Services, Centers for Disease Control and Prevention, National Center for Chronic Disease Prevention and Health Promotion, 1996. www.cdc.gov/nccdphp/sgr/pdf/sgrfull.pdf

22. Manson, J. E., et al. "A Prospective Study of Walking as Compared with Vigorous Exercise in the Prevention of Coronary Heart Disease in Women." *New England Journal of Medicine* 341 (1999): 650–8.

23. Biswas, A., et al. "Sedentary Time and Its Association with Risk for Disease Incidence, Mortality, and Hospitalization in Adults: A Systematic Review and Metaanalysis." *Annals of Internal Medicine* 162 (2015): 123–32.

24. Ornish, D., et al. "Can Lifestyle Changes Reverse Coronary Heart Disease? The Lifestyle Heart Trial." *Lancet* 336 (1990): 129–33.

25. Tobias, D. K., et al. "Effect of Low-Fat Diet Interventions Versus Other Diet Interventions on Long-Term Weight Change in Adults: A Systematic Review and Meta-analysis." *Lancet Diabetes and Endocrinology* 3 (2015): 968–79.

26. Halton, T. L., et al. "Low-Carbohydrate-Diet Score and the Risk of Coronary Heart Disease in Women." *New England Journal of Medicine* 355 (2006): 1991–2002.

27. Larsen, T. M., et al. "Diets with High or Low Protein Content and Glycemic Index for Weight-Loss Maintenance." *New England Journal of Medicine* 363 (2010): 2102–13.

28. Eaton, S. B., and M. Konner. "Paleolithic Nutrition—A Consideration of Its Nature and Current Implications." *New England Journal of Medicine* 312 (1985): 283–89.

29. Wing, R. R., and J. O. Hill. "Successful Weight Loss Maintenance." *Annual Review of Nutrition* 21 (2001): 323–41.

30. "The Truth About Dieting." *Consumer Reports* 67 (2002): 22.

31. Tobias, D. K., et al. "Effect of Low-Fat Diet Interventions Versus Other Diet Interventions on Long-Term Weight Change in Adults: A Systematic Review and Meta-analysis." *Lancet Diabetes and Endocrinology* 3 (2015): 968–79.

第五章　畅谈脂肪

1. National Center for Health Statistics. "Health, United States, 2015." Hyattsville, MD, 2016. Table 58: Normal Weight, Overweight, and Obesity Among Adults Aged 20 and over, by Selected Characteristics: United States, Selected Years 1988–1994 Through 2011–2014. www.cdc.gov/nchs/hus/contents2015.htm#058

2. Innis, S. M. "Dietary (n-3) Fatty Acids and Brain Development." *Journal of Nutrition* 137 (2007): 855–59.

3. Hu, F. B., et al. Dietary Intake of Alpha-linolenic Acid and Risk of Fatal Ischemic Heart Disease Among Women. *American Journal of Clinical Nutrition* 69 (1999): 890–7.

4. Wang, D. D., et al. "Association of Specific Dietary Fats with Total and Cause- Specific Mortality." *JAMA Internal Medicine* 126 (2016): 1134–45.

5. Hu, F. B., et al. "Dietary Fat Intake and the Risk of Coronary Heart Disease in Women." *New England Journal of Medicine* 337 (1997): 1491–9.

6. Hu, F. B., et al. "Diet, Lifestyle, and the Risk of Type 2 Diabetes Mellitus in Women." *New England Journal of Medicine* 345 (2001): 790–7.

7. Final Determination Regarding Partially Hydrogenated Oils: A Notice by the Food and Drug Administration. 80 Federal Register 34650 (June 17, 2015). www.fed eralregister.gov/articles/2015/06/17/2015-14883/final-determination-regarding-partially-hydrogenated-oils

8. Mayne, S. "Protecting Consumers from Trans Fat." June 15, 2015. blogs.fda.gov /fdavoice/index.php/2015/06/protecting-consumers-from-trans-fat/

9. Mozaffarian D. " Trans fatty acids and cardiovascular disease." *New England Journal of Medicine.* 2006 Apr 13;354(15):1601–13.

10. Sacks, F. M., et al. "Comparison of Weight-Loss Diets with Different Compositions of Fat, Protein, and Carbohydrates." *New England Journal of Medicine* 360(2009): 859–73.

11. Tobias, D. K., et al. "Effect of Low-Fat Diet Interventions Versus Other Diet In-terventions on Long-Term Weight Change in Adults: A Systematic Review and Meta-analysis." *Lancet Diabetes and Endocrinology* 3 (2015): 968–79.

12. Page, I. H., et al. "Atherosclerosis and the Fat Content of the Diet." Circulation 16(1957): 164–78.

13. Appel, L. J., et al., for the OmniHeart Collaborative Research Group. "Effects of Protein, Monounsaturated Fat, and Carbohydrate Intake on Blood Pressure and Serum Lipids: Results of the

OmniHeart Randomized Trial." *JAMA* 294 (2005):2455–64.

14. USDA Economic Research Service. Food Availability (per Capita) Data System. www.ers.usda.gov/datafiles/Food_Availabily_Per_Capita_Data_System/Food_Availability/eggs.xls

15. Hu, F. B., et al. "A Prospective Study of Egg Consumption and Risk of Cardiovascular Disease in Men and Women." *JAMA* 281 (1999): 1387–94.

16. Rong, Y., et al. "Egg Consumption and Risk of Coronary Heart Disease and Stroke: Dose-Response Meta-analysis of Prospective Cohort Studies." *BMJ* 346(2013): e8539.

17. Mensink, R. P., and M. B. Katan. "Effects of Monounsaturated Fatty Acids Versus Complex Carbohydrates on High-density Lipoproteins in Healthy Men and Women." *Lancet* 1 (1987): 122–25.

18. Knopp, R. H., et al., "Long-Term Cholesterol-Lowering Effects of Four Fat- Restricted Diets in Hyper-Cholesterolemic and Combined Hyperlipidemic Men: The Dietary Alternatives Study." *Journal of the American Medical Association* 278(1997): 1509–15.

19. Knopp, R. H., et al. "Long-Term Cholesterol-Lowering Effects of Four Fat-Restricted Diets in Hyper-Cholesterolemic and Combined Hyperlipidemic Men:The Dietary Alternatives Study." *JAMA* 278 (1997): 1509–15.

20. Wang, D. D., et al. "Association of Specific Dietary Fats with Total and Cause-Specific Mortality." *JAMA Internal Medicine* 126 (2016): 1134–45.

21. Hu, F. B., et al. "Dietary Fat Intake and the Risk of Coronary Heart Disease in Women." *New England Journal of Medicine* 337 (1997): 1491–9.

22. de Lorgeril, M., et al. "Mediterranean Alpha-linolenic Acid-Rich Diet in Secondary Prevention of Coronary Heart Disease." *Lancet* 343 (1994): 1454–59.

23. de Lorgeril, M., et al. "Mediterranean Diet, Traditional Risk Factors, and the Rate of Cardiovascular Complications After Myocardial Infarction: Final Report of the Lyon Diet Heart Study." *Circulation* 99 (1999): 779–85.

24. Estruch, R., and the PREDIMED Study Investigators. "Primary Prevention of Cardiovascular Disease with a Mediterranean Diet." *New England Journal of Medicine* 368 (2013): 1279–90.

25. Chowdhury, R., et al. "Association of Dietary, Circulating, and Supplement Fatty Acids with Coronary Risk: A Systematic Review and Meta-analysis." *Annals of Internal Medicine* 160 (2014): 398–406.

26. Pimpin, L., et al. "Is Butter Back? A Systematic Review and Meta-analysis of Butter Consumption and Risk of Cardiovascular Disease, Diabetes, and Total Mortality." *PLoS One* 11 (2016): e0158118.

27. Chen, M., et al. "Dairy Fat and Risk of Cardiovascular Disease in 3 Cohorts of US Adults." *American Journal of Clinical Nutrition* 104 (2016): 1209–17.

28. Kim, E. H., et al. "Dietary Fat and Risk of Postmenopausal Breast Cancer in a 20-Year Follow-up." *American Journal of Epidemiology* 164 (2006): 990–7.

29. Boeke, C. E., et al. "Dietary Fat Intake in Relation to Lethal Breast Cancer in Two Large Prospective Cohort Studies." *Breast Cancer Research and Treatment* 146 (2014): 383–92.

30. Toledo, E., et al. "Mediterranean Diet and Invasive Breast Cancer Risk Among Women at High Cardiovascular Risk in the PREDIMED Trial: A Randomized Clinical Trial." *JAMA Internal Medicine* 175 (2015): 1752–60.

31. Cho, E., et al. "Premenopausal Fat Intake and Risk of Breast Cancer." *Journal of the National Cancer Institute* 95 (2003): 1079–85.

32. Farvid, M. S., et al. "Premenopausal Dietary Fat in Relation to Pre- and Post-menopausal Breast Cancer." *Breast Cancer Research and Treatment* 145 (2014):255–65.

33. Prentice, R. L., et al. "Low-Fat Dietary Pattern and Risk of Invasive Breast Cancer: The Women's Health Initiative Randomized Controlled Dietary Modification Trial." *JAMA* 295 (2006): 629–42.

34. Martin, L. J., et al. "A Randomized Trial of Dietary Intervention for Breast Cancer Prevention." *Cancer Research* 71 (2011): 123–33.

35. Bouvard, V., et al. on behalf of the International Agency for Research on Cancer Monograph Working Group. "Carcinogenicity of Consumption of Red and Processed Meat." *Lancet Oncology* 16 (2015): 1599–1600.

36. Leitzmann, M. F., et al. "Dietary Intake of n-3 and n-6 Fatty Acids and the Risk of Prostate Cancer." *American Journal of Clinical Nutrition* 80 (2004): 204–16.

第六章　碳水化合物的好与坏

1. National Center for Health Statistics. "Crude and Age-Adjusted Rates of Diagnosed Diabetes per 100 Civilian, Non-Institutionalized Adult Population, United States, 1980–2014." www.cdc.gov/diabetes/statistics/prev/national/figage adult .htm

2. Yang, W., et al. "Prevalence of Diabetes Among Men and Women in China." *New England Journal of Medicine* 362 (2010):1090–101.

3. Block, G. "Foods Contributing to Energy Intake in the US: Data from NHANES III and NHANES 1999–2000." *Journal of Food Composition and Analysis* 17 (2004):439–47.

4. World Health Organization. *Guideline: Sugars Intake for Adults and Children*. Geneva,2015.

5. Schwingshackl, L., Hoffmann, G. "Comparison of Effects of Long-Term Low-Fat vs High-Fat Diets on Blood Lipid Levels in Overweight or Obese Patients: A Systematic Review and Meta-analysis." *Journal of the Academy of Nutrition and Dietetics* 113 (2013): 1640–61.

6. Jenkins, D. J., et al. "Glycemic Index of Foods: A Physiological Basis for Carbohydrate Exchange." *American Journal of Clinical Nutrition* 34 (1981): 362–68.

7. Bhupathiraju, S. N., et al. "Glycemic Index, Glycemic Load, and Risk of Type 2 Diabetes: Results from 3 Large US Cohorts and an Updated Meta-analysis. *American Journal of Clinical Nutrition* 100 (2014): 218–32.

8. Ibid.

9. Chiasson, J. L., et al. for the STOP-NIDDM Trail Research Group. "Acarbose for Prevention of Type 2 Diabetes Mellitus: The STOP-NIDDM Randomised Trial." *Lancet* 359 (2002): 2072–7.

10. Gadgil, M. D., et al. "The Effects of Carbohydrate, Unsaturated Fat, and Protein Intake on Measures of Insulin Sensitivity: Results from the OmniHeart Trial." *Diabetes Care* 36 (2013): 1132–7.

11. Mozaffarian, D., et al. "Changes in Diet and Lifestyle and Long-Term Weight Gain in Women and Men." *New England Journal of Medicine* 364 (2011): 2392–404.

12. Bhupathiraju, S. N., et al. Glycemic Index, Glycemic Load, and Risk of Type 2 Diabetes. Op cit.

13. Liu, S., et al. "A Prospective Study of Dietary Glycemic Load, Carbohydrate Intake and Risk of Coronary Heart Disease in U.S. Women." *American Journal of Clinical Nutrition* 71 (2000): 1455–61.

14. Mirrahimi, A., et al. "Associations of Glycemic Index and Load with Coronary Heart Disease Events:

A Systematic Review and Meta-analysis of Prospective Cohorts." *Journal of the American Heart Association* I (2012): e000752.

15. Sommers, T., et al. "Emergency Department Burden of Constipation in the United States from 2006 to 2011." *American Journal of Gastroenterology* 110 (2015):572–79.

16. Park, Y., et al. "Dietary fiber Intake and Risk of Colorectal Cancer: A Pooled Analysis of Prospective Cohort Studies." *Journal of the American Medical Association* 294 (2005): 2849–57.

17. Farvid, M. S., et al. "Dietary Fiber Intake in Young Adults and Breast Cancer Risk." *Pediatrics* 137 (2016): e20151226.

18. Mozaffarian, R. S., et al. "Identifying Whole Grain Foods: A Comparison of Different Approaches for Selecting More Healthful Whole Grain Products." *Public Health Nutrition* 16 (2013): 2255–64.

第七章　选择来源更健康的蛋白质

1. World Cancer Research Fund, American Institute for Cancer Research. Food, Nutrition, Physical Activity, and the Prevention of Cancer: a Global Perspective. Wash-ington, DC: American Institute for Cancer Research, 2007. www.aicr.org/assets/docs/pdf/reports/Second_Expert_Report.pdf

2. Song, M., et al. "Association of Animal and Plant Protein Intake with All-Cause and Cause-Specific Mortality." *JAMA Internal Medicine* 176 (2016): 1453–63.

3. Bouvard, V., et al., on behalf of the International Agency for Research on Cancer Monograph Working Group. "Carcinogenicity of consumption of red and processed meat." *Lancet Oncology* 16 (2015): 1599–1600.

4. Farvid, M. S., et al. "Adolescent Meat Intake and Breast Cancer Risk." *International Journal of Cancer* 136 (2015): 1909–20.

5. Preis, S. R., et al. "Dietary Protein and Risk of Ischemic Heart Disease in Middleaged Men." *American Journal of Clinical Nutrition* 92 (2010): 1265–72.

6. Kelemen, L. E., et al. "Associations of Dietary Protein with Disease and Mortality in a Prospective Study of Postmenopausal Women." *American Journal of Epidemiology* 161 (2005): 239–49.

7. Iocono, G., et al. "Intolerance of Cow's Milk and Chronic Constipation in Children." *New England Journal of Medicine* 339 (1998): 1100–4.

8. Smith, J. D., et al. "Changes in Intake of Protein Foods, Carbohydrate Amount and Quality, and Long-Term Weight Change: Results from 3 Prospective Cohorts." *American Journal of Clinical Nutrition* 101 (2015): 1216–24.

9. Darling, A. L., et al. "Dietary Protein and Bone Health: A Systematic Review and Meta-analysis." *American Journal of Clinical Nutrition* 90 (2009): 1674–92.

10. Song, Y., et al. "Whole Milk Intake Is Associated with Prostate Cancer-Specific Mortality Among U.S. Male Physicians." *Journal of Nutrition* 143 (2013): 189–96; Aune, D., et al. "Dairy Products, Calcium, and Prostate Cancer Risk: A Systematic Review and Meta-analysis of Cohort Studies." *American Journal of Clinical Nutrition* 101 (2015): 87–117.

11. Estruch, R., et al. for the PREDIMED Study Investigators. "Primary Prevention of Cardiovascular Disease with a Mediterranean Diet." *New England Journal of Medicine* 368 (2013): 1279–90.

12. Sorensen, A. C., et al. "Interplay Between Policy and Science Regarding Low-Dose Antimicrobial Use in Livestock." *Frontiers in Microbiology* 5 (2014): 86.

13. Food and Drug Administration. FDA's Strategy on Antimicrobial Resistance—Questions and Answers. www.fda.gov/AnimalVeterinary/GuidanceCompliance Enforcement/GuidanceforIndustry/ucm216939.htm

14. Anderson, J. W., et al. "Meta-analysis of the Effects of Soy Protein Intake on Serum Lipids." *New England Journal of Medicine* 333 (1995): 276–82.

15. Lee, S. A., et al. "Adolescent and Adult Soy Food Intake and Breast Cancer Risk: Results from the Shanghai Women's Health Study." *American Journal of Clinical Nutrition* 89 (2009): 1920–6.

16. Franco, O. H., et al. "Use of Plant-Based Therapies and Menopausal Symptoms: A Systematic Review and Meta-analysis." *JAMA* 315 (2016): 2554–63.

17. Hwang, Y. W., et al. "Soy Food Consumption and Risk of Prostate Cancer: A Meta-analysis of Observational Studies." *Nutrition and Cancer* 61 (2009): 598–606.

18. Soni, M., et al. "Phytoestrogens and Cognitive Function: A Review." *Maturitas* 77 (2014): 209–20.

19. McMichael-Phillips, D. F., et al. "Effects of Soy-Protein Supplementation on Epithelial Proliferation in the Histologically Normal Human Breast." *American Journal of Clinical Nutrition* 68 (supplement) (1998): 1431–36.

20. White, L. R., et al. "Brain Aging and Midlife Tofu Consumption." *Journal of the American College of Nutrition* 19 (2000): 242–55.

第八章　多吃水果和蔬菜

1. U.S. Supreme Court. Nix v. Hedden. caselaw.findlaw.com/us-supreme-court /149/304 .html

2. Moore, L. V., et al. "Adults Meeting Fruit and Vegetable Intake Recommendations—United States, 2013." *Morbidity and Mortality Weekly Report* 64 (2015):709–13.

3. World Health Organization. A Global Brief on Hypertension: Silent Killer, Global Public Health Crisis. Geneva, 2013. www.ish-world.com/downloads/pdf/global _brief hypertension.pdf

4. Borgi, L., et al. "Fruit and Vegetable Consumption and the Incidence of Hypertension in Three Prospective Cohort Studies." *Hypertension* 67 (2016): 288–93.

5. Joshipura, K. J., et al. "Fruit and Vegetable Intake in Relation to Risk of Ischemic Stroke." *JAMA* 282 (1999): 1233–9.

6. Huo, Y., et al. "Efficacy of Folic Acid Therapy in Primary Prevention of Stroke Among Adults with Hypertension in China: The CSPPT Randomized Clinical Trial." *JAMA* 313 (2015): 1325–35.

7. Appel, L. J., et al. "A Clinical Trial of the Effects of Dietary Patterns on Blood Pressure." *New England Journal of Medicine* 336 (1997): 1117–24.

8. Wu, J., et al. "Intakes of Lutein, Zeaxanthin, and Other Carotenoids and Age-Related Macular Degeneration During 2 Decades of Prospective Follow-up." *JAMA Ophthalmology* 133 (2015): 1415–24.

9. Aldoori, W. H., et al. "A Prospective Study of Dietary Fiber Types and Symptomatic Diverticular Disease in Men." *Journal of Nutrition* 128 (1998): 714–719.

10. Crowe, F. L., et al. "Source of Dietary Fibre and Diverticular Disease Incidence: A Prospective Study of UK women." *Gut* 63 (2014): 1450–6.

11. Bertoia, M. L., et al. "Changes in Intake of Fruits and Vegetables and Weight Change in United States Men and Women Followed for up to 24 Years: Analysis from Three Prospective Cohort Studies."

PLoS Medicine 12 (2015): e1001878.

12. Hung, H. C., et al. "Fruit and Vegetable Intake and Risk of Major Chronic Disease." *Journal of the National Cancer Institute* 96 (2004): 1577–84.

13. Alberts, D. S., et al., for the Phoenix Colon Cancer Prevention Physicians' Network. "Lack of Effect of a High-Fiber Cereal Supplement on the Recurrence of Colorectal Adenomas". *New England Journal of Medicine* 342 (2000): 1156–62 and Lanza, E., et al., for the Polyp Prevention Trial Study Group. "The Polyp Prevention Trial Continued Follow-up Study: No Effect of a Low-Fat, High-Fiber, High-Fruit, and -Vegetable Diet on Adenoma Recurrence Eight Years After Randomization." *Cancer Epidemiology Biomarkers and Prevention* 16 (2007): 1745–52.

14. Boffetta, P., et al. "Fruit and Vegetable Intake and Overall Cancer Risk in the European Prospective Investigation into Cancer and Nutrition (EPIC)." *Journal of the National Cancer Institute* 21 (2010): 529–37.

15. Smith-Warner, S. A., et al. "Intake of Fruits and Vegetables and Risk of Breast Cancer: A Pooled Analysis of Cohort Studies." *JAMA* 285 (2001):769–76.

16. Hendrickson, S. J., et al. "Plasma Carotenoid- and Retinol-Weighted Multi-SNP Scores and Risk of Breast Cancer in the National Cancer Institute Breast and Prostate Cancer Cohort Consortium." *Cancer Epidemiology Biomarkers and Prevention* 22 (2013): 927–36.

17. Giovannucci, E. "Tomatoes, Tomato-Based Products, Lycopene, and Cancer: Review of the Epidemiologic Literature." *Journal of the National Cancer Institute* 91(1999): 317–31.

18. Farvid, M. S., et al. "Fruit and Vegetable Consumption in Adolescence and Early Adulthood and Risk of Breast Cancer: Population Based Cohort Study." *BMJ* 353 (2016): i2343.

19. Park, Y., et al. "Dietary Fiber Intake and Risk of Colorectal Cancer: A Pooled Analysis of Prospective Cohort Studies." *JAMA* 294 (2005): 2849–57.

20. Muraki, I., et al. "Fruit Consumption and Risk of Type 2 Diabetes: Results from Three Prospective Longitudinal Cohort Studies." *BMJ* 347 (2013): f5001.

21. Ames, B. N. "Dietary Carcinogens and Anticarcinogens. Oxygen Radicals and Degenerative Diseases." *Science* 221 (1983): 1256–64.

22. Taylor, E. N., and G. C. Curhan. "Oxalate Intake and the Risk for Nephrolithiasis." *Journal of the American Society of Nephrology* 18 (2007): 2198–2204.

23. Koushik, A., et al. "Intake of Fruits and Vegetables and Risk of Pancreatic Cancer in a Pooled Analysis of 14 Cohort Studies." *American Journal of Epidemiology* 176 (2012): 373–86.

24. Borgi, L., et al. "Fruit and Vegetable Consumption and the Incidence of Hypertension in Three Prospective Cohort Studies." *Hypertension* 67 (2016): 288–93.

25. Wang, X., et al. "Fruit and Vegetable Consumption and Mortality from All Causes, Cardiovascular Disease, and Cancer: Systematic Review and Dose-Response Metaanalysis of Prospective Cohort Studies." *BMJ* 349 (2014): g4490.

26. Bhupathiraju, S. N., et al. "Quantity and Variety in Fruit and Vegetable Intake and Risk of Coronary Heart Disease." *American Journal of Clinical Nutrition* 98 (2013):1514–152.

27. Muraki, I., et al. "Potato Consumption and Risk of Type 2 Diabetes: Results from Three Prospective Cohort Studies." *Diabetes Care* 39 (2016): 376–84.

28. Borgi, L., et al. "Potato Intake and Incidence of Hypertension: Results from Three Prospective US Cohort Studies." *BMJ* 353 (2016): i2351.

1. Valtin, H. " 'Drink at Least Eight Glasses of Water a Day.' Really? Is There Scientific Evidence for '8 x 8'?" *American Journal of Physiology—Regulatory, Integrative and Comparative Physiology* 283 (2002): R993–1004.

2. Imamura, F., et al. "Consumption of Sugar Sweetened Beverages, Artificially Sweetened Beverages, and Fruit Juice and Incidence of Type 2 Diabetes: Systematic Review, Meta-analysis, and Estimation of Population Attributable Fraction." *BMJ* 351 (2015): h3576.

3. Fung, T. T., et al. "Sweetened Beverage Consumption and Risk of Coronary Heart Disease in Women." *American Journal of Clinical Nutrition* 89 (2009): 1037–42.

4. Ferraro, P. M., et al. "Soda and Other Beverages and the Risk of Kidney Stones." *Clinical Journal of the American Society of Nephrology* 9 (2013): 1389–95.

5. Food and Drug Administration. "Additional Information About High-Intensity Sweeteners Permitted for Use in Food in the United States." www.fda.gov/Food/IngredientsPackagingLabeling/FoodAdditivesIngredients/ucm397725.htm

6. Burke, M. V., and D.M. Small. "Physiological Mechanisms by Which Non-Nutritive Sweeteners May Impact Body Weight and Metabolism." *Physiology and Behavior* 152 (2015): 381–8.

7. Mozaffarian, D., et al. "Changes in Diet and Lifestyle and Long-Term Weight Gain in Women and Men." *New England Journal of Medicine* 364 (2011): 2392–404.

8. de Ruyter, J. C., et al. "A Trial of Sugar-Free or Sugar-Sweetened Beverages and Body Weight in Children." *New England Journal of Medicine* 367 (2012): 1397–406.

9. Chen, M., et al. "Effects of Dairy Intake on Body Weight and Fat: A Meta-analysis of Randomized Controlled Trials." *American Journal of Clinical Nutrition* 96(2012): 735–47.

10. Adebamowo, C. A., et al. "High School Dietary Dairy Intake and Teenage Acne." *Journal of the American Academy of Dermatology* 52 (2005): 207–14.

11. Aune, D., et al. "Dairy Products, Calcium, and Prostate Cancer Risk: A Systematic Review and Meta-analysis of Cohort Studies." *American Journal of Clinical Nutrition* 101 (2015): 87–117.

12. Ganmaa, D., et al. "Milk, Dairy Intake and Risk of Endometrial Cancer: A 26-Year Follow-up." *International Journal of Cancer* 130 (2012): 2664–71.

13. Missmer, S. A., et al. "Meat and Dairy Food Consumption and Breast Cancer: A Pooled Analysis of Cohort Studies." *International Journal of Epidemiology* 31 (2002): 78–85.

14. World Cancer Research Fund/American Institute for Cancer Research. *Food, Nutrition, Physical Activity, and the Prevention of Cancer: A Global Perspective.* Washington, D.C.: American Institute for Cancer Research., 2007.

15. Berkey, C. S., et al. "Milk, Dairy Fat, Dietary Calcium, and Weight Gain: A Longitudinal Study of Adolescents." *Archives of Pediatric and Adolescent Medicine* 159 (2005): 543–50.

16. Hemenway, D., et al. "Risk Factors for Hip Fracture in US Men Aged 40 Through 75 Years." *American Journal of Public Health* 84 (1994): 1843–5.

17. Feskanich, D., et al. "Milk Consumption During Teenage Years and Risk of Hip Fractures in Older Adults." *JAMA Pediatrics* 168 (2014): 54–60.

18. Thoma, G., et al. "Greenhouse Gas Emissions from Milk Production and Consumption in the United States: A Cradle-to-Grave Life Cycle Assessment." *International Dairy Journal* 31 (2013): S3–S14.

19. Ferraro, P. M., et al. "Caffeine Intake and the Risk of Kidney Stones." *American Journal of Clinical Nutrition* 100 (2014): 1596–603.

20. Ding, M., et al. "Caffeinated and Decaffeinated Coffee Consumption and Risk of Type 2 Diabetes: A Systematic Review and a Dose-Response Meta-analysis." *Diabetes Care* 37 (2014): 569–86.

21. Lucas, M., et al. "Coffee, Caffeine, and Risk of Completed Suicide: Results from Three Prospective Cohorts of American Adults." *World Journal of Biological Psychiatry* 15 (2014): 377–86.

22. Qi, H., and S. Li. "Dose-Response Meta-analysis on Coffee, Tea and Caffeine Consumption with Risk of Parkinson's Disease." *Geriatrics and Gerontology International* 14 (2014): 430–9.

23. Petrick, J. L., et al. "Coffee Consumption and Risk of Hepatocellular Carcinoma and Intrahepatic Cholangiocarcinoma by Sex: The Liver Cancer Pooling Project." *Cancer Epidemiology Biomarkers and Prevention* 24 (2015): 1398–1406.

24. Ding, M., et al. "Association of Coffee Consumption with Total and Cause-Specific Mortality in 3 Large Prospective Cohorts." *Circulation* 132 (2015): 2305–15; Freedman, N. D., et al. "Association of Coffee Drinking with Total and Cause-Specific Mortality." *New England Journal of Medicine* 366 (2012): 1891–904.

25. Zhang, Y. F., et al. "Tea Consumption and the Incidence of Cancer: A Systematic Review and Meta-analysis of Prospective Observational Studies". *European Journal of Cancer Prevention* 24 (2015): 353–62.

26. Chen, W. Y., et al. "Moderate Alcohol Consumption During Adult Life, Drinking Patterns, and Breast Cancer Risk." *JAMA* 306 (2011): 1884–90.

27. Mukamal, K. J., et al. "Roles of Drinking Pattern and Type of Alcohol Consumed in Coronary Heart Disease in Men." *New England Journal of Medicine* 348 (2003): 109–18.

第十章 钙: 缺乏?

1. Tai, V., et al. "Calcium Intake and Bone Mineral Density: Systematic Review and Beta-analysis." *BMJ* 351 (2015): h4183.

2. Bischoff-Ferrari, H. A., et al. "Dietary Calcium and Serum 25-hydroxyvitamin D Status in Relation to BMD Among U.S. Adults." *Journal of Bone and Mineral Research* 24 (2009): 935–42.

3. Hegsted, D. M. "Calcium and Osteoporosis." *Journal of Nutrition* 116 (1986):2316–9.

4. Bischoff-Ferrari, H. A., et al. "Calcium Intake and Hip Fracture Risk in Men and Women: A Meta-analysis of Prospective Cohort Studies and Randomized Controlled Trials." *American Journal of Clinical Nutrition* 86 (2007): 1780–90.

5. Jackson, R. D., et al., for the Women's Health Initiative Investigators. "Calcium Plus Vitamin D Supplementation and the Risk of Fractures." *New England Journal of Medicine* 354 (2006): 669–83.

6. Moyer, V.A., et al. for the U.S. Preventive Services Task Force. "Vitamin D and Calcium Supplementation to Prevent Fractures in Adults: U.S. Preventive Services Task Force Recommendation Statement." *Annals Internal Medicine* 158 (2013):691–96.

7. Booth, A. O., et al. "Effect of Increasing Dietary Calcium Through Supplements and Dairy Food on Body Weight and Body Composition: A Meta-analysis of Randomised Controlled Trials." *British Journal of Nutrition* 114 (2015): 1013–25.

8. Larsson, S. C., et al. "Dietary Calcium Intake and Risk of Stroke: A Dose-Response Meta-analysis."

American Journal of Clinical Nutrition 97 (2013): 951–7.

9. Michaelsson, K., et al. "Long Term Calcium Intake and Rates of All Cause and Cardiovascular Mortality: Community Based Prospective Longitudinal Cohort Study." *BMJ* 346 (2013): f228.

10. Feskanich, D., et al. "Calcium, Vitamin D, Milk Consumption, and Hip Fractures: A Prospective Study Among Postmenopausal Women." *American Journal of Clinical Nutrition* 77 (2003): 504–11.

11. Bischoff-Ferrari, H. A., et al. "Fracture Prevention with Vitamin D Supplementation: A Meta-analysis of Randomized Controlled Trials." *JAMA* 293 (2005): 2257–64.

12. Utiger, R. D. "The Need for More Vitamin D." *New England Journal of Medicine* 338 (1998): 828–29.

13. Shea, M. K., Booth, S. L. "Update on the Role of Vitamin K in Skeletal Health." *Nutrition Reviews* 66 (2008): 549–57.

14. Feskanich, D., et al. "Vitamin K Intake and Hip Fractures in Women: A Prospective Study." *American Journal of Clinical Nutrition* 69 (1999): 74–9.

第十一章　摄入复合维生素

1. Hennekens, C. H. "Micronutrients and Cancer Prevention." *New England Journal of Medicine* 315 (1986): 1288–9.

2. Smithells, R. W., et al. "Vitamin Deficiencies and Neural Tube Defects." *Archives of Diseases in Childhood* 51 (1976): 944–50.

3. MRC Vitamin Study Research Group. "Prevention of Neural Tube Defects: Results of the Medical Research Council Vitamin Study." *Lancet* 338 (1991): 131–7; Czeizel, A. E., et al. "Prevention of the First Occurrence of Neural-Tube Defects by Periconceptional Vitamin Supplementation." *New England Journal of Medicine* 327 (1992): 1832–5.

4. Williams, J., et al. "Updated Estimates of Neural Tube Defects Prevented by Mandatory Folic Acid Fortification—United States, 1995–2011." *Morbidity and Mortality Weekly Report* 64 (2015): 1–5.

5. Feskanich, D., et al. "Vitamin A Intake and Hip Fractures Among Postmenopausal Women." *JAMA* 287 (2002): 47–54.

6. Whelan, A. M., et al. "Herbs, Vitamins and Minerals in the Treatment of Premenstrual Syndrome: A Systematic Review." *Canadian Journal of Clinical Pharmacology* 16 (2009): e407–29.

7. Gaskins, A. J., et al. "Dietary Folate and Reproductive Success Among Women Undergoing Assisted Reproduction." *Obstetrics and Gynecology* 124 (2014): 801–9.

8. Jacques, P. F., et al. "The Effect of Folic Acid Fortification on Plasma Folate and Total Homocysteine Concentrations." *New England Journal of Medicine* 340 (1999): 1449–54.

9. Li, Y., et al. "Folic Acid Supplementation and the Risk of Cardiovascular Diseases: A Meta-analysis of Randomized Controlled Trials." *Journal of the American Heart Association* 5 (2016): e003768.

10. Zhang, S. M., et al. "Plasma Folate, Vitamin B_6, Vitamin B_{12}, Homocysteine, and Risk of Breast Cancer." *Journal of the National Cancer Institute* 95 (2003): 373–80.

11. Nan, H., et al. "Prospective Study of Alcohol Consumption and the Risk of Colorectal Cancer Before and After Folic Acid Fortification in the United States." *Annals of Epidemiology* 23 (2013): 558–63.

12. Hemila, H., and E. Chalker."Vitamin C for Preventing and Treating the Common Cold." *Cochrane Database of Systematic Reviews* (2013): CD000980.

13. Kalyani, R. R., et al. "Vitamin D Treatment for the Prevention of Falls in Older Adults: Systematic Review and Meta-analysis." *Journal of the American Geriatrics Society* 58 (2010): 1299–310.

14. Bischoff-Ferrari, H. A., et al. "Monthly High-Dose Vitamin D Treatment for the Prevention of Functional Decline: A Randomized Clinical Trial." *JAMA Internal Medicine* 176 (2016): 175–83.

15. Feldman, D., et al. "The Role of Vitamin D in Reducing Cancer Risk and Progression." *Nature Reviews Cancer* 14 (2014): 342–57.

16. Ford, J. A., et al. for the RECORD Trial Group. "Cardiovascular Disease and Vitamin D Supplementation: Trial Analysis, Systematic Review, and Meta-analysis." *American Journal of Clinical Nutrition* 100 (2014): 746–55.

17. Munger, K. L., et al. "Serum 25-Hydroxyvitamin D Levels and Risk of Multiple Sclerosis." *JAMA* 296 (2006): 2832–8.

18. Munger, K. L., et al. "Vitamin D Intake and Incidence of Multiple Sclerosis." *Neurology* 13 (2004): 60–5.

19. Mokry, L. E., et al. "Vitamin D and Risk of Multiple Sclerosis: A Mendelian Randomization Study." *PLoS Medicine* 12 (2015): e1001866.

20. Chandler, P. D., et al. "Impact of Vitamin D Supplementation on Inflammatory Markers in African Americans: Results of a Four-Arm, Randomized, Placebo-Controlled Trial." *Cancer Prevention Research* 7 (2014): 218–25.

21. Jackson, R. D., et al. "Calcium Plus Vitamin D Supplementation and the Risk of Fractures." *New England Journal of Medicine* 354 (2006): 669–83.

22. Lee, I. M., et al. "Vitamin E in the Primary Prevention of Cardiovascular Disease and Cancer: The Women's Health Study: A Randomized Controlled Trial." *JAMA* 294 (2005): 56–65.

23. Glynn, R. J., et al. "Effects of Random Allocation to Vitamin E Supplementation on the Occurrence of Venous Thromboembolism: Report from the Women's Health Study." *Circulation* 116 (2007): 1497–503.

24. Forbes, S. C., et al. "Effect of Nutrients, Dietary Supplements and Vitamins on Cognition: A Systematic Review and Meta-analysis of Randomized Controlled Trials." *Canadian Geriatrics Journal* 18 (2015): 231–45.

25. Wang, H., et al. "Vitamin E Intake and Risk of Amyotrophic Lateral Sclerosis: A Pooled Analysis of Data from 5 Prospective Cohort Studies." *American Journal of Epidemiology* 173 (2011): 595–602.

26. Ames, B. N., et al. "The Causes and Prevention of Cancer." *Proceedings of the National Academy of Sciences of the United States of America* 92 (1995): 5258–65.

27. Watson, J. "Oxidants, Antioxidants and the Current Incurability of Metastatic Cancers." *Open Biology* 3 (2013): 120144.

28. Age-Related Eye Disease Study Research Group. "A Randomized, Placebo-Controlled, Clinical Trial of High-Dose Supplementation with Vitamins C and E, Beta-carotene, and Zinc for Age-Related Macular Degeneration and Vision Loss: AREDS Report No. 8." *Archives of Ophthalmology* 119 (2001): 1417–36; Age-Related Eye Disease Study Research Group. "A Randomized, Placebo-Controlled, Clinical Trial of High-Dose Supplementation with Vitamins C and E and Beta-carotene for Age-Related Cataract and Vision Loss: AREDS Report No. 9." *Archives of Ophthalmology* 119 (2001): 1439–52.

29. Age-Related Eye Disease Study 2 Research Group. "Lutein + Zeaxanthin and Omega-3 Fatty

Acids for Age-Related Macular Degeneration: The Age-Related Eye Disease Study 2 (AREDS2) Randomized Clinical Trial." *JAMA* 309 (2013):2005–15.

30. Wu, J., et al. "Intakes of Lutein, Zeaxanthin, and Other Carotenoids and Age-Related Macular Degeneration During 2 Decades of Prospective Follow-up." *JAMA Ophthalmology* 133 (2015): 1415–24.

31. Grodstein, F. A., et al. "A Randomized Trial of Beta Carotene Supplementation and Cognitive Function in Men: The Physicians' Health Study II." *Archives of Internal Medicine* 167 (2007): 2184–90.

32. Miller, E. R., et al. "Meta-analysis: High-Dosage Vitamin E Supplementation May Increase All-Cause Mortality." *Annals of Internal Medicine* 142 (2005): 37–46.

33. *Dietary Reference Intakes for Vitamin C, Vitamin E, Selenium, and Carotenoids: A Report of the Panel on Dietary Antioxidants and Related Compounds, Subcommittees on Upper Reference Levels of Nutrients and of Interpretation and Use of Dietary Reference Intakes, and the Standing Committee on the Scientific Evaluation of Dietary Reference Intakes, Food and Nutrition Board, Institute of Medicine.* Washington, D.C.: National Academy Press, c2000.

34. Booth, S. L., et al. "Food Sources and Dietary Intakes of Vitamin K-1 (Phylloquinone) in the American Diet: Data from the FDA Total Diet Study." *Journal of the American Dietetic Association* 96 (1996): 149–54.

35. Sacks, F. M., et al. for the DASH-Sodium Collaborative Research Group. "Effects on Blood Pressure of Reduced Dietary Sodium and the Dietary Approaches to Stop Hypertension (DASH) Diet." *New England Journal of Medicine* 344 (2001): 3–10.

36. Clark, L. C., et al. "Effects of Selenium Supplementation for Cancer Prevention in Patients with Carcinoma of the Skin. A Randomized Controlled Trial. Nutritional Prevention of Cancer Study Group." *JAMA* 276 (1996): 1957–63.

37. Lippman, S. M., et al. "Effect of Selenium and Vitamin E on Risk of Prostate Cancer and Other Cancers: The Selenium and Vitamin E Cancer Prevention Trial (SELECT)." *JAMA* 301 (2009): 39–51.

38. Singh, M., and R. R. Das. "Zinc for the Common Cold." *Cochrane Database of Systematic Reviews* (2013): CD001364; Science, M., et al. "Zinc for the Treatment of the Common Cold: A Systematic Review and Meta-analysis of randomized controlled trials." *Canadian Medical Association Journal* 184 (2012): E551–61.

39. Gaziano, J. M., et al. "Multivitamins in the Prevention of Cancer in Men: the Physicians' Health Study II Randomized Controlled Trial." *JAMA* 308 (2012): 1871–80.

40. Sesso, H. D., et al. "Multivitamins in the Prevention of Cardiovascular Disease in Men: The Physicians' Health Study II Randomized Controlled Trial." *JAMA* 308 (2012): 1751–60.

第十二章 哈佛健康饮食法

1. Willett, W. C. "Balancing Life-style and Genomics Research for Disease Prevention." *Science 296* (2002): 695–8.

2. Keys, A. *Seven Countries: A Multivariate Analysis of Death and Coronary Heart Disease.* Cambridge, MA: Harvard University Press, 1980.

3. Keys, A. B., and M. Keys. *How to Eat Well and Stay Well the Mediterranean Way*. Garden City, NY: Doubleday, 1975.

4. Stampfer, M. J., et al. "Primary Prevention of Coronary Heart Disease in Women Through Diet and Lifestyle." *New England Journal of Medicine* 343 (2000): 16–22; Chomistek, A. K., et al. "Healthy Lifestyle in the Primordial Prevention of Cardiovascular Disease Among Young Women." *Journal of the American College of Cardiology* 65 (2015): 43–51.

5. de Longeril, M., et al. "Mediterranean Diet, Traditional Risk Factors, and the Risk of Cardiovascular Complications After Myocardial Infarction: Final Report of the Lyon Diet Heart Study." *Circulation* 99 (1999): 779–85.

6. Estruch, R., and the PREDIMED Study Investigators. "Primary Prevention of Cardiovascular Disease with a Mediterranean Diet." *New England Journal of Medicine* 368 (2013): 1279–90.

7. U.S. Department of Health and Human Services and U.S. Department of Agriculture. 2015–2020 *Dietary Guidelines for Americans*. 8th Edition, December 2015. www.health.gov/dietaryguidelines/2015/guidelines/

8. Anand, S. S., et al. "Food Consumption and Its Impact on Cardiovascular Disease: Importance of Solutions Focused on the Globalized Food System: A Report from the Workshop Convened by the World Heart Federation." *Journal of the American College of Cardiology* 66 (2015): 1590–614.

9. Drewnowski, A. "Obesity and the Food Environment: Dietary Energy Density and Diet Costs." *American Journal of Preventive Medicine* 27 (2004): 154–62.

第十三章　特殊人群的健康饮食

1. American College of Obstetricians and Gynecologists. "Weight Gain During Pregnancy." www.acog.org/Resources-And-Publications/Committee-Opinions/Com mittee -on-Obstetric-Practice/Weight-Gain-During-Pregnancy

2. Centers for Disease Control and Prevention. "Folic Acid: Recommendations." http://www.cdc.gov/ncbddd/folicacid/recommendations.html

3. Brigham and Women's Hospital. "The Pregnancy Food Guide." www.brighamand womens.org/publicaffairs/images/bwh_pregnancy_food_guide.pdf

4. Lucas, M., et al. "Coffee, Caffeine, and Risk of Completed Suicide: Results from Three Prospective Cohorts of American Adults." *World Journal of Biological Psychiatry* 15 (2014): 377–86.

5. Chang, S. C., et al. "Dietary Flavonoid Intake and Risk of Incident Depression in Midlife and Older Women." *American Journal of Clinical Nutrition* (2016): ajcn124545. Published online, July 13, 2016.

6. Johnson, G. H., and K. Fritsche. "Effect of Dietary Linoleic Acid on Markers of Inflammation in Healthy Persons: A Systematic Review of Randomized Controlled Trials." *Journal of the Academy of Nutrition and Dietetics* 112 (2012): 1029–41.

7. Tsai, A. C., et al. "Suicide Mortality in Relation to Dietary Intake of n-3 and n-6 Polyunsaturated Fatty Acids and Fish: Equivocal Findings from 3 Large US Cohort Studies." *American Journal of Epidemiology* 179 (2014): 1458–66.

8. Satizabal, C. L., et al. "Incidence of Dementia over Three Decades in the Framingham Heart Study." *New England Journal of Medicine* 374 (2016): 523–32.

9. Morris, M. C., et al. "MIND Diet Slows Cognitive Decline with Aging." *Alzheimer's & Dementia* 11 (2015): 1015–22.

10. Valls-Pedret, C., et al. "Mediterranean Diet and Age-Related Cognitive Decline: A Randomized Clinical Trial." *JAMA Internal Medicine* 175 (2015): 1094–103.